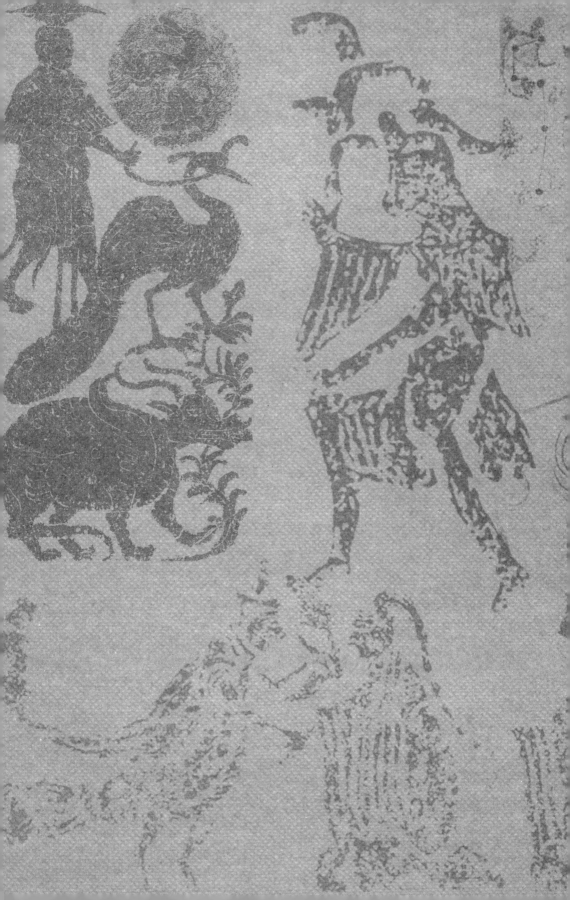

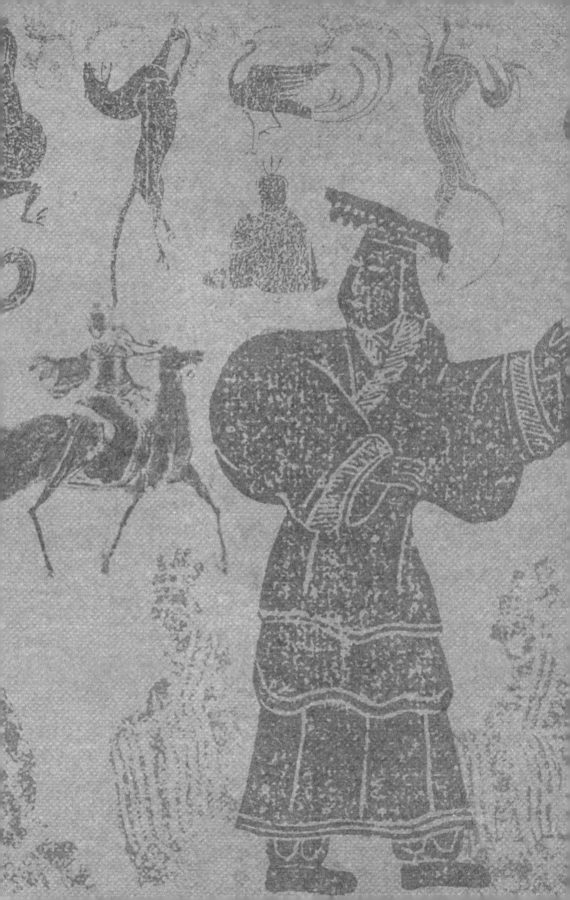

中国古医籍整理丛书

新编南北经验医方大成

元·孙允贤　撰

元·熊　鉴　增订

韩　辉　芦　琳　祝金旭　校注

中国中医药出版社

·北　京·

图书在版编目（CIP）数据

新编南北经验医方大成/（元）孙允贤撰；（元）熊鉴增订；韩
辉，芦琳，祝金旭校注．—北京：中国中医药出版社，2015.12
（中国古医籍整理丛书）
ISBN 978 – 7 – 5132 – 2993 – 7

Ⅰ.①新…　Ⅱ.①孙…②熊…③韩…④芦…⑤祝…　Ⅲ.①方
书 – 中国 – 元代　Ⅳ.①R289.347

中国版本图书馆 CIP 数据核字（2015）第 295476 号

中 国 中 医 药 出 版 社 出 版
北京市朝阳区北三环东路 28 号易亨大厦 16 层
邮政编码　100013
传真　010 64405750
三河市鑫金马印装有限公司印刷
各地新华书店经销

*

开本 710×1000　1/16　印张 28.75　字数 221 千字
2015 年 12 月第 1 版　2015 年 12 月第 1 次印刷
书　号　ISBN 978 – 7 – 5132 – 2993 – 7

*

定价　80.00 元
网址　www.cptcm.com

国家中医药管理局
中医药古籍保护与利用能力建设项目
组织工作委员会

主　任　委　员　王国强

副　主　任　委　员　王志勇　李大宁

执行主任委员　曹洪欣　苏钢强　王国辰　欧阳兵

执行副主任委员　李　昱　武　东　李秀明　张成博

委　　　员

各省市项目组分管领导和主要专家

（山东省）武继彪　欧阳兵　张成博　贾青顺

（江苏省）吴勉华　周仲瑛　段金廞　胡　烈

（上海市）张怀琼　季　光　严世芸　段逸山

（福建省）阮诗玮　陈立典　李灿东　纪立金

（浙江省）徐伟伟　范永升　柴可群　盛增秀

（陕西省）黄立勋　呼　燕　魏少阳　苏荣彪

（河南省）夏祖昌　刘文第　韩新峰　许敬生

（辽宁省）杨关林　康廷国　石　岩　李德新

（四川省）杨殿兴　梁繁荣　余曙光　张　毅

各项目组负责人

王振国（山东省）　王旭东（江苏省）　张如青（上海市）

李灿东（福建省）　陈勇毅（浙江省）　焦振廉（陕西省）

蔡永敏（河南省）　鞠宝兆（辽宁省）　和中浚（四川省）

前　言

中医药古籍是传承中华优秀文化的重要载体，也是中医学传承数千年的知识宝库，凝聚着中华民族特有的精神价值、思维方法、生命理论和医疗经验，不仅对于传承中医学术具有重要的历史价值，更是现代中医药科技创新和学术进步的源头和根基。保护和利用好中医药古籍，是弘扬中国优秀传统文化、传承中医学术的必由之路，事关中医药事业发展全局。

1949 年以来，在政府的大力支持和推动下，开展了系统的中医药古籍整理研究。1958 年，国务院科学规划委员会古籍整理出版规划小组在北京成立，负责指导全国的古籍整理出版工作。1982 年，国务院古籍整理出版规划小组召开全国古籍整理出版规划会议，制定了《古籍整理出版规划（1982—1990）》，卫生部先后下达了两批 200 余种中医古籍整理任务，掀起了中医古籍整理研究的新高潮，对中医文化与学术的弘扬、传承和发展，发挥了极其重要的作用，产生了不可估量的深远影响。

2007 年《国务院办公厅关于进一步加强古籍保护工作的意见》明确提出进一步加强古籍整理、出版和研究利用，以及

"保护为主、抢救第一、合理利用、加强管理"的方针。2009年《国务院关于扶持和促进中医药事业发展的若干意见》指出，要"开展中医药古籍普查登记，建立综合信息数据库和珍贵古籍名录，加强整理、出版、研究和利用"。《中医药创新发展规划纲要（2006—2020）》强调继承与创新并重，推动中医药传承与创新发展。

2003～2010年，国家财政多次立项支持中国中医科学院开展针对性中医药古籍抢救保护工作，在中国中医科学院图书馆设立全国唯一的行业古籍保护中心，影印抢救濒危珍本、孤本中医古籍1640余种；整理发布《中国中医古籍总目》；遴选351种孤本收入《中医古籍孤本大全》影印出版；开展了海外中医古籍目录调研和孤本回归工作，收集了11个国家和2个地区137个图书馆的240余种书目，基本摸清流失海外的中医古籍现状，确定国内失传的中医药古籍共有220种，复制出版海外所藏中医药古籍133种。2010年，国家财政部、国家中医药管理局设立"中医药古籍保护与利用能力建设项目"，资助整理400余种中医药古籍，并着眼于加强中医药古籍保护和研究机构建设，培养中医古籍整理研究的后备人才，全面提高中医药古籍保护与利用能力。

在此，国家中医药管理局成立了中医药古籍保护和利用专家组和项目办公室，专家组负责项目指导、咨询、质量把关，项目办公室负责实施过程的统筹协调。专家组成员对古籍整理研究具有丰富的经验，有的专家从事古籍整理研究长达70余年，深知中医药古籍整理研究的重要性、艰巨性与复杂性，履行职责认真务实。专家组从书目确定、版本选择、点校、注释等各方面，为项目实施提供了强有力的专业指导。老一辈专家的学术水平和智慧，是项目成功的重要保证。项目承担单位山东中医药大学、南京中医药大学、上海中医药大学、福建中医药大学、浙江省中医药研究院、陕西省中医药研究院、河南省中医药研究院、辽宁中医药大学、成都中医药大学及所在省市中医药管理部门精心组织，充分发挥区域间互补协作的优势，并得到承担项目出版工作的中国中医药出版社大力配合，全面推进中医药古籍保护与利用网络体系的构建和人才队伍建设，使一批有志于中医学术传承与古籍整理工作的人才凝聚在一起，研究队伍日益壮大，研究水平不断提高。

本着"抢救、保护、发掘、利用"的理念，该项目重点选择近60年未曾出版的重要古医籍，综合考虑所选古籍的保护价值、学术价值和实用价值。400余种中医药古籍涵盖了医经、基础理论、诊法、伤寒金匮、温病、本草、方书、内科、外科、女科、儿科、伤科、眼科、咽喉口齿、针灸推拿、养生、医案医话医论、医史、临证综合等门类，跨越唐、宋、金元、明以迄清末。全部古籍均按照项目办公室组织完成的行业标准《中医古籍整理规范》及《中医药古籍整理细则》进行整理校注，绝大多数中医药古籍是第一次校注出版，一批孤本、稿本、抄本更是首次整理面世。对一些重要学术问题的研究成果，则集中收录于各书的"校注说明"或"校注后记"中。

"既出书又出人"是本项目追求的目标。近年来，中医药古籍整理工作形势严峻，老一辈逐渐退出，新一代普遍存在整理研究古籍的经验不足、专业思想不坚定等问题，使中医古籍整理面临人才流失严重、青黄不接的局面。通过本项目实施，搭建平台，完善机制，培养队伍，提升能力，经过近5年的建设，锻炼了一批优秀人才，老中青三代齐聚一堂，有效地稳定了研究队伍，为中医药古籍整理工作的开展和中医文化与学术的传承提供必备的知识和人才储备。

本项目的实施与《中国古医籍整理丛书》的出版，对于加强中医药古籍文献研究队伍建设、建立古籍研究平台，提高古籍整理水平均具有积极的推动作用，对弘扬我国优秀传统文化，推进中医药继承创新，进一步发挥中医药服务民众的养生保健与防病治病作用将产生深远影响。

第九届、第十届全国人大常委会副委员长许嘉璐先生，国家卫生计生委副主任、国家中医药管理局局长、中华中医药学会会长王国强先生，我国著名医史文献专家、中国中医科学院马继兴先生在百忙之中为丛书作序，我们深表敬意和感谢。

由于参与校注整理工作的人员较多，水平不一，诸多方面尚未臻完善，希望专家、读者不吝赐教。

国家中医药管理局中医药古籍保护与利用能力建设项目办公室

二〇一四年十二月

许 序

"中医"之名立，迄今不逾百年，所以冠以"中"字者，以别于"洋"与"西"也。慎思之，明辨之，斯名之出，无奈耳，或亦时人不甘泯没而特标其犹在之举也。

前此，祖传医术（今世方称为"学"）绵延数千载，救民无数；华夏屡遭时疫，皆仰之以度困厄。中华民族之未如印第安遭染殖民者所携疾病而族灭者，中医之功也。

医兴则国兴，国强则医强。百年运衰，岂但国土肢解，五千年文明亦不得全，非遭泯灭，即蒙冤扭曲。西方医学以其捷便速效，始则为传教之利器，继则以"科学"之冕畅行于中华。中医虽为内外所夹击，斥之为蒙昧，为伪医，然四亿同胞衣食不保，得获西医之益者甚寡，中医犹为人民之所赖。虽然，中国医学日益陵替，乃不可免，势使之然也。呜呼！覆巢之下安有完卵？

嗣后，国家新生，中医旋即得以重振，与西医并举，探寻结合之路。今也，中华诸多文化，自民俗、礼仪、工艺、戏曲、历史、文学，以至伦理、信仰，皆渐复起，中国医学之兴乃属必然。

迄今中医犹为国家医疗系统之辅，城市尤甚。何哉？盖一则西医赖声、光、电技术而于20世纪发展极速，中医则难见其进。二则国人惊羡西医之"立竿见影"，遂以为其事事胜于中医。然西医已自觉将入绝境：其若干医法正负效应相若，甚或负远逾于正；研究医理者，渐知人乃一整体，心、身非如中世纪所认定为二对立物，且人体亦非宇宙之中心，仅为其一小单位，与宇宙万象万物息息相关。认识至此，其已向中国医学之理念"靠拢"矣，虽彼未必知中国医学何如也。唯其不知中国医理何如，纯由其实践而有所悟，益以证中国之认识人体不为伪，亦不为玄虚。然国人知此趋向者，几人？

国医欲再现宋明清高峰，成国中主流医学，则一须继承，一须创新。继承则必深研原典，激清汰浊，复吸纳西医及我藏、蒙、维、回、苗、彝诸民族医术之精华；创新之道，在于今之科技，既用其器，亦参照其道，反思己之医理，审问之，笃行之，深化之，普及之，于普及中认知人体及环境古今之异，以建成当代国医理论。欲达于斯境，或需百年欤？予恐西医既已醒悟，若加力吸收中医精粹，促中医西医深度结合，形成21世纪之新医学，届时"制高点"将在何方？国人于此转折之机，能不忧虑而奋力乎？

予所谓深研之原典，非指一二习见之书、千古权威之作；就医界整体言之，所传所承自应为医籍之全部。盖后世名医所著，乃其秉诸前人所述，总结终生行医用药经验所得，自当已成今世、后世之要籍。

盛世修典，信然。盖典籍得修，方可言传言承。虽前此50余载已启医籍整理、出版之役，惜旋即中辍。阅20载再兴整理、出版之潮，世所罕见之要籍千余部陆续问世，洋洋大观。

今复有"中医药古籍保护与利用能力建设"之工程，集九省市专家，历经五载，董理出版自唐迄清医籍，都400余种，凡中医之基础医理、伤寒、温病及各科诊治、医案医话、推拿本草，俱涵盖之。

噫！璐既知此，能不胜其悦乎？汇集刻印医籍，自古有之，然孰与今世之盛且精也！自今而后，中国医家及患者，得览斯典，当于前人益敬而畏之矣。中华民族之屡经灾难而益蕃，乃至未来之永续，端赖之也，自今以往岂可不后出转精乎？典籍既蜂出矣，余则有望于来者。

谨序。

第九届、十届全国人大常委会副委员长

许嘉璐

二〇一四年冬

王 序

中医学是中华民族在长期生产生活实践中，在与疾病作斗争中逐步形成并不断丰富发展的医学科学，是中国古代科学的瑰宝，为中华民族的繁衍昌盛作出了巨大贡献，对世界文明进步产生了积极影响。时至今日，中医学作为我国医学的特色和重要医药卫生资源，与西医学相互补充、相互促进、协调发展，共同担负着维护和促进人民健康的任务，已成为我国医药卫生事业的重要特征和显著优势。

中医药古籍在存世的中华古籍中占有相当重要的比重，不仅是中医学术传承数千年最为重要的知识载体，也是中医为中华民族繁衍昌盛发挥重要作用的历史见证。中医药典籍不仅承载着中医的学术经验，而且蕴含着中华民族优秀的思想文化，凝聚着中华民族的聪明智慧，是祖先留给我们的宝贵物质财富和精神财富。加强对中医药古籍的保护与利用，既是中医学发展的需要，也是传承中华文化的迫切要求，更是历史赋予我们的责任。

2010 年，国家中医药管理局启动了中医药古籍保护与利用能力建设项目。这既是传承中医药的重要工程，也是弘扬优秀民族文化的重要举措，不仅能够全面推进中医药的有效继承和创新发展，为维护人民健康做出贡献，也能够彰显中华民族的璀璨文化，为实现中华民族伟大复兴的中国梦作出贡献。

相信这项工作一定能造福当今，嘉惠后世，福泽绵长。

国家卫生与计划生育委员会副主任

国家中医药管理局局长

中华中医药学会会长

王国强

二〇一四年十二月

马 序

新中国成立以来，党和国家高度重视中医药事业发展，重视古籍的保护、整理和研究工作。自1958年始，国务院先后成立了三届古籍整理出版规划小组，分别由齐燕铭、李一氓、匡亚明担任组长，主持制订了《整理和出版古籍十年规划（1962—1972）》《古籍整理出版规划（1982—1990）》《中国古籍整理出版十年规划和"八五"计划（1991—2000）》等，而第三次规划中医药古籍整理即纳入其中。1982年9月，卫生部下发《1982—1990年中医古籍整理出版规划》，1983年1月，中医古籍整理出版办公室正式成立，保证了中医古籍整理出版规划的实施。2002年2月，《国家古籍整理出版"十五"（2001—2005）重点规划》经新闻出版署和全国古籍整理出版规划领导小组批准，颁布实施。其后，又陆续制定了国家古籍整理出版"十一五"和"十二五"重点规划。国家财政多次立项支持中国中医科学院开展针对性中医药古籍抢救保护工作，文化部在中国中医科学院图书馆专门设立全国唯一的行业古籍保护中心，国家先后投入中医药古籍保护专项经费超过3000万元，影印抢救濒危珍、善、孤本中医古籍1640余种，开展了海外中医古籍目录调研和孤本回归工作。2010年，国家财政部、国家中医药管理局安排国家公共卫生专项资金，设立了"中医药古籍保护与利用能力建设项目"，这是继1982～1986年第一批、第二批重要中医药古籍整理之后的又一次大规模古籍整理工程，重点整理新中国成立后未曾出版的重要古籍，目标是形成并普及规范的通行本、传世本。

为保证项目的顺利实施，项目组特别成立了专家组，承担咨询和技术指导，以及古籍出版之前的审定工作。专家组中的许多成员虽逾古稀之年，但老骥伏枥，孜孜不倦，不仅对项目进行宏观指导和质量把关，更重要的是通过古籍整理，以老带新，言传身教，培养一批中医药古籍整理研究的后备人才，促进了中医药古籍保护和研究机构建设，全面提升了我国中医药古籍保护与利用能力。

作为项目组顾问之一，我深感中医药古籍保护、抢救与整理工作的重要性和紧迫性，也深知传承中医药古籍整理经验任重而道远。令人欣慰的是，在项目实施过程中，我看到了老中青三代的紧密衔接，看到了大家的坚持和努力，看到了年轻一代的成长。相信中医药古籍整理工作的将来会越来越好，中医药学的发展会越来越好。

欣喜之余，以是为序。

中国中医科学院研究员

马继兴

二〇一四年十二月

校注说明

《新编南北经验医方大成》又称《类编（一作类证）南北经验医方大成》《新编经验医方大成》《南北经验医方大成》《医方大成》。元末医家熊鉴在元代孙允贤《医方集成》基础上增订而成，元至正三年（1343）成书。

熊鉴（1336—1392），字彦明，元代福建建阳崇泰里（今福建建阳莒口）人，系明代著名医家熊宗立的祖父。熊宗立《名方类证医书大全》自序曰："书林旧刊文江孙氏《医方集成》，后之名医续增《宣明》《拔萃》等方，又谓之《大成》……"又《医学源流》云："孙允贤，文江人。元仁宗延祐中，选《医方集成》。予先祖彦明公复选《宣明》《拔萃》等方而附益之，是谓《医方大成》。"由此可知，《新编南北经验医方大成》的作者为熊鉴，即熊宗立所谓的"后之名医"。

全书共十卷，分56门，每门首先摘取陈言《三因极一病证方论》及严用和《济生方》论诸说，扼要论述病候次选对证医方，简析方药。卷一为风、寒、暑、湿、伤寒五门；卷二为疟、痢、呕吐、泄泻、霍乱、秘结、咳嗽七门；卷三为痰气、喘急、气、脾胃四门；卷四为翻胃、诸虚、痨瘵三门；卷五为咳逆、头痛、心痛、眩晕、腰胁痛、脚气、五痹七门；卷六为五疸、蛊毒、诸淋、消渴、赤白浊、水肿、胀满、积聚、宿食、自汗、虚烦十一门；卷七为健忘、癫痫、阴癩、痼冷、积热、吐血、下血、痔漏、脱肛、遗尿失禁、咽喉、眼目十二门；卷八为五脏内外所因证治、痈疽疮疖、折伤、急救诸方四门；卷九为治妇人调经、胎前产后二门；卷十为小儿一门。收录医方2300余首，所收方剂以宋、元时代为主，在我国医学史上有较为突出的时代特点，对研究中医方剂学和对症治疗有较高的学术价值。

《四库全书总目提要》曰："《类编南北经验医方大成》十卷（两淮盐政采进本），旧本题元文江孙允贤撰，本名《医方集成》。此本为钱曾也是园所藏，犹元时旧刻。目录末题'至正癸未菊节进德书堂刊行'。前有题识曰'《医方集成》一书，四方尚之久矣。本堂今得名医选取奇方，增入孙氏方中，俾得贯通，名曰《医方大成》'云云。刚坊贾所为，非允贤之旧矣"由此可知本书成书时间约为元至正三年（1343年）秋，初次刊印的书坊为进德书堂。

《中国中医古籍总目》著录本书有两个版本：一为明初刊本（丁丙跋），藏于南京图书馆；二为明成化十七年辛丑（1481）书林刘氏溥济药室刻本（题《新编医方大成》），藏于国家图书馆。经考查，明成化十七年刻本无《宣明》《拔萃》等方，应为元孙允贤《医方集成》重刻本，而非熊鉴《新编南北经验医方大成》。此外，中医古籍出版社2005年出版的《海外回归中医古籍善本集萃（23）》中收有《（新编南北经验）医方大成》元刻本，藏于日本宫内厅图书馆，此本版式、内容与南京图书馆明初刻本基本一致，疑为同一版本，但仅存一至八卷，九、十卷与序、目录、跋均佚，年代无法确定。

本次整理以南京图书馆明初刊本《新编南北经验医方大成》为底本，此本是国内现存最早的版本，字迹清晰，内容比较完整（缺两页），且有记、跋、藏书印。以日本宫内厅元刻本《新编南北经验医方大成》（缺九、十卷，简称"元本"）为主校本，以日本大永八年翻刻明成化三年丁亥（1467）熊氏种德堂刊《名方类证医书大全》（简称"大永本"）为参校本。

本书整理校注的基本原则如下：

1. 原书目录与正文卷首书名不一，目录题为"类编南北经验医方大成"，目录之后刻有"南北经验医方大成总目录终"；除第九卷（之首题为"新编南北经验医方集成卷之九"）之外，正文卷一至卷十之首均题为"新编南北经验医方大成卷之几"，之后亦均题为"新编南北经验医方大成卷之几"。由此，国内外书目著录此书可见《类编南北经验医方大成》《新编南北经验医方大成》《南北经验医方大成》三名。本次校注题写书名为《新编南北经验医方大成》，目录、卷首、卷尾统一题写书名为"新编南北经验医方大成卷之×"。原书目录每行列四方，方名字数不一，出处或存或无，难以律齐，今根据正文内容重新提取目录。

2. 全书采用简体横排，并以现代标点符号标点。文中方位词的"右""左"，均改为"上""下"。

3. 凡底本中异体字、俗写字、古字予以径改，不出校。

4. 凡底本与校本互异，若显系底本有误、脱、衍、倒者，则据他校本或本书前后文例、文义改之、补之、删之或乙正之，并出校说明。若怀疑底本有误、脱、衍、倒者，则不改动原文，只出校记说明疑误理由。若底本因纸残致脱文字，凡能据字形轮廓或医理大体可以判定出某字者，则补其字；或在注文中注明应补某字，确系底本模糊不清难以辨认者，则以虚阙号"□"按所脱字数补入。凡底本无误，校本有误者，一律不出校。

5. 底本引录他书，虽有删节或缩写，但不失原义者，不出校。

6. 对难字、僻字、异读字，采用汉语拼音加直音的方法加以注音，释字义；对费解的专用名词或术语加以注释；对通假字予以指明，并解释其假借义。

7. 原书中的药物名称不规范，如属异名者不改，若为少见难懂异名则在第一次出现时出注说明；若中药名使用音同音近字，在不影响释名、不影响使用习惯的前提下，以规范药名律齐，不出校。原书杏仁与杏人、黄芪与黄耆、黄蘗与黄柏、荆三棱与京三棱、麦蘗与麦糵并见，均以常用药名杏仁、黄芪、黄柏、荆三棱、麦蘗律齐，不出校。原书药物剂型为"圆"者，均改为"丸"，不出校。

8. 原书收录方剂若组成药物或剂量有缺失，则据他校本中方名、功效主治、组成药味及剂量全同的方剂校补，并出校说明。

目 录

卷之一

风

风为百病之长，故诸方首论之。岐伯所谓大法有四：一曰偏枯，半身不遂；二曰风痱，于身无痛，四肢不收；三曰风懿者，奄忽不知人也；四曰风痹者，诸痹类风状。此特言其大概。而又有猝然而中者，皆由气体虚弱、荣卫失调，或喜怒忧思、惊恐劳役，以致真气耗散，腠理不密，邪气乘虚而入。及其中也，重则半身不遂，口眼㖞斜，肌肉疼痛，痰涎壅盛，或瘫痪不仁，舌强不语，精神恍惚，惊惕恐怖。治疗之法，当详其脉证，推其所感之原。若中于肝者，人迎与左关上脉浮而弦，面目多青，恶风自汗，左胁偏痛。中于心者，人迎与左寸口脉洪而浮，面舌俱赤，翕翕发热，喑不能言。中于脾者，人迎与右关上脉浮微而迟，四肢怠堕①，皮肉瞤动，身体通黄。中于肺者，人迎与右寸口脉浮涩而短，面浮色白，口燥多喘。中于肾者，人迎与左尺脉浮而滑，面耳黑色，腰脊痛引小腹，隐曲不利。中于胃者，两关脉并浮而大，额上多汗，膈塞不通，食寒则泄。凡此风证，或挟寒则脉带浮迟，挟湿则脉带浮涩，二证俱有，则从偏胜者治之，用药更宜详审。若因七情六淫而得者，当先调气，而后治风邪。此严氏至当之论。仓卒之际，救此急证，宜先以皂角、细辛搐入鼻内，通其关窍，次以苏合香丸擦牙，连进以生姜自然汁并三生饮，俟其苏醒，然后次第进以顺气之类、排风续命之类。所中在经络，脉微细者生。入于脏腑，

---

① 堕：通"惰"，懒散、懈怠。

口开，手散，眼合，遗尿，发直，吐沫，摇头，直视，声如鼾睡者，难治。又有中之轻者，在皮肤之间，言语微謇，眉角牵引，遍身疮癣，状如虫行，目眩耳鸣，又当随证治之。

《和剂方》① **三生饮** 治卒中昏不知人，口眼㖞斜，半身不遂，并痰厥、气厥。

南星生用，一两　川乌生用，去皮，半两　附子生用，去皮，半两木香二钱半

上㕮咀，每服五钱，水二盏，姜十片，煎八分，温服。不省人事者，以苏合香丸擦牙，灌以生姜自然汁。

《简方》**星香汤** 治中风痰盛，服热药不得者。

南星八钱　木香一钱

上㕮咀，每服四钱，姜十片，水一大盏，煎七分，温服

《济生方》② **星附汤** 治中风痰壅，六脉沉伏，昏不知人。

附子生用，去皮　天南星生用，各一两　木香半两，不见火

上㕮咀，每服四钱，水一大盏，姜九片，煎七分，去滓温服。虚寒甚者，加天雄、川乌，名三建汤。痰涎壅盛，声如牵锯，服药不下，宜于关元、丹田二穴多灸之。

《杨氏家藏方》③ **夺命散** 治卒暴中风，涎潮气闭，牙关紧急，眼目上视，破损伤风，搐搦潮作，及小儿急惊风证，并皆治之。

甜葶苈　香白芷　天南星　半夏汤洗，去滑　巴豆去壳，不去油。五味各等分，并生用

---

① 和剂方：即《太平惠民和剂局方》。宋代官修方书。

② 济生方：即《严氏济生方》。宋·严用和撰，成书于宋宝祐元年（1253）。

③ 杨氏家藏方：医方著作，二十卷，宋·杨倓撰，刊于1178年。

上为细末，每服半钱，用生姜自然汁一呷调下。牙关紧急，汤剂灌不下者，此药辄能治之。小儿以利痰或吐为愈。

《澹寮方》① **搜风大九宝饮** 治挟气中风，痰虽微去，当先服此顺气，并开其关窍，不致枯废，然后进以风药。

天雄大附子代亦可 沉香 防风去芦 南星炮 薄荷叶 地龙去土 木香不见火 全蝎去毒，各等分

上㕮咀，每服两钱，姜五片，水一盏，煎熟入麝香，啜服，不拘时。

《简易方》救急稀涎散 治中风四肢不收，涎潮膈塞，气闭不通。

光明晋矾二两 猪牙皂角四两，肥实不蛀者，去黑皮

上为细末，研匀。每服一钱至二钱，温水调下。

《和剂方》乌药顺气散 治男子、妇人一切风气攻注四肢，骨节疼痛，遍身顽麻。凡卒中，手足瘫痪、言语謇涩者，先宜多服此药，以疏气道，然后随证投以风药。

麻黄去根节，二两 白僵蚕去丝、嘴，炒 川芎各一两 陈皮去白，二两 枳壳去瓤，麸炒，一两 干姜炮，半两 白芷 甘草炒 桔梗各一两 乌药去木，二两

上为末，每服三钱，水一盏，姜三片，枣一个，煎七分，温服。如盛寒壮热，头痛，肢体倦怠，加葱白三寸，同煎并服，出汗见效；或闪挫，身体不能屈伸，温酒调服；遍身瘙痒，抓之成疮，用薄荷叶煎服。常服能疏风顺气。

《和剂方》人参顺气散 治感风头疼，鼻塞声重，及一应

① 澹寮方：全称《澹寮集验秘方》，成书于元代至元二十年（1283），系宋元之间的僧人继洪（号澹寮）编。

中风者，先宜服此药疏通气道，然后进以风药。

干姜　人参各一两　川芎去芦　甘草炙　苦梗去芦　厚朴去皮，姜制　白术去芦　陈皮去白　白芷　麻黄去节，各四两　干葛三两半

上㕮咀，每服三钱，水一盏，姜三片，枣一个，薄荷五七叶，同煎八分，不拘时热服。如感风头疼，咳嗽鼻塞，加葱白煎。

《和剂方》八味顺气散　凡中风之人，先服此药顺气，次进治风药。

白术　白茯苓　青皮去白　香白芷各三两　陈皮去白　天台乌药　人参各一两　甘草炙，半两

上为细末，每服三钱，水一盏，煎七分，温服，不拘时。仍以酒化苏合香丸间服。

《和剂方》小续命汤　治中风半身不遂，口眼㖞斜，手足战掉，语言謇涩。

防己　肉桂去粗皮　黄芩　杏仁去皮、尖，炒黄　芍药　甘草　芎䓖　麻黄去根节　人参去芦，一两　防风去芦，一两半　附子炮，去皮、脐，半两

上㕮咀，每服三钱，水一盏，姜五片，枣一个，煎七分，食前热服。

《和剂方》排风汤　治中风邪气入于五脏，令人狂言妄语，精神错乱，以至手足不仁，痰涎壅盛。

白鲜皮二两　当归去芦，二两　肉桂去粗皮　芍药　杏仁去皮、尖，麸炒，一两　麻黄三两　甘草　防风去芦，各二两　芎䓖二两　独活去芦　茯苓去皮，各三两　白术二两

上㕮咀，每服三钱，水一盏，姜四片，同煎，温服，不拘时。

《和剂方》**大醒风汤** 治中风痰涎壅盛，半身不遂，历节痛风，筋脉拘急。

天南星生用，八两　防风生用，四两　独活生用　附子生，去皮、脐　全蝎微炒，一两　甘草生用，各二两

上㕮咀，每服四钱，水一盏，姜十片，煎八分，温服。

《和剂方》**大防风汤** 去风顺气，活血壮筋。又治痢后脚痛缓弱，不能行履，名曰痢风。或两膝肿痛，脚胫枯细，名曰鹤膝风。

熟地黄洗，二两　白术二两　羌活去芦，一两　人参去芦，一两　川芎洗　附子炮，去皮、脐，各一两半　防风去芦，二两　牛膝去芦，酒浸，一两　川当归去芦，酒浸，焙，一两　黄芪去芦，炙，二两　白芍药三两　甘草一两　杜仲去粗皮，炒令丝断，二两

上㕮咀，每服四钱，水盏半，姜七片，枣一枚，煎八分，食前温服。

《本事方》[①] **星附散** 治中风虽能言，口不㖞斜而手足軃曳者。

天南星　半夏二味切，姜汁制　白附子　黑附子　白茯苓　川乌　白僵蚕　没药　人参各等分

上㕮咀，每服三钱，水、酒各一盏，煎八分，热服并进，得汗为愈。

《简易方》**雄附醒风汤** 治中风涎潮，牙关紧急，不省人事。

附子一个，七钱重　天雄一个　南星一个，各一两重，并生用，去

---

① 本事方：即《普济本事方》。宋·许叔微撰，约刊行于绍兴二年（1132）。

皮、脐　蝎梢半两

　　上咬咀，每服五钱，水盏半，姜七片，煎七分，不拘时。

　　《简易方》羌活散　治中风偏废。

　　附子一个　羌活　乌药各一两

　　上咬咀，每服四钱，水一盏，煎七分，去滓温服。

　　《和剂方》五痹汤　治风寒湿气客留肌体，手足缓弱，麻顽不仁。

　　片子姜黄一两，洗去灰土　羌活　白术　防己各一两　甘草微炙，半两

　　上咬咀，每服四钱，水盏半，姜七片，煎八分，去滓。病在上，食后服；病在下，食前服。

　　《简易方》是斋回阳汤　治风中气中，手足瘫缓，口眼㖞斜，言语謇涩。

　　川乌炮　益智　附子一个，七八钱重者，生用　干姜各一两　青皮半两

　　上咬咀，每服半两，水二盏，姜十片，枣一个，盐少许，空心温服。

　　《杨氏家藏方》牵正散　治中风口眼㖞斜，半身不遂。

　　白附子　白僵蚕　全蝎去毒，并生用

　　上等分为末，每服二钱，热酒调下，不拘时。

　　《和剂方》牛黄清心丸　治诸风缓纵不随，语言謇涩，痰涎壅盛，心忪健忘，或发癫狂，并皆治之。

　　羚羊角末一两　人参去芦，二两半　白茯苓去皮，一两二钱半　芎䓖一两二钱半　防风去苗，一两半　干姜炮，七钱半　阿胶炒，一两七钱半　白术一两半　牛黄研，一两二钱　麝香研，一两　犀角末二两　雄黄研飞，八钱　龙脑研，一两　金箔一千二百箔，内四百箔为衣　白

芍药一两半　柴胡去苗，一两二钱半　甘草剉，炒，五两　干山药七两　麦门冬去心，一两半　桔梗一两二钱半　黄芩一两半　杏仁去皮、尖，取仁，麸炒黄，一两二钱半，另研　大枣一百个，蒸熟，去皮、核，研成膏　神曲研，二两半　大豆黄卷一两七钱半，炒　白蔹七钱半　蒲黄二两半，炒　肉桂去皮，一两七钱半　当归去苗，一两半

上除枣、杏仁、金箔、二角末及牛黄、麝香、雄黄、龙脑四味别为细末，入余药和匀，炼蜜枣膏为丸，每两作十丸，以金箔为衣。每服一丸，食后温水化下。

《和剂方》青州白丸子　治男子、妇人手足瘫痪，风痰壅盛，呕吐涎沫。及小儿惊风，并皆治之。

白附子二两，生用　半夏白好者，水浸洗过，七两，生用　天南星二两，生用　川乌头去皮、脐，半两，生用

上捣罗为末，以生绢袋盛于井花水内摆出，未出者，更以手揉令出，以滓更研，再入绢袋，摆尽为度。放瓷盆中，日晒夜露，每日一换新水，搅而复澄。春五日、夏三日、秋七日、冬十日，去水晒干如玉片，碎研，以糯米粉煎粥清为丸，如绿豆大。常服二十丸，生姜汤下，不拘时。如瘫痪风，以温酒下。如小儿惊风，薄荷汤下三五丸。

《和剂方》乌荆丸　治诸风缓纵，言语謇涩，遍身顽麻，皮肤瘙痒。又治妇人血风，头疼眼晕。如肠风脏毒，下血不止，服之尤效。

川乌炮，去皮、脐，一两　荆芥穗二两

上为末，醋煮面糊为丸，如梧桐子。每服二十丸，温酒、熟水下。

《和剂方》解毒雄黄丸　治中风猝然倒仆，牙关紧急，不省人事，并解上膈壅热，痰涎不利，咽喉肿闭，一应热毒。

郁金二钱半　巴豆去皮油，十四个　雄黄研飞，二钱半

上为末，醋煮面糊为丸，如绿豆大。每服七丸，用热茶清下，吐出顽涎，立苏。未吐再服。如牙关紧闭，灌药不下者，即以刀、尺、铁匙斡开①口灌下。

《百一选方》② 加减青州白丸子　治卒中风邪，半身不遂，口眼喝斜，痰涎闭塞。及小儿诸风，并皆治之。

白附子　天南星　半夏　川姜各二两　天麻　白僵蚕　全蝎各一两　川乌头去皮、尖，半两

上并生用，为细末，面糊为丸，如梧桐子。每服三五十丸，生姜汤下，不拘时。如瘫风，温酒下，如小儿惊风，薄荷汤下。

《济生方》二香三建汤　治中风虚极，言语謇涩，手足偏废，六脉俱微者，不可一向攻风，止用此药扶虚。

天雄　附子　川乌各一两，并生用　木香半两，不见火　沉香旋磨，水入

上吹咀，每服四钱，水盏半，姜十片，煎七分，温服。

《和剂方》加减三五七散　治八风五痹，肢体不仁。大治风寒入脑，阳虚头痛，畏闻人声，目旋运③转，耳内蝉鸣。应湿痹，脚气缓弱，并治。

山茱萸去核，三斤　细辛一斤半　干姜炮，三斤　防风去芦，四斤　附子三十五只，炮，去皮、脐　茯苓去皮，三斤

上为细末，每服二钱，温酒食前调服。

《和剂方》虎骨散　治风毒邪气乘虚攻注经络之间，痛无常处，昼静夜甚，筋脉拘挛，不得屈伸。

① 斡开：撬开。斡，握着器物的把柄撬。
② 百一选方：即《是斋百一选方》，二十卷，宋·王璆撰。
③ 运：通"晕"，目眩、眼花。

苍耳子微炒，三两　五加皮一两　骨碎补三两　虎胫骨酥炙，二两　没药　当归去苗，各三两　天麻一两　自然铜醋淬，细碎　防风去苗　肉桂去粗皮，各三两　败龟酥炙，二两　麒麟竭细研　白芷　赤芍药　白附子炮，各三两　槟榔一两　羌活去芦，一两　牛膝去苗，各一两

上为末，入研药令匀。每服一钱，温酒调下，不拘时。

《和剂方》**七圣散**　治风湿流注经络间，肢节缓纵不随，或脚膝疼痛。

续断　独活　防风　杜仲　草薢　牛膝　甘草

上件修事焙干，各等分，为细末，每服二钱，温酒调下。

《和剂方》**寿星丸**　治因事惊心，神不守舍，以致事多健忘，或痰迷心窍，妄语如有所见。

天南星一斤，先用炭火三十斤烧一地坑通红，去炭，以酒五升倾坑内，侯渗酒尽，下南星在坑内，以盆覆坑，周回用炭拥定，勿令走气，次日取出，为末　朱砂别研，二两　琥珀别研，一两

上各研，用生姜汁煮面糊为丸，如梧桐子。每服三十丸，加至五十丸，煎石菖蒲、人参汤，食后送下。

《和剂方》**惊气丸**　治心受风邪，涎潮昏塞，牙关紧闭，醒则精神若痴。及惊忧积气，并皆治之。

干蝎去针尾毒，微炒，一钱　紫苏子炒，一两　附子去皮　麻黄去根节　花蛇酒浸，炙熟，去皮、骨，各半两　朱砂研，一分半，为末　南木香一两　天麻去苗　天南星浸洗，薄切，姜汁浸一夕，各半两　橘红一两　白僵蚕炒，半两

上为末，如脑、麝少许，同研极匀，炼蜜杵丸，如龙眼大。每服一丸，用金银薄荷汤化下，或温酒亦可。

《御药院方》① 生朱丹　治诸风痰盛，头痛目眩，气郁积滞，胸膈不利。

石膏烧通红，令冷，半斤　白附子炮，去皮、脐，半斤　朱砂一两二钱半　龙脑一字

上为末，烧粟米饭为丸，如小豆大，朱砂为衣。每服三十丸，食后茶、酒任下。

《简易和剂方》 左经丸　治中风左瘫右痪，手足颤掉，言语謇涩。

草乌炮，四两　川乌炮，二两　乳香研　没药各一两　生乌豆一升，以斑蝥二十一个，去头、足，同煮，候豆肥为度，去斑蝥，取豆焙干入药

上并生用，为细末，醋糊为丸，如梧桐子。每服三五十丸，温酒下，不拘时。

《三因方》② 附子汤　治中风挟寒，手足不仁，口眼㖞斜，牙关紧急。

附子炮，去皮、脐　干姜炮，各六钱　桂心　人参　细辛去苗　防风去叉，各半斤

上㕮咀，每服四钱，水盏半，姜五片，枣一个，煎七分，食前服。

《三因方》防风汤　治中风挟暑，猝然晕倒，口眼㖞斜。

防风　泽泻　桂心　杏仁面炒，去皮、尖　干姜炮　甘草炙，各等分

上㕮咀，每服四钱，水盏半，煎七分，食前服。

---

① 御药院方：元代宫廷医家许国祯所著。该书以宋金元三朝御药院所制成方为基础，进行校勘，修改其错误，补充其遗漏，于至元四年（1267）刻板成书。

② 三因方：即《三因极一病源论粹》，简称《三因方》。宋·陈言撰于1174年。

《简易方》**全生虎骨散** 治半身不遂，肌内干瘦，名曰偏枯。忌用麻黄发汗，恐津液枯竭，惟当润筋去风。

当归二两 赤芍药 川续断 白术 藁本 虎骨各一两 乌蛇肉半两

上为末，每服二钱，温酒食后调下。骨中疼痛，加生地黄一两，脏寒自利者，加天雄半两。

《三因方》**独活散** 治风懿不能言，四肢不收，手足弹曳。

白芍药 瓜蒌根 独活 桂心各二两 甘草三两

上咬咀，每服四钱，姜五片，水一盏，煎，入生葛汁一合，和服。

《三因方》**小竹沥汤** 治中风涎潮不语，四肢缓纵不收。

秦艽去苗、土，到 防风去芦，到 附子炮，去皮、脐 独活各一钱

上水四盏，煎二盏，入生地黄汁、竹沥各半盏煎，分四服。

《简易方》**资寿解语汤** 治心脾中风，舌强不语，半身不遂。

附子炮 防风去芦 天麻 酸枣仁各一两 羚羊角屑 官桂各七钱半 甘草 羌活各半两

上咬咀，每服四钱，水一盏，煎八分，去滓。入竹沥两匙，再煎数沸，温服无时。并载取竹沥法。用笙竹数竿，截长一尺余许，劈破作片，用砖两口对立，置竹在上，其下着火，砖外两头各置盏，以盛竹沥，沥尽，以绢滤澄清。夏秋须沉冷水中，防沥酸。大热有风疾人，亦可单服。冷暖随意，勿过度。荆柴烧沥，法同。

《简易本事方》**定风饼子** 治风客阳经，邪伤腠理，背脊强直，言语謇涩，体热恶寒，痰厥头痛，肉瞤筋惕，辛頞鼻渊，

及饮酒过多，呕吐涎沫，头目晕眩。常服消风去邪。

川乌　南星　川芎　干姜　甘草　半夏　天麻　白茯苓等分，生用

上为末，姜汁丸如龙眼大，作饼子，生朱砂为衣。每服一饼，细嚼，热生姜汤下，不拘时。

《简易是斋方》治麻痹方① 治十指疼痛，麻木不仁。

附子　木香各等分

上哎咀，用姜如常法煎，木香随气虚实加减。足弱，去附子用乌头。

《简易是斋方》三圣散 治中风手足拘挛，口眼㖞斜，脚弱行步不正。

当归洗，炒　肉桂去粗皮　玄胡索微炒，并为末，各等分

上每服二钱，空心温酒调下。

《简易家藏方》蠲痹汤 治风湿相搏，身体烦疼，手足冷痹，四肢沉重。

黄芪蜜炙　防风去芦，各二两半　羌活　赤芍药　姜黄　当归酒浸，各二两半　甘草炙，半两

上哎咀，每服三钱，水一盏，姜五片，煎七分，温服。

《简易是斋方》四生丸 治中风左瘫右痪，口眼㖞斜。

川乌去皮　五灵脂　当归　骨碎补各等分

上为末，用无灰酒打糊丸如梧桐子。每服十丸，加至十五丸，温酒下。服此药不可服灵宝丹。

《本事方》真珠丸 治肝虚为风邪所干，卧则魂散而不守，状若惊悸。

---

① 治麻痹方：原书正文此处方名脱，据目录补。

真珠母三分，研细，同碾　　当归　　熟地黄各一两半　　人参　　酸枣仁　　柏子仁各一两　　犀角　　茯神　　沉香　　龙齿各半钱

上为末，炼蜜为丸如梧桐子，辰砂为衣。每服四五十丸，金银薄荷汤，食后吞下。

《本事方》乌头汤　治风寒冷湿，留痹筋脉，拘挛不得转侧。

大乌头　　细辛　　川椒　　甘草　　秦艽　　附子　　官桂　　白芍药各七分　　干姜　　白茯苓　　防风　　当归各一两　　川独活一两三钱半

上㕮咀，每服三钱，水一盏，枣二枚煎，空心服。

《本事方》木瓜煎　治肝肾二脏受风，筋急项强，不可转侧。

宣州木瓜两个，取盖，去瓤　　没药二两，研　　乳香一分，研

上二味入木瓜内，用盖子合了，竹签定之，饭上蒸三四次，研烂成膏子。每服三五匙，用生地黄汁半盏、无灰酒二盏拌和，暖热化膏吞下。

《济生方》省风汤　治中风痰涎壅盛，口眼㖞斜，半身不遂。

半夏生用　　防风各一两　　甘草炙，半两　　全蝎去毒，三个　　白附子生用　　川乌生用　　木香　　天南星生，各半两

上㕮咀，每服半两，水一盏，姜十片，煎，温服。

《济生方》豨莶丸　治中风口眼㖞斜，时吐涎沫，语言謇涩，手足缓弱。

豨莶草一名火枚草，生于沃土间，带猪苓气者是

上五月五日、六月六日收采，洗去土，摘其叶，不拘多少，九蒸九曝。每蒸用酒、蜜水洒之，蒸一饭久，曝干为末，炼蜜丸如梧桐子。每服百丸，空心温酒、米饮任下。

《济生方》虎胫骨酒　治中风偏枯，四肢不遂，一切诸风挛拳者，并治。

石斛去根　石楠叶　防风去芦　虎胫骨酥炙　当归去芦　茵芋叶　杜仲剉，炒　川牛膝去芦　川续断　芎藭　金毛狗脊燎去毛　川巴戟去心，各一两

上件剉如豆大，以绢袋盛药，用酒一斗，渍之十日。每服一盏，烫热服，不拘时。

《济生方》蠲痛丸　治诸风历节，疼痛肿满。

川乌一个，生用　黑豆七十粒，生，去皮　全蝎二七个，去毒　麝香半钱，研　地龙去土，半两

上为细末，酒糊为丸，如绿豆大。每服十五丸至二十丸，临卧用冷酒吞下，微汗不妨。

《济生方》皂角六一丸　疏风活血。肌肉不紧实者，最宜服之。

川乌　草乌各一两　天台乌药二两　乌豆一升　何首乌二两　猪牙皂角五条，汤泡，去皮、弦　乌梅鳖裙者去核，五十个

上剉如指面大，用无灰酒、酽醋各二升，浸一宿，瓷瓦铫内慢火煎干，取出晒焦，拣何首乌一味，别为末，煮膏，以六味焙干碾末，以前煮药，余酒、醋及何首乌膏和丸。每服三十丸，酒下。

《济生方》乌附丸　去风疏气。

川乌二十个　香附子半斤，姜汁淹一宿，炒

上焙干为末，酒糊为丸。每服十数丸，温酒下。肌体肥壮及有风疾者宜常服。

《济生方》趁痛丸　治走注历节，诸风软痛，卒中倒地，跌仆伤损。

草乌头三两，不去皮　熟地黄或用生者　南星　半夏曲　白僵蚕　乌药各半两，并日干

上为末，酒糊为丸，如梧桐子，晒干。每服五七丸，空心温酒下。如跌扑伤损，姜汁和酒研十数丸，涂伤处。如卒中倒仆，姜汁、茶清研五七丸，灌下立醒。《本事方》谓，是大智禅师方。

《总录》[①] 侧子散　治中风手足不随，言语謇涩，今用之累验。

侧子一两，炮　附子一两，炮　罗参一两　白术一两，煨　白茯苓一两，去皮　防己七钱半　防风　麻黄　粉草五钱，炙　甘菊花去梗，二两　北细辛去苗，二两　肉桂去皮，一两　赤芍药一两　当归去芦，酒浸，一两　川芎一两　秦艽去芦、土，一两　白茯神去皮、木，二两

上㕮咀，每服五钱，水盏半，姜三片，枣一个，煎，不拘时。

《经验方》[②]　治鸡爪风手口摇动，不能举物。

五加皮　海桐皮　川乌炮　牡丹皮　川芎　赤芍药各五钱　干姜　肉桂各一钱

上为末，每服三钱，水一盏，将古铜钱一个，入清油内浸，每煎药，入此钱同煎，不拘时。

《和剂方》消风散　治诸风上攻，头目昏眩，项背拘急，鼻嚏声重，耳作蝉鸣，及皮肤顽麻，瘙痒瘾疹。妇人血风，头皮肿痒，并治之。

---

① 总录：即《圣济总录》。政和年间（1111—1118），宋徽宗赵佶诏令圣济殿御医整理汇编而成。
② 经验方：即《瑞竹堂经验方》。元·萨迁撰。

荆芥穗　甘草炒　陈皮去瓤，洗，焙，半两　人参去芦　茯苓去皮　白僵蚕炒　防风去芦　芎劳　藿香叶　蝉蜕去土，炒，各二两　厚朴去粗皮，半两，姜制　羌活一两

上为末，每服二钱。感风头疼，鼻流清涕者，用荆芥汤、茶清调下；遍身疮癣，温酒下。

《和剂方》八风散　治风气上攻，头目昏眩，肢体拘急，皮肤瘙痒，瘾疹成疮。及治寒壅不调，鼻塞声重。

藿香去土，半斤　白芷一斤　前胡去芦，一斤　黄芪去芦，二斤　甘草炙，二斤　人参去芦，二斤　羌活去芦，三斤　防风去芦，三斤

上为末，每服二钱，水一盏，入薄荷少许，食后温服。茶清亦可。

《和剂方》追风散　治诸风上攻，头疼目眩，鼻塞声重，皮肤瘙痒，眉角牵引。妇人血风及一切头风，并治之。

白僵蚕去丝、嘴，炒，二两　川乌炮，四两　防风去芦叉，四两　石膏烂研，四两　全蝎炒，一两　川芎三两　麝香一两，研　甘草炙，二两　荆芥二两

上为末，每服半钱，食后临卧，茶调下。

《和剂方》清神散　消风化痰。治头目眩，耳鸣鼻塞，咽嗌不利。

檀香剉，十两　人参去芦，十两　羌活去苗，十两　细辛去苗，洗，焙，五两　薄荷去土，二十两　荆芥穗去土，二十两　甘草炙，二十两　石膏研，五两　防风去芦，十两

上为细末，每服二钱，沸汤食后点服，或入茶末尤好。

《和剂方》四生散　治男子、妇人肝肾风毒上攻，眼赤痒痛，羞明多泪，下疰，脚膝生疮，及遍身风癣，两耳内痒，服之尤效。

黄芪　川羌活　蒺藜　白附子并生用

上等分为细末，每服二钱，薄荷酒调下。如肾脏风下疰生疮，以猪腰子劈开，入药末二钱在内，合定，裹煨熟，空心细嚼，用盐酒下。

《和剂方》川芎茶调散　治诸风上攻，头目昏重，偏正头疼，鼻塞声重。

薄荷去根，不见火，八两　川芎四两　羌活二两　甘草二两　细辛去叶，一两　防风去芦，两半　白芷二两　荆芥去根，四两

上为细末，每服二钱，食后茶清调下。常服清头目。

《御药院方》大辰砂丸　清头目，化痰涎。及感冒风寒，鼻塞声重，头目昏眩，项背拘急，皮肤瘙痒，并皆治之。

天麻去苗，一两　防风去芦，二两　细辛去苗、叶、土，半两　薄荷叶半两　川芎一两　甘草炙，一两　吴白芷一两　朱砂一两，为衣

上以七味为细末，炼蜜丸如弹子，朱砂为衣。每服一丸，细嚼，食后生姜汤下，茶清亦可。

《徐同知方》千金保命丹　治诸风瘛疭，不能语言，心松健忘，恍惚去来，头目晕眩，胸中烦郁，痰涎壅塞，抑气攻心，精神昏愦。又治心气不足，神志不定，惊恐怕怖，悲忧惨戚，虚烦少睡，喜怒不时，或发狂颠①，神情昏乱及小儿惊痫、惊风，抽搐不定，及大人暗风，并羊颠、猪颠，发叫如雷，此药大能治之。

朱砂一两　珍珠三钱　南星一两　麻黄去根、节　白附子炮　雄黄　龙脑各半两　琥珀三钱　僵蚕炒　犀角　门冬子去心　枳壳

---

① 颠：通"癫"，癫疾也。

地骨皮　神曲　茯神　远志去心　人参　柴胡各一两　金箔一伯①片　牛黄三钱　天麻半两　胆矾五钱　脑子少许　麝香少许　牙硝四钱　毫车　天竺黄　防风　甘草　桔梗　白术　升麻各一两　蝉蜕各半两　黄芩二钱　荆芥二两

上为细末，炼蜜为丸，如弹子大。每服一丸，薄荷汤化下，不拘时候。忌猪、羊、虾、核桃动风引痰之物及诸生血。更加大川乌炮，去皮、脐；半夏，生姜汁浸；白芷、川芎各一两，猪牙皂角一两，上和前药，作末为丸。

《御药院方》上清散　治因风头痛，眉骨眼眶俱痛，不可忍者。

川芎　郁金　芍药　乳香　荆芥穗　没药各一钱　脑子半钱　薄荷叶　芒硝各半两

上为细末，每服用一字，鼻内搐。

《杨氏家藏方》独活散　消风化痰，治头目眩晕。

细辛去叶、土，一两　石膏研　甘草炙，各半两　防风去芦　藁本去土　旋覆花　蔓荆子　川芎　独活去芦，各一两

上为细末，每服二钱，水一大盏，姜三片，煎七分，食后热服。

《杨氏家藏方》防风散　治头目不清，常服去风明目。

防风去芦　川芎　香白芷　甘菊花　甘草炙

上各等分为末，每服二钱，食后荆芥汤调下。

《杨氏家藏方》荆芥丸　治一切风邪，上攻头目，咽膈不利，或伤风发热，头疼，鼻塞声重，并皆治之。

荆芥穗十二两　天麻去苗　附子炮　白附子炮　乌药　当归洗

---

① 伯：通"百"。

川芎各一两

上为细末，炼蜜为丸，每一两作十丸，朱砂为衣。每服一丸，食后细嚼，茶清任下。

《拔粹方》四白丹　能清肺气，养魄，中风多昏，胃气不清和。

白术　白茯苓　白芷各一两　白檀一钱半　人参　缩砂　香附子　甘草　防风　川芎各半两　知母二钱　羌活　薄荷　独活各二钱半　细辛二钱　麝香一钱，另研　牛黄半钱，另研　藿香一钱半　甜竹叶二两　龙脑半钱，另研

上为细末，炼蜜为丸，每两作十丸。临卧嚼一丸，煎愈风汤咽下。能上清肺气，下强骨髓。

《经验方》川芎石膏汤　治风热上攻，头目眩痛，咽干烦渴。

川芎　芍药　当归　山栀子　甘草各三两　黄芩　大黄　菊花　荆芥穗　防风　人参　白术各半两　滑石四两　寒水石二两　连翘　薄荷叶各一两　缩砂仁三钱　石膏　桔梗各二两

上为末，每服二钱，水一盏煎，食后服。热甚者，冷水调下。

《宣明方》① 防风通圣散

防风　川芎　当归　芍药　大黄　薄荷叶　麻黄　连翘　芒硝盆硝是，以上各半两　石膏　黄芩　桔梗各一两　滑石三两　甘草二两　荆芥　白术　栀子各一分

上为末，每服二钱，水一大盏，生姜三片，煎至六分，温服。涎嗽加半夏半两，制，如服药不可无生姜同煎。

---

① 宣明方：即《黄帝素问宣明方论》，金·刘完素撰于1172年。

《贾同知》通圣散

防风　芍药各二钱半　甘草　滑石各三两　薄荷　黄芩　石膏　桔梗各一两　川芎　当归　大黄　麻黄　连翘各半两　荆芥三钱半　白术　山栀子各一分

无芒硝，无缩砂。

庭瑞通圣散　有缩砂，无芒硝，其余皆同。缘庭瑞于河间守真先生得师传之秘，从二年，始受①于方，斯可取为端，而可准凭以用之。兼庭瑞以用治病，百发百中，何以疑之？因录耳。以前药庭瑞临时以意加减，一依前法，嗽加半夏半两，生姜制。

《宣明方》防风天麻散　治风麻痹走注，肢节疼痛，中风偏枯，或暴瘖不语，内外风热壅滞。解昏眩。

天麻　防风　草乌头　甘草　川芎　羌活　当归焙　香白芷　荆芥穗　白附子各半两　滑石二两

上为末，热酒化蜜少许，调半钱，加至一钱，觉药力运行，微麻为度。或炼蜜为丸，如弹子大，热酒化下一丸或半丸。细嚼，白汤化下亦得。散郁结，宣气道。如甚者，更服防风通圣散。

《宣明方》天麻散　治头项痛，头面肿，拘急，风伤荣卫，发燥热。

川芎　苦参　地骨皮　细辛　威灵仙各一两　甘草二两，炙　何首乌　薄荷叶　蔓荆子　菖蒲　天麻一两　杜蒺藜　蛇蜕草　荆芥穗　牛蒡子　防风以上各半两

---

① 受：通"授"；教授，传授。《师说》："师者，所以传道授业解惑也。"

上为末，每服二三钱，用蜜水调下，茶、酒任下①，不计时候。

《宣明方》解风散　服之治风成寒热，头目昏眩，肢体疼痛，手足皆麻痹，上膈壅滞。

人参　川芎　独活　麻黄去节，汤洗，焙，各一两　细辛去苗，半两　甘草一两

上为末，每服三钱，水一盏半，生姜五片，薄荷叶少许，同煎至八分，不计时候。

《宣明方》大川芎丸　治首风，旋晕眩急，外合阳气，风寒相抟，胃膈痰饮，偏正头痛，身拘倦。

川芎一斤　天麻四两，郓州者

上为末，炼蜜为丸，每两作十丸，每服一丸，细嚼，茶酒下。

《瑞竹方》②匀气散　此方前代曾服，有效。风药服之十三日安。大可治腰腿疼，半身不遂，手足不能屈伸，口眼㖞斜。风与气，中风、中气，便用风药治之，十无一愈。当以气药治之，气顺则风散，服之见效。

白术四两，煨　沉香五钱，镑　天麻一两　天台乌药炙，三两　青皮五钱，去瓤　白芷　甘草各五钱　人参去芦，五钱

上㕮咀，每服三钱，水一盏半，生姜三片，紫苏五叶，木瓜三片，枣子一枚，煎至七分，去滓，空心温服。

《瑞竹方》追风丹　前大军库张提领患白癜风，服之愈。

苍术米泔浸一宿，焙　何首乌　荆芥穗　苦参以上各等分

---

① 任下：据"大永本"卷一"风门"改。

② 瑞竹方：即《瑞竹堂经验方》。元·萨迁撰。

上件为细末，好肥皂角三斤，去皮弦，于瓷器内熬为膏，和为丸，如梧桐子大。每服三五十丸，空心酒、茶任下。忌一切动风之物。

《瑞竹方》真方白丸子　治风。可常服，永无风疾膈壅之患。

大半夏汤泡七次　白附子洗净，略炮　天南星洗净，略炮　川乌头去皮，略炮　天麻　全蝎去毒，炒　木香　枳壳各一两，去瓤，炒

上为细末，生姜自然汁打糊为丸，如梧桐子大。每服一二十丸，食后、临卧，茶清、熟水送下；瘫痪风，温酒送下，日进三服。小儿惊风，薄荷煎汤送下二丸。

《拔粹方》① 羌活愈风汤　治肾肝虚，筋骨弱，语言难，精神昏愦。及治风湿内弱，风热体重，或瘦，一肢偏枯，或肥而半身不遂，心乱则百病生，静则万病息。是以此能安心养神，调阴阳，无偏胜。

羌活　甘草炙　防风去芦　黄芪去芦　人参去芦　蔓荆子　川芎　细辛去苗　枳壳麸炒，去瓤　地骨皮去骨　麻黄去根　知母去皮　甘菊　薄荷去枝　枸杞　当归去芦　独活　白芷　杜仲炒去丝　秦艽去芦　柴胡去苗　半夏汤洗，姜制　厚朴姜制　防己　熟地黄各二两　芍药去皮　黄芩各三两　石膏四两　生地黄四两　白茯苓去皮，三两　苍术四两　桂一两，泔浸　前胡二两

上剉，每服一两，水二盏，煎至一盏，去滓温服。如遇天阴，加生姜三片煎，空心一服，临卧再煎滓服。更有四时加减之法。

---

① 拔粹方：即《济生拔粹》，元·杜思敬辑。

寒

寒为天地杀厉之气，故见于冬则为冰、为霜，草木因之而摧败，鸟兽各巢穴以自居。气体虚弱之人，或调护失宜，冲斥道途，一时为寒气所中，则昏不知人，口噤失音，四肢僵直，挛急疼痛，或洒洒恶寒，翕翕发热，面赤。若有汗，五脏之虚者，皆能有所中也。其脉多迟而紧，挟风则脉带浮，眩晕不仁；兼湿则脉濡而四肢肿痛。治疗之法，只宜以姜附之药，温散寒气，切不可妄有吐下。如舌卷囊缩者，难治。

《和剂方》**姜附汤** 治体虚中寒，昏不知人及脐腹冷痛，霍乱转筋，一切虚寒并治之。

干姜一两 附子生，去皮、脐，细切，一枚

上㕮咀，每服三钱，水盏半，煎七分，食前温服。

《和剂方》**生料五积散** 治感冒寒邪，头疼身痛，项背拘急，恶寒呕吐，或有腹痛。又治伤寒发热，头疼恶风。无问内伤生冷，外感风寒，及寒湿客于经络，腰脚酸疼，及妇人经血不调或难产，并治之。

白芷三两 陈皮去白，六两 厚朴去皮，姜制，四两 桔梗去芦，二两 枳壳去瓤，麸炒，六两 川芎 甘草炙 茯苓各三两 苍术米泔浸，去皮，二十四两 当归去芦，三两 麻黄去节，六两 肉桂去皮芍药各三两 干姜四两 半夏汤洗，三两

上㕮咀，每服四钱，水一盏，姜三片，葱白三个，煎七分，热服。冒寒用煨姜，挟气则加茱萸，妇人调经催产则入艾醋。

《和剂方》**理中汤** 治五脏中寒，口噤失音，四肢强直。兼治胃脘停痰，冷气刺痛。

人参 干姜 甘草 白术各等分

上哎咀，每服四钱，水一盏，煎服。《三因方》加附子，名附子理中汤。

《和剂方》正气散 治伤寒阴证，憎寒恶风，正气逐冷。

半夏　厚朴各三两，为末　生姜四两，研烂，同为饼子，微炒　藿香叶　陈皮各一两　甘草七钱，炒

上为细末，每服二钱，生姜三片，枣一枚，水一盏，煎七分，食前稍热服。常服顺气宽中，辟除瘟疫。

暑

暑之为气，在天为热，在地为火，在人脏为心。是以暑之中人，先着于心。凡中之者，身热头痛，烦渴口燥，甚则昏不知人，手足微冷，或吐或泻，或喘或满。入肝则眩晕顽痹，入脾则昏睡不觉，入肺则喘满痿躄，入肾则消渴，其脉多沉伏。一时昏中者，切不可便与冷水，并卧湿地。古法当以热汤先灌，及用布衣蘸热汤，熨脐下及气海，续续以汤淋布上，令暖气透彻脐腹，俟其苏省，进以黄连香薷散、五苓散。若体虚者，冷香饮子；霍乱吐泻，来复丹、二气丹；夹食，则用胃苓汤；若挟风，则其脉沉而浮，证有搐搦①，当于黄连香薷散内加羌活煎服，却不可作惊痫治之，多致不救，此方乃严氏累用之而有验者。若旅途中猝然晕倒，急扶在阴凉处，掬道上热土于脐上，拨开作窍，令人尿于其中，以待求热汤，并生姜或大蒜各一块，嚼烂，以汤送下，立醒。

《和剂方》五苓散 治中暑烦渴，身热头痛，霍乱吐泻，小便赤少。如心神恍惚，加辰砂，又名辰砂五苓散。

---

① 搐搦：指四肢抽搐。

泽泻二十五两　肉桂去粗皮，十两　赤茯苓去皮，十五两　白术去芦，十五两　猪苓去皮，十五两

上为细末，每服二钱，热汤调下，不拘时。

《和剂方》**香薷散**　治伏暑引饮，口燥咽干，或吐或泻并皆治之。一方又加黄连四两，用姜汁同炒令黄色，名黄连香薷散。如有搐搦，加羌活煎服。

白扁豆微炒，半斤　厚朴去皮，姜汁炙熟，半斤　香薷去土，一斤

上㕮咀，每服三钱，水一盏，入酒少许，煎七分，沉冷，不拘时。

《和剂方》**大顺散**　治冒暑伏热，引饮过多，脾胃受湿，水谷不分，霍乱呕吐，脏腑不调。

甘草三十斤　干姜四斤　杏仁去皮、尖，炒，四斤　肉桂去粗皮，四斤

上先将甘草用白砂炒及八分黄熟，次入干姜同炒，却入杏仁，候杏仁不作声为度，用筛筛净，后入肉桂，一处捣罗为末。每服三钱，水一中盏，煎七分，温服。如烦躁，井花水调下，不计时候，以沸汤点服亦可。

《和剂方》**枇杷叶散**　治中暑伏热，烦渴引饮，呕哕恶心，头目昏眩。

枇杷叶去毛，炙，半两　香薷三分　白茅根　麦门冬去心　丁香　甘草炙　干木瓜各一两　陈皮去白，焙，半两　厚朴去皮，姜汁炙，半两

上为末，每服二钱，水一盏，姜二片煎。烦躁，冷水调下。

《和剂方》**消暑丸**　治伏暑引饮，脾胃不利。

半夏霜煮，一斤　甘草生用　茯苓去皮，各半斤

上为末，姜汁煮糊为丸，如梧桐子。每服五十丸，热汤下。

《和剂方》来复丹　治上盛下虚，里寒外热，伏暑泄泻如水。

硝石二两，同硫黄为末，入碟内，以微火炒，用柳蓖搅，不可火大，过恐伤药力，再研极细，名二气末　太阴玄精石研飞，一两　五灵脂水澄过砂石，晒干，二两　舶上硫黄透明者，一两　青皮去白，二两　陈皮去白，二两

上用五灵脂、二橘皮为末，次入玄精石末及前二气末拌匀，好醋打糊为丸豌豆大。每服三十丸，空心，米酒饮下。

《济生方》二气丹　治伏暑伤冷，二气交错，中脘痞结，或泄或呕。

硝石　硫黄各等分

上为末，于银石器内，火炒令黄色，再研，用糯米糊为丸，梧桐子大。每服四十丸，新井水下，不拘时。

《御药院方》益元散　治中暑身热，小便不利。此药性凉，除胃脘积热。

滑石六两，好者　甘草微炒，一两

上为末，每服三钱，加蜜少许，热汤、冷水任下。如欲发汗，以葱白豆豉汤调下。

《御药院方》桂苓甘露饮　治伏暑引饮过度，腹肚膨胀，霍乱泻利并皆治之。

白茯苓去皮　白术　猪苓去皮　滑石研，各二两　寒水石研　甘草炙　泽泻各一两　肉桂去皮，半两

上为末，拌匀。每服三钱，热汤、冷水任下，入蜜少许亦好。

《济生方》冷香饮子　治虚中伏暑，烦躁引饮，服凉药不得者。

草果仁三两　附子炮，去皮　橘红各一两　甘草炙，半两

上㕮咀，每服一两，水二碗，姜十片，煎一半，沉冷，不拘时。

《百一选方》冷香汤　治夏秋伤暑引饮，过食生冷无度，脾胃不利，或成霍乱之证。

良姜二两　檀香二两　附子炮，去皮，二两　丁香二钱　川姜炮，三分　甘草炒赤，二两　草豆蔻五个，去壳

上为末，每服五钱，以水二升，煎十数沸，贮瓶内，沉井底，代熟水服。大能消暑止渴。

《和剂方》解暑三白散　治冒暑伏热，霍乱呕吐，小便不利，头目昏眩。

泽泻　白术　白茯苓各等分

上㕮咀，每服四钱，水一盏，姜五片，灯心十茎，煎八分，不拘时。

《和剂方》黄龙丸　治伏暑发热，呕吐恶心。

黄连去须，三十二两　好酒五升

上黄连以酒煮干，研为细末，面糊为丸，如梧桐子。每服三十丸，热水吞下。

《百一选方》大黄龙丸　治中暑，身热头疼，状如脾寒，或烦渴呕吐，昏闷不食。

舶上硫黄　硝石各一两　白矾　滑石各半两　白面四两　雄黄半两

上五味研末，入面和匀，滴水丸如梧桐子。每服三十丸，新水下。

《百一选方》十味香薷饮　消暑气，和脾胃。

香薷一两　人参去芦　陈皮汤泡，去白　白术　黄芪　白扁豆

炒，去壳　甘草炙，各半两　厚朴姜汁制，炒黑色　干木瓜　白茯苓
各半两

上为末，每服二钱，热汤、冷水调下。

《御药院方》桂苓丸　治冒暑烦渴，饮水过多，心腹胀满，小便赤少。

肉桂去皮　赤茯苓去皮，各五两

上为末，蜜丸，每两作十丸。每服一丸，细嚼，白汤、冷水任下。

《和剂方》缩脾饮　消暑气，除烦渴。

缩砂仁　干葛　乌梅肉　白扁豆各二两　草果煨，去壳　甘草炙，各四两

上咬咀，每服四钱，水一大碗，煎八分，以水沉冷服。

《徐同知方》桂苓甘露散

官桂半两　人参　藿香各半两　茯苓　白术　甘草　葛根　泽泻　寒水石各一两　滑石二两　木香一分

上为细末，每服三钱，白汤下，新水、生姜汤亦可。

《徐同知方》白虎汤　治伏暑呕吐。

石膏四两　知母一两　甘草一分　粳米一合

上为剉散，每服水煎，热服。如伏暑作寒热未解，宜和五苓散同煎服。伏热后，或冷水沐浴，或吃冷物，清气在脾不觉解，令日，作寒惨壮热，浑身洒淅，宜加桂煎服，出汗便解。

《宣明方》五苓汤　治伤寒、中暑大汗后，胃中干，烦躁不得眠。

猪苓去皮　茯苓去皮　白术各半两　桂一分，去皮　泽泻一两

上为末，每服二钱，热汤调下愈，妙。加滑石二两甚佳。喘咳烦心不得眠者，加阿胶半两，煨。夏月大暑，新水调服，立愈。

湿

湿之为气，冲溢天地之间，流注四时之内。体虚之人，或为风雨所袭，或卧卑湿之地，远行涉水，或感山泽蒸气，或汗出衣里，冷则浸渍脾肾，皆能有所中伤。着肾者，腰痛身重，如坐水中，小便不利；着脾，则四肢浮肿，不得屈伸。若挟风，则眩晕呕哕，心间烦热；兼寒，则拳挛掣痛，无汗恶寒；带暑，则烦渴引饮，心腹疼痛，面垢恶寒。凡感湿之证，其脉多沉缓而微，其证多四肢倦怠不举。法当疏利小便为先决，不可轻易汗下并用火攻。若有泄泻等证，又当于各类求之。

《和剂方》**渗湿汤** 治寒湿所伤，身体重着，如坐水中，小便赤涩，大便溏泻。

苍术 白术 甘草炙，各一两 茯苓去皮 干姜炮，各二两 橘红 丁香各一分

上咬咀，每服四钱，水一盏，枣一枚，姜三片，煎七分，食前温服。

《三因方》**肾着汤** 治肾虚伤湿，身重腰冷，如坐水中，不渴，小便自利。

干姜炮 茯苓各四两 甘草炙 白术各二两

上咬咀，每服四钱，水一盏，煎七分，空心温服。

《济生方》**渗湿汤** 治坐卧湿地，或为雨露所袭，身重脚弱，关节疼痛，发热恶寒，或多汗恶风，或小便不利，大便溏泻。

白术二两 人参半两 干姜炮 白芍药 附子炮，去皮、脐 白茯苓去皮 桂枝不见火 甘草炙，各半两

上咬咀，每服四钱，水盏半，姜五片，枣一枚，煎八分，

不拘时。

《张子和①方》大橘皮汤

橘皮半两　木香一分　滑石六两　槟榔三钱　白术半两　茯苓一两　猪苓去黑皮　泽泻　官桂各半两　甘草二钱

上为末，每服五钱，水一盏，生姜五片，煎至六分，去滓，食后服。

《和剂方》术附汤　治风湿相搏，腰膝疼痛，四肢重着，不呕不渴，大便坚硬，小便自利。

甘草炙，二两　白术四两　附子炮，去皮、脐，薄切片，一两半

上咬咀，每服三钱，水一盏，姜五片，枣一枚，煎七分，空心温服。

《和剂方》五苓散方见中暑门　治伤湿有热，小便赤少。

《和剂方》防己黄芪汤　治风湿相搏，客在皮肤，四肢少力，关节烦疼。

防己四两　黄芪五两　甘草炙，二两　白术三两

上咬咀，每服三钱，水一盏，姜枣同煎七分，热服，不拘时。

《百一选方》除湿汤治寒湿所伤，身体重着，腰脚酸疼，大便溏泻，小便或涩或利。

半夏曲炒　厚朴姜制　苍术米泔制，各二两　藿香叶　陈皮去白　白茯苓去皮，各一两　甘草炙，七钱　白术生用，一两

上咬咀，每服四钱，水一盏，姜七片，枣一枚，煎七分，食前温服。

《仁斋直指方》生附汤　治受湿腰痛。

---

① 张子和：即张从正，金代医家。著《张氏经验方》二卷。

附子生，二钱半　苍术炒　杜仲姜炒，各半两　牛膝酒浸，焙

厚朴制　干姜生　白术　茯苓　甘草炙，各二钱半

上㕮咀，每服三钱，姜三片，枣一枚，食前煎服。

《济生方》**羌附汤**　治风湿相搏，手足挛痛，不可屈伸，或身微浮肿。

羌活去芦　附子炮，去皮、脐　白术　甘草各等分

上㕮咀，每服四钱，水一盏半，姜五片，煎七分，温服，不拘时。

《本事方》**薏苡仁散**　治湿气伤肾，肾气不调，自然生风，遂成风湿，流注四肢，肌肉疼痛。

薏苡仁一两　当归　小川芎　干姜　茵芋　甘草　官桂　川乌　防风　麻黄　人参　羌活　白术　独活各半两

上为细末，每服三钱，空心临卧酒调下，日三服。

《三因方》**白术酒**　治中湿骨节疼痛。

白术一两

酒三盏，煎一盏，顿服。不能饮酒，以水代之。

《三因方》**麻黄白术散**　治感风湿，身体烦疼，无汗，恶寒发热者。

麻黄去节，汤浸，三两　杏仁十六个，去皮、尖　甘草炙，二两

白术四两　桂心一两

上㕮咀，每服四钱，水盏半，煎七分，食前服。

《三因方》**苓术汤**　治暑湿郁发，半身不遂，口眼㖞斜。

附子炮，去皮、脐　茯苓　白术　干姜炮　泽泻　桂心各等分

上㕮咀，每服四钱，水一盏，煎七分，空心服。

《三因方》**茯苓白术汤**　治感湿挟暑，汗未干而浴，暑湿相搏。

茯苓　白术　干姜炮　甘草炙　桂心各一两

上㕮咀，每服四钱，水一盏，煎七分，食前服。

《三因方》白术茯苓干姜汤　治感风湿挟暑，烦渴引饮，恶风微汗。

白术　茯苓　干姜　细辛　乌梅　桂心　干葛　甘草炙

陈皮　豆豉各等分

上为末，每服二钱，白汤调下。

《御药院方》四物附子汤　治风湿相搏，骨节烦疼，四肢拘急，不得屈伸。

附子炮，一钱　肉桂八钱　白术六钱　甘草四钱

上㕮咀，每服半两，水一盏，姜五片，煎八分，温服。

《仁斋直指方》芎术除眩汤方载湿门　治感寒湿，头目眩晕。

甘草炙，各两钱半　附子炮　白术　官桂各二钱半　川芎半两

上㕮咀，每服三钱，姜七片，食前煎服。

《拔粹方》麒麟竭散　治寒湿传于经络，疼痛不可忍。

血竭　南乳香　没药　白芍药　当归　水蛭杵碎，炒令烟尽

麝香各二钱　虎胫骨酥炒黄，五钱

上八味为末，和匀。每服三钱，温酒调下，食前。

《拔粹方》赤茯苓丸　治脾湿太过，四肢肿满，腹胀喘逆，气不宣通，小便赤涩。

葶苈四两　防己二两　赤茯苓一两　木香半两

上为细末，枣肉为丸梧子大。每服三十丸，煎桑白皮汤送下。

伤　寒

伤寒之证固有天疫流行，一时所感，病无老少率相似者。

然多是体虚劳役之人，冬月冲斥道途，不谨调护，以至为风寒所伤。其毒藏伏于内，不即发见。或为热所击抟，然后发而为病，故经云冬感寒春发温者是也。其为证，有阳有阴，有表有里，又当知受病不同，传变不一。其发也，未有不自头疼发热，自汗恶寒而始者。若发于太阳即热而恶寒，发于太阴止恶寒而不发热也。传阳则潮热狂言如有所见，其脉多长浮；变阴则舌强不语，手足厥冷，多有自利，其脉多沉细。伤寒为治，虽曰有法，又须问证，以察于外，切脉以审于内。故在表宜汗之，在上宜吐之，在里宜下之，在半表半里者和解之。此固一定之法，然又须考得病之日，传变之期，方可施治。一日至三日，病在皮肤者为表，宜麻黄、桂枝之类驱散寒邪，得汗之后脉静为愈。有汗不得服麻黄，无汗不得服桂枝。仲景至切之论，不可不谨。四日、五日之间，病在胸膈，痰气紧满于上，当以瓜蒂、豆豉之类吐之而愈。六日、七日之间，其病入腹传胃，脏腑结燥，狂言潮热，须大黄、芒硝之类下之而愈。古今治法总曰如此，却又有得病之日便四肢厥冷，名为阴厥。欲绝者，丹田、气海穴灸之。

又有经曰微厥而后发热者为热厥，热甚舌黑鼻燥者，今人多以水渍布帛重叠搭之于胸，频频更换，以拔去热气亦良法也。

又有不厥而即变阳证，或胸腹恚闷，牵引疼痛，坐卧不安，胃气喘息，则又不可拘以日数，即宜下之。又有六七日大腑结燥，上不能食，其脉细紧，皆曰当下。却有头痛恶寒，项上有汗，或小便清利，乃表证未除，仍宜汗之。或里寒表热，或里热表寒，皆当先救其里，后治其表。应汗而反下之，则热蓄于里，或为瘀血发而为狂证者有之，结而为痞为结胸者有之。结胸者，心下紧满而痛，按之如石，手不可近。痞者，但紧满而不痛。证虽相类，用药却有不同，若应下而反汗之则津液枯竭。

又有亡阳谵语者，谵语为实，郑声为虚。若应吐而反温之，则毒气郁结于胃，发而为斑，其色如锦纹者生，黑者即死。临证用药，若不辨其阴阳，观其传变，审而行之，则必致错乱，怪证百出，流而为坏证伤寒，甚至不救。以此伤寒一证，不可不谨。

病愈之后，切不可轻用补药，尤忌房室劳伤、饮食过度，倘因之再作，未易治也。致有脚气、痰饮、食积、虚烦四证，与伤寒相类，更宜审之。

但脚气则脚膝软痛，卒起即倒；痰饮则头不痛，项不强；食积则身不重，左手脉平和；虚烦则不恶寒，身不痛为异。决不可有误作伤寒治之。其中变易，非止一端，兹略举其说以备仓卒。其详又当于仲景论中、《千金》《百问》内求之。

且感冒本与伤寒治证一同，但有轻重之分耳，故重者为伤，轻者为感。感冒之中，有风有寒，又须详别。夫感寒则必恶寒，面色黯惨，项背拘急，亦或头痛发热，其脉沉迟，当以五积散、藿香正气散、养胃汤表之。感风则必恶风，面色光浮，身体发热如疟，鼻塞声重，时引清涕，或咳唾稠黏，其脉多浮数，当以十神汤、败毒散治之。或风寒兼之，又当用和解之药。体虚之人不可过于发散，恐致他疾，并述于后，审之审之。

《活人方》① 麻黄汤　治伤寒头痛，发热恶风，骨节疼痛，喘满无汗。

杏仁七十个，去皮，炒，别研如膏　麻黄去节，三两　甘草炙，一两　肉桂去皮，二两

----

① 活人方：即宋·朱肱《南阳活人方》。

上为粗末，入杏仁膏令匀。每服三钱，水一盏，煎八分，温服。

《和剂方》**桂枝汤** 治伤寒太阳经受病，头疼身痛，或翕翕发热，或洒洒恶风。

桂枝 芍药各三两 甘草一两

上㕮咀，每服三钱，水一盏，姜三片，枣二枚，煎七分，去滓温服，不计时候。惟春初可依此方，自春末夏至以前，宜加黄芩半两，夏至后加知母半两、石膏二两或升麻半两，若病人素虚寒者，不用加减。无汗休服。

《和剂方》**五积散**方见中寒门 治伤寒头痛发热恶寒。

《活人方》**麻黄桂枝各半汤** 治伤寒七八日，发热恶寒如疟状，但不呕，小便清利，六脉虽微而恶寒，此乃阴阳俱虚，不可更发汗及吐下，此药主之。

桂枝一两 麻黄 芍药 生姜 甘草炙，各五钱 杏仁十二个 大枣二枚

上㕮咀，每服五钱，水盏半，煎八分，温服。

《活人方》**柴胡桂枝汤** 治伤寒六七日，发热微有恶寒，表证未解者。

柴胡一两三钱 桂枝去皮，半两 黄芩半两 甘草三钱 生姜半两 人参半两 半夏四钱 大枣一枚 芍药二两

上剉，每服五钱，水盏半，煎八分，去滓温服。

《和剂方》**十神汤** 治时令不正，瘟疫妄行，感冒发热，或欲出疹。此药不问阴阳两感风寒，并宜服之。

川芎 甘草 麻黄去根 干葛 紫苏 升麻 赤芍药 白芷 陈皮 香附子各四两

上㕮咀，每服三钱，水盏半，姜五片，煎七分，去滓热服，

不以时候。如发热头痛，加连须葱白；中满气实，加枳壳煎。

《和剂方》香苏散　治四时伤寒，头痛发热恶寒。

紫苏　香附子各二两　陈皮一两　甘草炙，半两

上㕮咀，每服四钱，水一盏，姜葱，煎七分，空心热服。如头疼，加川芎、白芷，名芎芷香苏散。

《和剂方》人参败毒散　治伤寒头痛，壮热恶寒，及风痰咳嗽，鼻塞声重。如心经蕴热，口舌干燥者，加黄芩。

柴胡　甘草　桔梗　人参　羌活　芎䓖　茯苓　枳壳　前胡　独活各等分

上㕮咀，每服三钱，水一盏，姜三片，薄荷少许，同煎七分，去滓，不拘时。

《和剂方》升麻葛根汤　治大人小儿时气瘟疫，头痛发热，及疮疹已发未发，疑似之间，并宜服之。

川升麻　白芍药　甘草炙，各五两　葛根十五两

上㕮咀，每服三钱，水一盏，煎七分，去滓热服，不拘时。

《和剂方》柴胡升麻汤　治时行瘟疫，壮热恶风，头痛体疼，鼻塞咽干，痰盛咳嗽，涕唾稠黏。

柴胡去芦　前胡去芦　黄芩去皮，各六两半　荆芥去梗，十两半赤芍药去芦　石膏各十两　升麻五两　桑白皮六两半　干葛十两

上㕮咀，每服三钱，水一盏，姜三片，豉十余粒煎，热服。

《和剂方》和解散　治四时伤寒，头痛，烦躁，自汗，咳嗽，吐痢。

陈皮洗　厚朴去皮，制，各四两　藁本　桔梗　甘草各半斤苍术去皮，一斤

上为粗末，每服三钱，水盏半，姜枣煎七分，不拘时热服。

《和剂方》消风百解散　治四时伤寒，头疼发热，及寒壅

咳嗽，鼻塞声重。

荆芥　白芷　陈皮_{去白}　麻黄_{去节}　苍术_{各四两}　甘草_{炙，}
_{二两}

上㕮咀，每服三钱，水一盏，姜三片，葱白三个，煎七分，
不拘时。如咳嗽，加乌梅煎。

《和剂方》葛根解肌汤　治伤寒头痛，发热恶寒，肢体拘
急，胸膈烦闷。

葛根_{四两}　麻黄_{去节，三两}　肉桂_{去皮，一两}　甘草_炙　黄芩
芍药_{各二两}

上㕮咀，每服三钱，水一盏，枣一枚，煎八分，去滓热服。

《和剂方》八解散　治四时伤寒，头疼体热，恶风多汗，呕
逆恶心。

人参_{去芦}　茯苓　甘草　陈皮_{去白}　藿香_{去土}　白术　厚朴
半夏_{汤洗七次，各一两}

上㕮咀，每服五钱，水一盏，姜三片，枣葱同煎，不拘时。

《杨氏家藏方》十味和解散　治头疼发热。发散寒邪。

白术_{二两}　桔梗_{一两}　人参_{去芦}　甘草_{炙，一分}　当归_{洗，焙}
陈皮_{去白}　枳壳_{去瓤，炒}　赤芍药_{各一分}　厚朴_{姜制，半两}　防风
_{一分}

上㕮咀，每服四钱，水一盏，姜三片，葱白三寸，煎热服，
不拘时。

《和剂方》人参养胃汤　治外感风寒，内伤生冷，憎寒壮
热，头目昏疼，不问风寒二证，夹食停痰，俱能治之。但感风
邪，以微汗为好。

半夏_{汤洗}　厚朴_{姜制，去皮}　苍术_{米泔浸一宿，炒，各一两}　橘红
七钱半　藿香叶_{去土}　草果_{去壳}　茯苓_{去皮}　人参_{去芦，各半两}　甘

草炙，二钱半

上㕮咀，每服四钱，水盏半，姜七片，乌梅一个，煎六分，热服。兼治饮食伤脾，发为痎疟。寒多者，加附子，为十味，名不换金散。

《澹寮方》**五积交加散**　治内感风寒，上膈蕴热。

生料五积散　人参败毒散二料等分

上和匀，每服四钱，水一盏，姜五片，枣一枚，煎八分，温服。

《澹寮方》**十味芎苏散**　治四时伤寒，发热头痛。

川芎七钱　紫苏叶　干葛　桔梗生，二钱半　柴胡　茯苓各半两　甘草三钱　半夏六钱　枳壳炒，三钱　陈皮二钱半

上㕮咀，每服三钱，姜枣煎服。

《和剂方》**神术散**　治四时瘟疫，头痛发热，及伤风鼻塞声重。

苍术米泔浸，五两　藁本去土　香白芷　细辛　羌活去芦　川芎　甘草炙，各一两

上为细末，每服三钱，水一盏，姜三片，葱三寸，煎七分，温服，不拘时。如伤风鼻塞，用葱茶调下。

《简易方》**冲和散**　治感冒风温之气，头目不清，鼻塞声重，肢体倦怠欠伸，出泪。

苍术六两　荆芥穗二两　甘草一两一钱半

上㕮咀，每服三钱，水一盏，煎八分，去滓热服，不拘时。

《和剂方》**参苏散**　治感冒风邪，发热头疼，咳嗽声重，涕唾稠黏。此药大解肌热，宽中快膈，或欲或劳瘵，潮热往来，并能治之。

木香　紫苏叶　干葛　半夏汤洗七次，姜制　前胡去苗　人参

去芦　茯苓去皮，各三分　枳壳去瓤，麸炒　桔梗去芦　甘草炙　陈皮去白，各半两

上㕮咀，每服四钱，水盏半，姜七片，枣一枚，煎六分，去滓热服，不拘时。《易简方》以气盛者，不用木香。

《和剂方》金沸草散　治肺经受风，头目昏痛，咳嗽声重，涕唾稠黏。及治时行寒疫，壮热恶风。

旋覆花去梗，三两　荆芥穗四两　麻黄去节　前胡去芦，各三两　甘草炒　赤芍药　半夏汤洗七次，姜汁浸，各一两

上㕮咀，每服三钱，水一盏，姜三片，枣一枚，煎八分，温服。

《和剂方》藿香正气散　治伤寒头疼，憎寒壮热，或感湿气，霍乱泄泻。常服除山岚瘴气。

大腹皮　白芷　茯苓去皮　紫苏去土，各三两　藿香三两　厚朴去皮，姜制　白术　陈皮去白　苦梗　半夏曲各二两　甘草炙，二两半

上㕮咀，每服二钱，水一盏，姜三片，枣一枚煎，热服。

《和剂方》僧伽应梦人参散　治伤寒体热头痛，及风壅痰嗽、咯血等疾。

甘草炙，六两　人参　桔梗　青皮　白芷　干葛　白术各三两　干姜炮，五钱半

上㕮咀，每服三钱，水一盏，姜二片，枣二枚，煎七分，去滓热服，不拘时。如伤寒，加豆豉煎。

《和剂方》不换金正气散　治四时伤寒，瘟疫时气，及山岚瘴气，寒热往来，霍乱吐泻，下痢赤白，并宜服之。

厚朴去皮，姜制　藿香去枝、土　甘草　半夏　苍术泔浸　陈皮各等分

上咬咀，每服三钱，水盏半，姜三片，枣二枚，煎七分，去滓，食前热服。若出远方，不伏水土者，宜常服之。

《和剂方》**葱白散**　治四时伤寒，头痛壮热，肢体烦疼，小便赤涩。及伤风鼻塞，咳嗽痰涎，山岚瘴气，并皆治之。

川芎　苍术米泔浸　白芷各二两　麻黄去根节，三两　甘草　石膏　干葛各一两

上咬咀，每服二钱，水一盏，姜三片，葱白二寸，煎七分，热服，不拘时候。如欲汗，并进数服。

《和剂方》**小青龙汤**　治伤寒表证不解，心下有水气，干呕发热，咳嗽微喘。又治肺经受寒，咳嗽喘急。

半夏汤洗七次，二两半　干姜炮　细辛去叶　麻黄去根、节　肉桂去皮　芍药　甘草炒，各三两　五味子二两

上咬咀，每服三钱，水盏半，煎七分，去滓，食后温服。

《和剂方》**大青龙汤**　治伤寒头痛，发热恶寒，无汗烦躁，六脉浮紧。

麻黄三两　桂枝去皮　甘草炙，各一两　杏仁去皮，二十个　大枣五个　生姜一两半　石膏半个，鸡子大

上咬咀，每服五钱，水盏半，煎八分，去滓温服，取汗为度，不可过汗，恐亡阳也。若汗多不止，用温粉扑之。

《活人方》**真武汤**　治伤寒数日以后，发热腹疼，头目昏沉，大便自利，小便或利或涩，或呕或咳，或已经汗不解，仍复发热，心下松悸，头目眩晕，皆由渴后饮水，停留中脘所致，并皆治。

芍药各七钱半　附子炮，一个　茯苓小便利者去之　生姜七钱半　白术五钱

上咬咀，每服五钱，水盏半，煎八分，温服，不拘时。咳

者，加五味子七钱半，细辛、干姜各二钱半。

《和剂方》**四逆汤** 治伤寒自利，脉微欲绝，手足厥冷者。

甘草炙，二两 干姜一两半 附子生，去皮、脐，半两

上㕮咀，每服三钱，水一盏，煎七分，温服，不拘时。

《和剂方》**姜附汤**方见中寒门 治伤寒自利，六脉沉伏，手足厥冷。

《活人方》**茯苓四逆汤** 治伤寒汗下之后，病证不解而烦躁者。

附子一个，去皮，生破八片，只用二片 人参八分 甘草三分 干姜三钱三字 茯苓

上㕮咀，每服五钱，水一盏，煎八分，温服。

《活人方》**桂枝附子汤** 伤寒八九日不解，风湿相搏，身体烦疼。

桂枝一两二钱 甘草六钱，二字 附子一个，炮

上㕮咀，每服五钱，水一盏，姜四片，煎八分，温服。

《和剂方》**五苓散**①方见中暑门 治伤寒汗后，发渴，小便不利。

《活人方》**小建中汤** 治伤寒阳脉涩，阴脉弦，腹中急痛，法当先与小建中汤。若不瘥者，小柴胡汤主之。

桂枝去皮，两半 芍药三两 甘草一两 生姜两半 胶饴半斤，旧有微溏或呕者，去胶 大枣六个

上到，每服五钱，水盏半，姜三片，大枣一枚，煎八分，去渣，下胶饴两匙许，再煎化，温服。尺脉尚迟，加黄芪末一钱煎。

---

① 和剂方姜附汤……易简方温胆汤：底本缺，据元本补。

《和剂方》**小柴胡汤**　治伤寒发热如疟，胸膈满痛，小便不利，大便秘涩。

半夏汤洗七次，二两半　柴胡去芦，半斤　黄芩　人参去芦　甘草炙，各三两

上㕮咀，每服三钱，水一盏，姜五片，枣一枚，煎七分，热服。

《和剂方》**大柴胡汤**　治伤寒十余日不解，邪气结在里，身热烦躁，语言谵妄，大便不通，绕脐刺痛。

枳实去瓤，麸炒，半两　柴胡去芦，半斤　大黄二两　赤芍药黄芩各三两　半夏汤洗七次，二两半

上㕮咀，每服三钱，水一盏，姜五片，枣一枚，煎七分，去渣温服。此药治伤寒内热里实，若身体疼痛，是表证未解，不可服之。

《和剂方》**大承气汤**①　主治大便不通，频转矢气，脘腹痞满，里热实证之热厥、痉病或发狂等。

大黄四两　芒硝三合　枳实五枚　厚朴八两

以水一斗，先煮二物，取五升，去渣，内大黄，更煮取二升，去渣，内芒硝，更上微火一两沸，分温再服。得下，余勿服。

《活人方》**小承气汤**　治伤寒潮热，谵语如有所见，大便六七日不通，是有燥粪结滞，此药主之。

枳实一枚，麸炒，去瓤　大黄去皮，一两　厚朴去皮，姜制，一两

上㕮咀，每服五钱，水盏半，煎八分，温服，以利为度。

《和剂方》**白虎汤**　治伤寒大汗后，表证已解；或吐下后

---

① 大承气汤：此方原书正文无，目录有，元版亦无，据"大永本"补。

邪未除，热结在里，心胸烦渴，甚欲饮水。

　　知母七十五两　　甘草三十七两半　　石膏十一斤半

　　上咬咀，每服三钱，水一盏，入粳米三十余粒，煎七分，去滓温服，如烦渴不已者加人参服之。

　　《活人方》**大陷胸汤**　治伤寒表证未解而误下之，则热蓄于里，小便不利，身体发黄，为结胸之证，脉沉而紧，心下痛，按之如石，手不可近者，此药主之。

　　大黄去皮，一两半　　芒硝一两八钱半　　甘遂一分，为末

　　上咬咀，每服五钱，水盏半，煎八分，去滓，再下芒硝，煎一二沸，入甘遂末，温服，得快利为愈。

　　《活人方》**小陷胸汤**　治伤寒结胸，心下紧满而痛，按之如石，脉浮者是。

　　半夏汤洗，秤六钱半　　黄连一分　　瓜蒌实一枚，用四分之一

　　上咬咀，每服五钱，水盏半，煮瓜蒌至一盏，却下诸药，取八分，去滓温服，以微吐黄涎为愈。

　　《活人方》**栀子豆豉汤**　治发汗吐下后，虚烦不得眠，反发颠倒，心中懊恼，栀子豆豉汤主之。若少气绝者，栀子甘草豉汤主之。

　　肥栀子四个　　香豉半两

　　上剉，水二大盏，先煮栀子至一盏，入豉同煎，取七分，去滓温服，得快吐，止后服。

　　《活人方》**瓜蒂散**　治伤寒四五日，病在胸膈，痰气紧满于上，不得息者，当以此吐之。

　　瓜蒂一两，炒黄　　赤小豆一两

　　上咬咀，每服三钱，水盏半，入豉一合同煎至六分，去滓温服，以吐得快为度。亡血、体虚者，不可服。

《和剂方》**竹叶石膏汤**　治伤寒已经汗下，表里俱虚，津液枯竭，心烦发热，气逆欲吐，及诸虚烦热，并宜服之。

麦门冬去心，五两半　人参去芦　甘草炙，各二两　石膏一斤　半夏汤洗七次，二两半

上㕮咀，每服三钱，水一盏，入青竹叶、生姜各五六片，煎一半，去滓，入粳米百余粒再煎，米熟去米，温服，不拘时。

《易简方》**温胆汤**　治伤寒一切病后，虚烦不得睡卧。兼治心胆虚怯。

半夏　枳实各一两　橘红一两半　茯苓三分　甘草四钱

上㕮咀，每服四钱，水盏半，生姜七片，枣一枚，竹茹一块，煎七分，去滓，食前热服。

《和剂方》**白术散**　治伤寒病后，气脉不和，食复劳复，病证如初。

桔梗　茯苓去皮各三两　干姜炮，二两　白术四两　白芷　陈皮去白　青皮去白　香附子各一两　甘草　山药各三两

上㕮咀，每服三钱，水一盏，姜三片，枣一枚，干木瓜一片，紫苏三叶，煎七分，食前服。若吐泻，入白梅。喘，入桑白皮、杏仁。伤寒劳复，入薄荷。中暑呕逆，入香薷。产前产后血气不和，入荆芥。霍乱，入藿香煎。

《药院方》**增损白术散**　病后最宜服之，生津止渴，顺气下痰。

白术　葛根　茯苓　藿香叶　人参　木香各一两　陈皮二两　干生姜一钱

上㕮咀，每服四钱，水一大盏半，煎七分，去滓温服，不拘时。

《活人方》**酸枣汤**　治伤寒吐下后，心烦乏气，昼夜不眠。

酸枣四升　麦门冬一升，去心　甘草炙，一两　知母二两　茯苓　川芎　干姜各三两

上哎咀，每服四钱，水一盏，煎七分，去滓温服。

《三因方》**枳实理中丸**　治伤寒曾经吐利后，胸痞欲绝，膈高起急痛。

枳实去瓤，麸炒　茯苓　人参　白术　干姜炮　甘草炙，各等分

上为末，蜜和，一两作四丸，热汤化下。渴则加瓜蒌根，下痢加牡蛎粉。

《三因方》**半夏泻心汤**　治心下痞满而不痛者。

半夏汤洗七次，一两一钱　黄芩　人参　甘草炙　干姜炮，各两半　黄连半两

上哎咀，每服四钱，水一盏，姜五片，枣一个，煎七分，温服。或伤寒中风，医反下之，腹鸣心痞，干呕心烦者，加甘草半两，人参一两，名甘草泻心汤。

《三因方》**玄参升麻汤**　治伤寒失下，热毒在胃，发斑，甚则烦躁谵语。

玄参　升麻　甘草炙，各等分

上哎咀，每服四钱，水一盏，煎七分，温服。温毒亦能发斑。

《活人方》**调中汤**　治秋夏之间，暴寒折于盛热，热结于四肢则壮热头痛，寒伤于胃则下利，或血或水，脉数者，宜此下之。

大黄去皮，三分　葛根　黄芩　藁本择真者　白术　芍药　桔梗　茯苓去皮　甘草炙，各半两

上哎咀，每服五钱，水盏半，煎八分，移时再服，得利即止。

《活人方》阴旦汤　治伤寒肢节疼痛，内寒外热，心下虚烦。

芍药　甘草各二两　干姜　黄芩各三两　桂心四两　大枣十五个

上㕮咀，每服五钱，水一盏，煎八分，温服频进，令少汗。

《活人方》白术散　治阴毒伤寒，心间烦躁，四肢逆冷。

川乌头炮，去皮、脐　桔梗去芦　白术　附子炮，去皮、脐　细辛各一两　干姜炮，半两

上为末，每服二钱，水一盏，煎六分，热服，不拘时。

《本事方》鹊石散　治伤寒发狂，逾墙上屋。

黄连　寒水石各等分

上为细末，每服二钱，浓煎甘草汤，候冷调服。加人参、茯苓亦可。

《济生方》竹叶汤　治伤寒大霍乱吐泻后，心虚烦闷，内热不解。

竹叶　麦门冬去心　人参　茯苓去皮　小麦炒　半夏汤泡，各一两　甘草炙，半两

上㕮咀，每服四钱，水盏半，姜五片，煎八分，温服。

《本事方》柴胡散　治伤寒病后，邪入经络，体瘦肌热，或又咳嗽。

柴胡四两　甘草一两

上为末，每服二钱，水一盏，煎八分，食前热服。

《三因方》烧裈散　治妇人伤寒病后与男子交接，病名阴易。

上用妇人裈裆烧灰，细研，冷水调服，以小便利为愈。

《三因方》猳鼠粪汤　治男子伤寒病后与女人交接，病名

阳易。

韭根去青，一握，约①径寸半　　鼹鼠粪十四粒，两头尖者

上二味，水一盏，煎六分，顿服，以汗出为愈。

《徐同知方》加减香苏散

香附子二两　　紫苏梗二两　　陈皮二两　　甘草半两

上为剉散。每服四钱，水一盏半，煎一盏，生姜三片连根，葱白二茎同煎热服。

头痛，加川芎、白芷；头痛如斧劈，加石膏、连须、葱头；偏正头风，加细辛、石膏、薄荷；太阳穴痛，加荆芥穗、石膏；伤风自汗，加桂枝；伤风无汗，加麻黄去节，并干葛；伤风恶寒，加苍术；伤风发热不退，加漳柴胡、黄芩；伤风咳嗽不止，加半夏、杏仁去皮、尖；伤风胸膈痞塞，加制枳壳；伤风鼻塞声重、咽膈不和，加苦梗、旋覆花；伤风痰涎壅盛，加白附子、天南星；伤风鼻内出血，加茅花；伤风，气促不安，加大腹皮、桑白皮；伤风鼻塞不通，头昏，加羌活、荆芥；伤风不散，吐血不时，加生地黄；伤风不解，耳内出脓疼痛，加羌活、荆芥；伤风不解，咽喉肿痛，加苦梗；伤风中脘寒，不思饮食，加去白青皮、枳壳；伤风呕吐，恶心不止，加丁香、半夏；伤风头晕，眼花颠倒，支持不住，加熟附子；伤风时作寒慄，加桂枝；伤风痰壅，呕恶不止，加白附子、旋覆花、半夏；伤风后时时作虚，热不退，加人参；伤风饮食不能消化，加缩砂仁、青皮；伤风一向不解，作潮热，白日至日中不退，日日如是，加地骨皮、漳柴胡、人参、菴芦；初感风，头痛作热，鼻塞声重，加

---

① 约：此前原有"一"字，据《三因极一病证方论》卷之四"阴阳易证治"删。

羌活、川芎；感风腰疼不能伸屈，加官桂、桃仁；感风浑身痛不止，加赤芍药、紫金皮；感风，颈项强急不能转头，加羌活、官桂；腹肚疼痛，加木香；腹肚疼刺不可忍，加姜黄、茱萸七粒；小腹疼痛无时不可忍，加木香、姜枣；妇人忽然大便痛肿，不能下地，加木香、木瓜、茱萸；妇人被性所苦，胸膈痞疼，胁肋刺痛，小便急疼，加木香、枳壳；妇人被气疼所苦，加木香、缩砂仁；脾胃不和，中脘不快，加谷芽、神曲；伤食吐呕，泄泻，腹痛，加干姜、木香；心卒痛者，加延胡索，酒一盏；饮酒太过，忽遍身发疸，或两目昏黄，加山茵陈、山栀子；中酒吐恶，加乌梅、丁香；妇人经水将行，先作寒热，加苏木、红花；妇人产后作虚热不退，烦渴，加人参、地黄；产后发热不退，加人参、黄芪；产后腰疼不已，加当归、官桂；冷嗽不已，加干姜、五味子、杏仁；脾寒，加良姜、青皮、草果；脚气，加木香、木瓜、牛膝、紫金皮、茱萸、川楝子；感风寒发热头疼，加不换金正气散；感寒头痛，壮热，恶寒，身痛不能转动，加生料五积散；饮食不下，欲吐不吐，加丁香与萝卜子；感寒头痛，发热身疼，分阴阳，加败毒、石膏；妇人产后风，脚手疼痛，生料五积散、人参败毒散加木瓜，不换金正气散加生地黄、川芎同煎。

《张子和方》柴胡饮子

柴胡　人参　黄芩　甘草　大黄　当归　芍药各半两

上为粗末，每服三钱，水一盏，生姜三片，去滓温下。

《张子和方》防风当归饮子

柴胡　人参　黄芩　防风各一钱　滑石六钱　甘草　芍药
大黄　当归各一钱

上为粗末，每服三五钱，生姜三片，水一盏，煎至七分，去滓温服，不拘时候。

《张子和方》调胃承气散

大黄　甘草　朴硝各五钱

上为粗末，每服五七钱，水一大盏，煎三五沸，去滓温服，食后。

《拔粹方》大陷胸丸

大黄二两　芒硝九分　葶苈三分　杏仁去皮、尖，二分

上捣罗二味，纳芒硝、杏仁，合研如脂，如弹丸大一枚，抄甘遂末一字，白蜜少许，水二盏半，煮取一盏服，一宿乃下，如不下，再服。

《拔粹方》大黄黄连泻心汤

大黄　黄连各二两　甘草一两

上剉，如麻豆大，沸汤二盏，热渍之一时，绞出滓，暖动，分二服。

《拔粹方》附子泻心汤

大黄　黄连　黄芩　附子一枚，炮，青皮，剂煮汁用

上剉，如麻豆大，沸汤二盏，热渍之一时久，绞滓，纳附子汁，分温再服。

《拔粹方》甘草泻心汤

甘草二两，炙　黄芩　干姜各一两五　炮半夏一两一分　大枣六个　黄连　人参各半两

上剉，如麻豆大，每服五钱，水煎。

《拔粹方》生姜泻心汤

生姜一两　黄芩炙，一两半　人参一两五　干姜半两，炮　半夏一两　黄连半两　大枣六个

上剉，如麻豆大，每服五钱，水煎。

卷之二

疟

　　夫疟之为疾，名状不一，有所谓瘅疟、寒疟、湿疟、食疟、牝疟、牡疟，名虽不同，皆由外感风寒暑湿之气，与卫气相搏而后成之。虽经云：夏伤于暑，秋必痎疟。然四时有感，郁积七情，饥饱失时，致令脾胃不和，痰留中脘，皆成疟疾。其初发也，欠伸畏寒，战慄头痛，或先寒后热，或先热后寒，或单寒单热，或寒多热少，或热多寒少。一日一发者，易治，二日、三日一发者，难愈。疟脉自弦，弦数者多热，弦迟者多寒。弦而小紧者，宜下；弦迟者，宜温；浮大者，宜吐。治疗之法，当先发散寒邪，不可骤用截补之药。若截早，则补住邪气，其证变异，不能即愈，致成劳瘵者有之。发散之药，热多，宜小柴胡汤、参苏饮、清脾汤之类；寒多者，宜养胃汤、四兽饮。发散不退，然后以常山饮、胜金丸截之，截而不愈，久则脾气虚败，唯宜多进养脾驱痰之药，脾气一盛，自然平复。此证既愈，尤当节饮食、谨劳伤，防其再作。如烟瘴之地居人，常患疟疾，又当随其方土所宜药性，施以治法。客旅往来瘴地，常宜服平胃散、草果饮，先以防之。

　　《和剂方》**五苓散** 方载中暑门　　治寒热未分，头疼发热，烦渴。

　　《和剂方》**人参养胃汤** 方见伤寒门　　治疟疾寒多热少者，必须先用此药发散，然后用四兽饮之类截之。因食，倍加草果。

　　《简易方》**四兽饮**　　治五脏气虚，喜怒不节，致阴阳相胜，结聚涎饮，与卫气相搏，发为疟疾。

人参　白术　茯苓　甘草_{减半}　橘红　草果仁　半夏　枣子　生姜_{各等分}　乌梅_{各等分}

上咬咀，以盐少许腌食倾，用厚皮纸裹，以水温之，慢火炮令香熟，焙干。每服半两，水二盏，煎六分，未发前，并进数服。

《活人方》柴胡桂姜汤　治疟疾寒多微热，或但寒不热。并治劳疟。

柴胡_{四两}　桂枝_{去皮，两半}　黄芩_{一两半}　瓜蒌根_{二两}　牡蛎_{碎，炒}　甘草_炙　干姜_{各一两}

上咬咀，每服五钱，水一盏半，煎八分，温服。

《简易方》定斋果饮子　快脾治疟。

草果仁　苍术_{泔浸}　厚朴_{姜制}　陈皮　半夏曲　甘草　乌梅_{各等分}

上咬咀，每服半两，水盏半，姜五片，枣二个，同煎七分，不拘时。寒多者，加干姜、附子。热多者，加柴胡。瘴疟，加槟榔。

《济生方》七枣汤　治五脏气虚，阴阳相胜，作为痎疟，发作无时，或寒多热少，或单寒者。

附子_{一枚，炮裂，以盐水浸，再炮，如此七次，至七次不浸，去皮、脐。一方又用川乌代附子，以水调陈壁土为糊，炮，浸七次}

上咬咀，分作二服，水一碗，姜七片，枣七个，煎七分，当发日凌晨，空心温服，未久再进一服。

《济生方》果附汤　治气虚疟疾，寒多热少，或单寒者。

草果仁　附子_{炮，去皮、脐，各等分}

上咬咀，每服半两，水一盏，姜七片，枣一个，煎服，不拘时。

《和剂方》小柴胡汤方见伤寒门　治疟疾热多寒少，或单热头痛，胸满咽干。

《活人方》柴胡加桂汤　治疟疾先寒后热，兼治支结。

柴胡八两　人参　甘草　半夏炮七次　黄芩　肉桂去皮，各二两

上哎咀，每服五钱，水盏半，姜七片，枣二个，煎服。若渴者，去半夏加人参、瓜蒌根，同煎服之。

《活人方》白虎加桂汤　治疟疾但热不寒者。

知母六两　甘草炙，三两　肉桂去皮，二两　粳米三两　石膏一斤

上哎咀，每服五钱，水一盏半，煎服。

《济生方》清脾汤　治瘅疟，脉来弦数，但热不寒，或热多寒少，口苦咽干，小便赤涩。

青皮去白　厚朴姜制　白术　半夏汤七次　黄芩　草果仁　柴胡去芦　茯苓去皮　甘草炙，各等分

上哎咀，每服四钱，水盏半，姜五片，煎至七分，去滓温服，不拘时候。

《三因方》清脾汤　治因食伤脾，停滞痰饮，发为寒热。

厚朴四两，姜制　乌梅去仁　半夏汤去滑　青皮　良姜各二两　草果去皮，一两　甘草炙，半两

上哎咀，每服四钱，水一盏，姜三片，枣二枚，煎七分，未发前并三服。忌生冷油腻之物。

《和剂方》参苏饮方见伤寒门　治发疟热多寒少兼咳嗽者。

《和剂方》黄连香薷散方见中暑门　治伏暑发疟烦渴者。

《济生方》红丸子　专治食疟。

青皮炒，三两　阿魏二分半，醋化　荆三棱醋煮，二两　胡椒一两

蓬术二两

上为末，别用陈仓米同阿魏醋煮糊，为丸如梧桐子。每服五十丸至百丸，淡姜汤下。或因食生果成疟，用麝香为衣吞下。

《济生方》**鳖甲饮子**　治疟疾久不愈，胁下痞满，腹中结块，名曰疟母。

草果仁　鳖甲醋炙　黄芪去芦　白术　白芍药　厚朴姜制，炒　槟榔　橘红　川芎　甘草炙，各等分

上㕮咀，每服四钱，水一盏，姜七片，枣一枚，乌梅少许，煎七分，温服，不拘时。

《三因方》**老疟饮**　治久疟结成癥瘕，癖在胸胁，诸药不愈者。

苍术泔浸　草果去皮　桔梗　青皮　川芎各二钱　陈皮　良姜各半两　白芷　茯苓　干姜炮，各三钱　半夏汤去滑　枳壳麸炒　甘草炙　桂心　紫苏叶各一钱

上㕮咀，每服四钱，水一盏，盐少许，煎七分，空心服。

《和剂方》**胜金丸**　治一切寒热疟疾，胸膈停痰，发散不愈者。

槟榔四两　常山酒浸，蒸，焙，一斤

上为末，面糊为丸，如梧桐子。每服三十丸，于发前一日，临卧用冷酒吞下便睡，至四更，再用冷酒吞下十五丸，至午，方可食温粥。忌食热物并一切生冷。一方用鸡子清为丸。

《和剂方》**常山饮**　治疟疾发散不愈，渐成劳瘵。

知母　川常山　草果各二斤　良姜二十两　甘草炙，一斤　乌梅去仁，一斤

上㕮咀，每服水一大盏，姜五片，枣一枚，煎七分，温服。

《澹寮方》**四将军饮**　治寒热疟疾，作而仆厥，手足俱冷，

昏不知人。此虽一时救急之方，用之有验。

附子一个炮，去皮　诃子四个，去核　陈皮四个，净洗　甘草四寸，炙

上咬咀，为四服。每服水一盏半，姜七片，枣七枚，煎取一半，令热灌病者，立可苏省。

《澹寮方》露姜饮　用生姜四两，和皮捣汁一碗，夜露至晓，空心冷服。大治脾胃聚痰，发为寒热。

《简易方》分利顺元散　治体虚之人患疟，寒多，不可服截药者。

川乌　附子各一两　南星二两　木香五钱重①，别剉，临时入

上除木香不见火外，三味各将一半去皮生用，一半炮熟，合和，咬咀。每服四钱，枣七枚，生姜十片，水一盏，煎七分，当发前一日及当发日早晨，连进二三服。半生半熟，能分解阴阳也。

《简易方》七宝饮　治一切疟疾，无问寒热多少，及山岚瘴气，寒热如疟等证。

厚朴姜制　陈皮　甘草炙　草果仁　常山鸡骨者　槟榔　青皮各等分

上咬咀，每服五钱，水一盏半，酒半盏，煎取一盏，露一宿，空心向东温服，睡少顷时，须忌热物。寒多加酒，热多加水。

《百一选方》治疟疾良方　今人治疟疾，多用常山、砒霜之类发吐取涎，纵使得安，脾胃不能不损，不若此药，最为稳当。

---

① 重：原作"仲"，据上下文义改。

辰砂光明者　阿魏真者，各一两

上研匀，和稀，糊丸如皂角子大。每服一丸，空心人参汤化下。

《简易方》生熟①附子汤　分利阴阳，止寒热。治疟疾欲作，胸痞痰呕，头眩战掉。

附子二只，一生，去皮用，一盐汤浸，去皮，炮用

上各取二钱，沉香、木香水各一盏，姜七片，枣七枚，煎一盏，当发日空心服。亦宜以此下黑锡丹，可以回元气，坠痰。

治疟方　上用狗蝇一只，去翅足，以蜡丸之，作一丸，当发日冷酒吞下。

《济生方》灸法　治疟疾久不愈，不问男女。

于大椎中第一骨节尽处，先针，后灸三七壮，立效。或灸第三骨节亦可。

《百一选方》碧霞丹　治久疟不愈者。

东方甲乙木巴豆取肉，去油，别研细　南方丙丁火官桂去皮
中央戊己土硫黄去砂石，研细　西方庚辛金白矾别研细　北方壬癸
水青黛别研细，各等分

上于五月一日修治了，用纸各裹，以盘盛，依前方位排定，勿令猫犬及妇人见之，安顿神佛前，至端午日午时，用五家粽尖和前药令匀，丸如梧桐子。令患者以绵裹一丸，塞于鼻窍中，男左女右，于未发前一日安之，约度寻常发过少许方除。

《和剂方》草果饮　治寒热疟疾初愈，服此进食理脾。

紫苏　草果仁　良姜炒　川芎　青皮去白，炒　甘草炒　白
术各等分

---

① 熟：原作"热"，据原书目录改。

上哎咀，每服四钱，水一盏，煎七分，热服。

《和剂方》**对金饮子**　治寒热疟疾，愈后调理脾胃。又治湿疟。

厚朴去皮，姜汁，炙　苍术泔浸，去皮　甘草炙，各二两　陈皮去白，炒赤黄色，半斤

上哎咀，每服四钱，水一盏，姜三片，枣一个，煎服。一方加草果，倍用苍术，名草果平胃散。

《宣明方》**辰砂丸**　治一切脾胃虚，疟邪热毒者。

信砒　甘草各一钱　朱砂二钱　大豆四十九粒

为末，滴水和丸，分作四十九丸。当发日，日欲出，煎桃心汤下。忌热物。

《宣明方》**疟神丹**　治诸般疟疾。

信砒一两　雄黄一钱

上以五月五日用粽子尖，左右研三千下，日未出，不令鸡犬、妇人见，丸如桐子大。未发前一日，面东冷水下一丸。

《拔粹方》**雄黄散**　治久疟不能食，胸中郁郁欲吐而不吐，此药吐之必愈。

雄黄　瓜蒂　赤小豆

上为细末，每半钱，温水调下，以吐为度。

《拔粹方》**桂枝石膏汤**　治疟先寒后热，热多寒少。

桂枝五钱　石膏　知母各一两半　黄芩一两

上为末，分三服，水煎服。

《拔粹方》**桂枝羌活汤**　治疟疾处暑前发，头痛项强，脉浮，恶寒有汗。

桂枝　羌活　防风　甘草各半两

上为粗末，水煎。如吐者，加半夏曲等分，

《拔粹方》**麻黄羌活汤** 治疟疾，头痛项强，脉浮，恶风无汗。

麻黄_{去节} 羌活 防风 甘草_{各半两}

上为粗末，水煎。如吐，加半夏曲等分，

《拔粹方》**麻黄桂枝汤** 治疟疾如前证而夜发。

麻黄_{一两，去节} 炙甘草_{三钱} 黄芩_{五钱} 桂_{二钱} 桃仁_{三十个，去皮、尖}

上为末，水煎服。桃仁，散血缓肝。夜发，乃阴经而有邪也。

《拔粹方》**桂枝黄芩汤** 治疟服药寒热转大者，知太阳、阳明、少阳三阳合病也。

甘草 人参 黄芩_{各四钱半} 半夏_{四钱} 柴胡_{一两} 石膏 知母_{各五钱} 桂枝_{二钱}

上为粗末，水煎。

《徐同知方》**正气散** 退寒疟，止胃寒，进饮食。

藿香_{四两} 草果_{四两} 半夏 陈皮 厚朴 缩砂 甘草_{各一两}

上为到散，生姜、枣子煎，温服。疟疾俟发，日早服。

痢

今人患痢者，古方谓之滞下是也。得病之由，多因脾胃不和，饮食过度，停积于肠胃之间，不得克化，而又为风寒暑湿之气干之，故为此疾。伤热下痢则赤，伤冷则白，伤风纯下清血，伤湿则下如豆羹汁，冷热交并，赤白兼下，又有如鱼脑髓者。治法当先用通利之药，疏涤脏腑积滞，然后辨以冷热风湿之证，用药调治。热赤者清之；冷白者温之；风湿者分利之；

冷热相兼者，温凉以调之。仍须先调助胃气，切不可骤用罂粟壳、诃子之药止涩之，便停滞不能疏泄，未有不致危者。凡下痢之脉，宜微小不宜浮洪，宜滑大不宜弦急。身寒则生，身热则死。间有疟痢兼作者，惟当分利阴阳，理脾助胃。因毒物致痢者，宜解之。不可一概而论。

《和剂方》**生料五苓散**方见中暑门　治伏热下痢，分利阴阳。

《和剂方》**黄连香薷散**方见中暑门　治感冒下痢鲜血。

《和剂方》**败毒散**方见伤寒门　加石莲肉。治下痢热毒冲心，不进饮食。

《和剂方》**苏感丸**　去脏腑有积下痢。

以苏合香丸与感应丸二药和匀，丸如粟米大。每服五十丸，淡姜汤空心下。

《和剂方》**胃风汤**　治大人、小儿风冷乘虚客于肠胃，水谷不化，泄泻注下，腹胁虚满，肠鸣疗痛，及肠胃湿毒，下如豆汁，或下瘀血。

白术　白芍药　川芎　人参　当归去苗　肉桂去皮　茯苓去皮，各等分

上㕮咀，每服四钱，水一盏，入粟米百余粒，煎服。

《和剂方》**香连丸**　治冷热不调，下痢赤白，脓血相杂，里急后重。

黄连去芦，二十两，用吴茱萸十两，同令赤色，去茱萸不用　木香四两八钱，八分不见火

上为细末，醋糊为丸如梧桐子。每服二十丸，空心饭饮下。

《和剂方》**水煮木香丸**　治一切下痢赤白，脓血相杂，里急后重。

罂粟壳去瓤，一两八钱　青皮去白，二两四分　甘草二两四钱　当归洗，去芦，六两　诃子炮，去核，八两　木香不见火，六两

上为末，炼蜜丸如弹子大。每服一丸，水八分盏，煎化，温服。

《和剂方》真人养脏汤　治大人、小儿冷热不调，下痢赤白，或如脓血、鱼脑髓，里急后重，脐腹疗痛。如脱肛坠下，酒毒便血，并治之。

罂粟壳去蒂、盖，蜜炙，三两六钱　人参去芦　当归去芦，洗，各六钱　肉桂去皮，八钱　诃子皮去核，一两二钱　木香一两四钱，不见火　肉豆蔻面裹煨，半两　白术焙，六钱　白芍药一两六钱　甘草一两八钱，不见火

上㕮咀，每服四钱，水一盏，煎服。脏寒者，加附子。

《和剂方》大断下丸　治脏腑停寒，脐腹疗痛，下利不已。

高良姜去芦，两半　牡蛎火煅，一两　附子炮，去皮、脐，一两　干姜炮，一两半　细辛去土、叶，七钱半　龙骨研，一两半　赤石脂研，一两半　白矾枯，一两　肉豆蔻面裹煨　诃子煨，去核，各一两　酸石榴皮去瓤，净，米醋浸一宿，取炙令焦黄色，二两

上为末，醋煮面糊，丸如梧桐子。每服五十丸，空心米饮下。

《和剂方》驻车丸　治一切下痢，无问冷热。

阿胶捣碎，炒如珠子，为末，十五两，以醋四升熬成膏　黄连去须，十两　当归去芦，十五两　干姜炮，十两

上为末，以阿胶膏丸如梧桐子。每服三十丸，食前，米饮下。

《和剂方》黄连阿胶丸　治冷热不调，下痢赤白，里急后重，脐腹疼痛，口燥烦渴，小便不利。

阿胶炒，二两　　黄连去须，三两　　茯苓去皮，二两

上用黄连、茯苓同为细末，水熬阿胶膏搜和，丸如梧桐子。每服三十丸，温米饮空心下。

《和剂方》诃黎勒散　治脾胃虚弱，内挟冷气，心胁刺痛，呕吐恶心，肠鸣泄利，水谷不化，渐成痢疾。

青皮去瓤　　肉豆蔻仁面裹煨　　肉桂去皮，五钱　　附子炮，去皮，一两　　诃子仁各四两

上为末，每服三钱，水一盏半，姜三片，煎七分，食前温服。

《和剂方》木香散　治脾胃虚弱，内挟风冷，泄泻注下，水谷不化，脐下㽲痛，腹中雷鸣，及积寒久痢，肠滑不禁。

藿香叶洗，焙，四两　　赤石脂　　附子去皮、脐，醋煮，切，焙，各一两　　丁香　　甘草　　当归去芦，焙　　肉豆蔻各二两　　诃子皮一两半　　木香二钱

上㕮咀，每服三钱，水一盏，姜枣同煎，空心温服。

《和剂方》戊己丸　治脾经受湿，泄利不止，米谷不化，脐腹刺痛。

黄连去须　　吴茱萸去梗，炒　　白芍药各五两

上为末，面糊丸如梧桐子。每服三十丸，米饮空心下。

《和剂方》痢圣散子　治丈夫、妇人远年近日赤白下痢。

黄柏皮去皮　　甘草灸　　枳壳去瓤　　罂粟壳去蒂、盖　　御米即罂粟子，各四两　　当归去芦　　干姜炮，各二两

上㕮咀，每服三钱，水一盏，薤白二条，掰碎同煎，空心服。

《和剂方》地榆散　治大人、小儿脾胃气虚，冷热不调，下痢脓血，赤多白少，或纯下鲜血，里急后重，小便不利。

地榆炒　干葛各半斤　干姜炮，二两　当归去苗，三两　茯苓去皮　赤芍药各六两　甘草炙，四两　罂粟壳蜜炒，十二两

上为末，每服二钱，用温熟水调下，不拘时服。若下痢纯白及紫黑血，并肠滑不禁者，不可服之。

《和剂方》神效参香散　治大人、小儿脏气虚怯，冷热不调，积而成痢，或下鲜血，或如豆汁，或如鱼脑，或下瘀血，或下紫黑血，或赤白相杂，里急后重，日夜频数，无问新旧，此能治之。

白扁豆炒　人参去芦　木香各二两　茯苓去皮　肉豆蔻煨，各四两　陈皮去白　罂粟去蒂，各十三两

上为末，每服三大钱，用温米饮调下，不拘时服。

《御药院方》豆蔻固肠丸　治脾胃虚弱，脏腑频滑，下痢赤白。

木香　赤石脂　干姜　缩砂　厚朴姜制　肉豆蔻面裹煨，各一两

上为末，面糊和丸，如梧桐子。每服六十丸，空心米饮下。

《御药院方》椒艾丸　治脏腑虚寒，泄痢不止。

乌梅去核，二两半，醋浸，布裹蒸　揉成无滓艾一两半　川椒炒，去目　干姜　赤石脂　黑附子炮，各一两

上除乌梅外，同为细末，将蒸过乌梅肉研匀，更入熟枣肉、蜜少许，丸如梧桐子。每服二十丸，米饮下。

《杨氏家藏方》圣枣子　治一切下痢，脐腹疼痛。

木香二钱半　乳香别研　没药别研，各一钱　肉豆蔻二枚，面裹煨

上为末，每服一钱，入干枣一枚，去核，先入一半药末在内，次入水浸巴豆半粒，再入药末半钱，合定，用油饼面裹一

指厚，火煨面熟为度，去面并巴豆不用，只细嚼枣药，米饮空心下。

《三因方》固肠汤　治冷热不调，下痢赤白。

罂粟壳三两, 醋浸, 炙　枳壳麸炒　白芍药各二两　陈皮　诃子　白姜炮, 各半两　当归　甘草各一两　人参　木香各半两

上咬咀，每服四钱，水一盏，煎七分，空心温服。

《济生方》乌梅丸　治热留肠胃，脐腹疞痛，下痢纯血，或过服热药，蕴毒于内，渗成血痢，并能治之。

乌梅肉二两　黄连去须, 三两　当归去芦　枳壳去瓤, 麸炒, 各一两

上为末，醋糊丸如梧桐子。每服七十丸，空心米饮下。

《本事方》灵砂丹　治一切积痢。

硇砂　朱砂并研极细, 各二钱半

上用黄蜡半两，巴豆三七粒，去壳、皮、膜，同于银石器内，重汤煮一伏时，候巴豆紫色为度，去二七粒，止将一七粒与前药二味同研极匀，再溶蜡丸药，每旋丸绿豆大。每服三丸至五丸。水泻，生姜汤下；白痢，艾汤；赤白痢，乌梅汤。服时须空心，服毕，一时不可吃食物。若疟痢，乳香汤下。

《济生方》当归丸　治冷留肠胃，下痢纯白，腹痛不止。

当归去芦, 酒浸　芍药　附子　白术　干姜炮　厚朴姜制　阿胶蛤粉炒, 各一两　乌梅肉二两

上为末，醋糊丸如梧桐子。每服五十丸，空心米饮下。

《济生方》香茸丸　治血气衰弱，下痢危困。

麝香半钱, 别研, 临时入　鹿茸燎去皮毛, 酥炙, 一两

上鹿茸为细末，方入麝香，以灯心煮枣肉为丸，如梧桐子。每服五十丸，空心米饮下。每料添滴乳香半两尤好。

《济生方》茜根丸　治一切毒痢及蛊注，下血如鸡肝，心烦腹痛。

茜根洗　川升麻　犀角镑　地榆洗　当归去芦，洗　黄连去须　枳壳去瓤，麸炒　白芍药各等分

上为末，醋煮米糊为丸，如梧桐子。每服七十丸，空心米饮下。

《澹寮方》痢疾不纳饮食者，俗谓之禁口。今人多以四柱散、理中汤、参苓散加肉豆蔻、木香，或咽震灵丹等药调之，恐非其治，当以脉证辨之。如脾胃脉不弱，问而知其头疼心烦，手足温热，未尝多服凉药者，此乃毒气上冲心肺，所以呕而不食，宜用败毒散。每服四钱重，陈仓米一百粒，姜三片，枣一枚，水一盏半，煎八分，温服。若其脉微弱，或心腹虚膨，手足厥冷，初病则不呕，因服罂粟、乌梅苦涩凉剂太过，以致闻食先呕，此乃脾胃虚弱。一方用山药一味，剉如小豆大，一半银瓦铫内炒熟，一半生用，同为末，饭饮调下。

《百一选方》治禁口痢

石莲捶碎，去壳留心，并肉碾为末

每服二钱，陈米饮调下。此疾盖是毒气上冲心肺，借此以通心气，便觉思食。

《百一选方》治赤白痢

吴茱萸拣净　黄连去须，各等分

上为一处，以好酒浸透，取出，各自拣，焙或晒干，为末，糊丸如梧桐子。赤痢，用黄连丸三十粒，甘草汤下。白痢，用茱萸丸三十粒，干姜汤下。赤白痢，各用十五粒相合，并甘草干姜汤下。

《本事方》木香散　治隔年痢不止，并治血痢尤佳。

木香半两，用黄连半两，各剉，炒　甘草炙，一两　罂粟壳半两，剉，用生姜半两同炒

上为末，入麝香少许。每服二钱，陈米饮下。此方佛智和尚传。

《张子和方》芍药柏皮丸　治一切湿热恶痢，频并窘痛，无问脓血，并宜服之。

芍药　黄柏各一两　当归　黄连各半两

上为末，水丸，小豆大。温水下三四十丸，无时，兼夜五六服，忌油腻者。

《宜明方》阿胶梅连丸　治下痢，无问久新，赤白青黑，疼痛诸证。

金井阿胶净草灰炒透明，白别研，不细者再炒研　乌梅肉去核，炒　赤芍药　黄柏剉，炒　黄连　干姜炮　当归焙　赤茯苓各等分

上为末，入阿胶研匀，水丸桐子大。温米饮下十丸，食前兼夜五六服。小儿丸如绿豆。忌油腻、脂肥诸物也。

《经验秘方》三味黄丸子　止诸痢。

黄连八两　枳壳四两　大黄皮柏四两

上件为细末，面糊为丸，空心饭汤下。如里急后重，加枳壳汤下。

《拔粹方》槐花散　治血痢久不止，腹中不痛，不里急后重。

青皮　槐花　荆芥穗

上为末，水煎，空心热服。

《拔粹方》胃风汤　治大人、小儿风冷乘虚客于肠胃，水谷不化，泄泻注下及肠胃湿毒下如豆汁，或下瘀血日夜无度。

人参　茯苓　川芎　官桂　当归　芍药　白术各等分

上咬咀，每二钱，水一大盏，粟米百余粒同煎一分，去滓，稍热服，空心，小儿量力加减。

《张子和方》桂苓甘露散

官桂半两　人参　藿香各半两　茯苓　白术　甘草　葛根泽泻　寒水石各一两　滑石二两　木香一分

上为细末，每服三钱，白汤下，新水、生姜汤亦可。

呕　吐

人身以胃为主，赖之以容受五谷，但有所伤，非不能食，且有呕吐之患。故胃虚之人，或为寒气所中，或为暑气所干，或为饮食所伤，或气结而痰聚，皆能令人呕吐。又有瘀血停积胃口，呕吐之间，杂以涎血，当辨其脉证，施以治法。中寒则脉沉紧，四肢厥冷，饮食不下，当以温暖之药调之；挟暑则脉弦数，烦躁而渴，又当清凉之；停食则消化之；痰聚则顺气温胃。停积者，多由忧思过度，损伤经络。其脉实大者难治，虚细者易愈。呕吐之证，名状不一，至若脚气内攻、妇人怀妊、中毒因酒俱有呕吐，又须各从其类以求之。此证决不可轻用利药，唯腹满膨胀，视其何部不利，然后利之。《三因》详论及此，不可不审。

《和剂方》理中汤 方见中寒门　专治胃虚感寒，呕吐不止。

《和剂方》丁香煮散　治脾胃虚冷，呕吐不食。

丁香不见火　红豆去皮　甘草炙　青皮去白　川乌炮，去皮陈皮去白　干姜炮，四两①　良姜炮，各四两　胡椒二两　益智去皮，五两半

---

① 四两：原书缺，据《太平惠民和剂局方》"丁香煮散"条补。

上㕮咀，每服三钱，姜三片，盐一捻，煎七分，空心热服。

《和剂方》**丁附治中汤**　治胃冷停痰，呕吐不已。

丁香　甘草炙　青皮炒　陈皮炒　人参各半两　附子炮　白术煨　干姜煨，各一两

上㕮咀，每服四钱，水一盏，姜五片，煎八分，空心热服。

《和剂方》**藿香半夏散**　治胃虚中寒，停痰留饮，哕逆呕吐。

半夏汤洗七次，炒黄色，二两　丁香皮半两　藿香叶一两

上㕮咀，每服三钱，水一盏，姜七片，煎七分，食前温服。

《济生方》**丁香半夏丸**　治胃寒呕吐，吞咽酸水。

丁香不见火，一两　干姜炮　半夏汤洗七次，各二两　白术一两半　橘红

上为末，生姜自然汁打糊，丸如梧桐子。每服五十丸，姜汤下。

《济生方》**大藿香散**　治七情伤感，气郁于中，变成呕吐，或作寒热，眩晕痞满，不进饮食。

白茯苓去皮　桔梗去芦，炒　白术　官桂不见火　甘草炙，各半两　枇杷叶去毛，半两　人参　藿香叶　半夏曲各一两　木香不见火，各一两

上为末，每服三钱，水一盏，姜五片，枣一枚，煎七分，温服。

《济生方》**旋覆花汤**　治中脘伏痰，吐逆眩晕。

旋覆花去梗　半夏汤洗七次　橘红　干姜炮，各一两　槟榔　人参　甘草炙　白术各半两

上㕮咀，每服四钱，水一盏，姜七片，煎服，不拘时。

《和剂方》**香薷散**方见中暑门　治伏暑呕吐。

《济生方》竹茹汤 治胃受邪热，心烦喜冷，呕吐不止。

葛根三两　半夏汤洗七次，二两　甘草炙，一两

上㕮咀，每服四钱，水一盏，入竹茹一小块，姜五片，煎七分，取清汁冷服，不拘时。

《济生方》玉浮丸 治男子、妇人脾胃虚弱，一切呕吐。

白僵蚕炒，去丝　白术　干姜炮　人参　半夏汤洗七次　肉豆蔻面裹煨　橘红　白豆蔻仁　丁香　甘草　附子　木香　南星　麦芽　槟榔各等分

上为末，入生面一分拌匀，用生姜自然汁搜和，入百沸汤内，煮令浮，亟和丸药如梧桐子。每服五十丸，姜汤吞下，不拘时。病甚者，不过三服。恶热药者，去附子；大便秘者，除肉豆蔻。

《济生方》胃丹 治真阳虚惫，心火怯弱，不养脾土，冲和失布，胃气虚寒，胸膈痞塞，或不食而胀满，或已食而不消，痰逆恶心，呕吐不已。一应脾胃虚弱呕吐，将成翻胃之证，并皆治之。

朱砂大块不夹石者，五十两　高良姜剉，炒　红豆　荜澄茄　胡椒　橘红各四两　干姜炮　附子炮　白豆蔻仁　益智仁　丁香不见火　厚朴姜制　藿香叶　白术　草果仁　新罗人参　缩砂仁　肉豆蔻　五味子　麦门冬去心，各一两

上将人参等二十味各如法修制，剉如豆大，以银石锅用白沙蜜五斤，将药一半同蜜拌匀，入银石锅内，以夹生绢袋盛贮朱砂悬于其内，以桑柴火重汤煮四日四夜，换蜜五斤，入前药一半和匀，再煮三日三夜，取砂淘净，焙干，入乳钵内，用玉锤研十分细，以米粽为丸如绿豆大，阴干。每服十粒，加至十五粒，空心用人参汤下，枣汤亦可。如或呕吐，用淡姜汤下。

忌食猪、羊等物。

《百一选方》安脾散　治停饮伤胃，以致食咽醋酸，呕吐黄水不已。

高良姜一两，以百年陈壁土和水煮干，切片　南木香　草果面煨　人参去芦　陈皮去白，各半两　甘草炙，一两半　丁香　胡椒　白茯苓　白术各一两

上为末，每服二大钱，空心，米饮入盐点服，盐酒亦可。

《活人方》生姜橘皮汤　治干呕哕或致手足厥冷

橘皮四两　生姜半斤

上㕮咀，每服水七盏，煮至三盏，去滓，逐旋温服。

《拔粹方》藿香安胃汤　治呕吐不止。

藿香叶一两　半夏二两　陈皮二两，去皮　厚朴一两，姜制　苍术三两　甘草二两，炙

上为粗末，每服五钱，水一盏半，生姜五片，枣二枚，同煎，去滓，温服。

《拔粹方》四君子汤

茯苓　白术　人参　黄芩各一两

上剉如麻豆大，每服一两，水三盏，生姜五片，煎至一盏，去滓温服。如吐泻转筋，头痛自汗，脉浮者，加桂五钱；如吐泻转筋，头痛无汗，脉浮者，加麻黄五钱。

《徐同知方》养胃汤　治脾胃虚冷，不思饮食，翻胃呕吐。

丁香　缩砂仁　白豆蔻　人参　麦芽　粉草炙　沉香　肉豆蔻　炮附子　橘红　麦曲各二钱半

上为细末，姜盐汤调下。

泄　泻

泄泻之证，经中所谓飧泄、澹泄、洞泄、濡泄、溢泄，水

谷注下是也。大肠为五谷传送之官，脾胃虚弱，饮食过度，或为风寒暑湿之气所中，皆能令人泄泻。如伤于风，其脉必浮，下必带血，当以胃风汤等驱散之；如寒气所伤，脉必沉细，腹肚切痛，下必青黑，当以附子理中汤、治中汤等温暖之；若伤于暑，则脉沉微，烦渴引饮，其下如水，当以五苓散、来复丹以分利之；或夹食，则又当以胃苓汤下苏感丸；若湿气所中，其脉沉缓，腰脚冷痹，小便自利，不渴，其下黄黑色，当以渗湿汤、藿香正气散调之；因停食而泄者，下必臭类抱坏鸡子，或噫气作酸，先服感应丸推其食积，而后理脾。气体虚弱及年高之人，脾气虚败而自利者，又当投以四柱散、蔻附丸；若脾肾气虚，清晨泄下一二次，二神、四神丸主之；又有肾气虚而泄者，又须金锁正元丹以固之。凡治泻之法，先理其中焦，分利水谷，然后断下，医之大法如此。若脚气泄泻，各以类求。滑泄一证，最忌五虚。五虚者，脉细、皮寒、少气、前后泄利、饮食不入者是也。若得糜粥入胃，泄泻止，则可治也。

《和剂方》**六和汤**　治心脾不调，气不升降，霍乱呕吐，或致泄泻，寒热交作，小便赤涩。

缩砂仁　半夏泡七次　杏仁去皮、尖　人参　甘草各一两　赤茯苓去皮　藿香叶去土　白扁豆　木瓜各二两　香薷　厚朴姜制，各四两

上㕮咀，每服四钱，水一盏，姜三片，枣一枚，煎服，不拘时。

《和剂方》**理中汤**方见中寒门　治脏腑虚寒，泄泻不止。

《和剂方》**加味五苓散**　治伏暑发热及冒湿泄泻，或烦渴，小便不利。

赤茯苓去皮　泽泻　木猪苓去皮　肉桂不见火　白术各一两

车前子半两

上㕮咀，每服四钱，水一盏，姜五片，煎至八分，温服，不拘时。或咽下来复丹亦好。

《和剂方》**来复丹**方见中暑门　治伏暑泄泻。

《和剂方》**大巳寒丸**　治沉寒痼冷，脏腑虚惫，心腹疞痛，胁肋胀满，泄泻肠鸣，自利自汗。

荜拨　肉桂各四两　干姜炮　高良姜各六两

上为末，水煮面糊，丸如梧桐子。每服三十粒，空心米饮下。

《和剂方》**戊己丸**方载痢门　脾胃不足，湿热泄泻不止，米谷不化。

《济生方》**火轮丸**　治肠胃虚寒，心腹冷痛，泄泻不止。

干姜炮　附子炮，去皮、脐　肉豆蔻面裹煨，各等分

上为末，米糊为丸，如梧桐子。每服五十丸，空心米饮下。

《济生方》**禹余粮丸**　治肠胃虚寒，滑泄不禁。

禹余粮石煅　赤石脂煅　龙骨　荜拨　诃子面裹煨　干姜炮　肉豆蔻面煨　附子炮，去皮、脐，各等分

上为末，醋糊丸如梧桐子。每服七十丸，空心米饮下。

《百一选方》**厚肠丸**　治泄泻不止。

白龙骨　干姜炮　附子炮，去皮、脐　厚朴姜制　诃子炮，去核　肉豆蔻面煨　陈皮各等分

上为末，酒糊丸如梧桐子。每服五十丸，米饮下。

《百一选方》**补脾丸**　治滑泄不禁。

附子炮，去皮、脐，半两　赤石脂　麦芽各炒　肉豆蔻面煨　川厚朴去皮，姜制　川白姜炮，各一两　荜拨　神曲　白术各半两

上为末，醋糊丸如梧桐子。早晚空心五十丸，米饮下。

《百一选方》**大藿香散**　治一切脾胃虚寒，呕吐霍乱，心腹撮痛，及泄泻不已，最能取效。

陈皮去白，炙，一两　白干姜炮，半两　藿香叶　青皮去白，麸炒　木香　人参去芦　肉豆蔻面煨　良姜炒　大麦芽炒　神曲炒　诃子煨，去核　白茯苓　甘草炒　厚朴姜炒，各一两

上为末，每服四钱，吐逆泄泻，不下食或呕酸苦水，用水一盏，煨生姜半块，盐一捻煎服；水泻、滑泄、肠风、脏毒，陈米饮入盐，热调下；赤白痢，甘草黑豆汤下；脾胃虚冷，宿滞酒食，痰气作晕，入盐少许，嚼姜枣汤热服；胃气吃噫①，生姜自然汁一呷，入盐点服。此药大能消食顺气，利膈开胃。

《和剂方》**藿香正气散**方见伤寒门　治感湿泄泻。

《澹寮方》**四神丸**　治脾泄、肾泄。

肉豆蔻生，二两　破故纸炒，四两　木香不见火，半两　茴香一两，炒

上为末，生姜煮枣肉为丸，如梧子大，盐汤下。一方去木香、茴香，入神曲、麦芽，如前作丸。

《和剂方》**豆附丸**　治肠胃虚弱，内受风冷，水谷不化，泄泻注下。

肉豆蔻面煨，四两　木香不见火，二两　白茯苓焙，四两　干姜炮　肉桂各二两　附子炮，去皮、脐，四两　丁香不见火，一两

上为末，姜汁面糊丸如梧桐子。每服五十丸至百丸，用生姜汤下，粥饮亦可。

《和剂方》**肉豆蔻散**　治脾胃虚弱，腹胁胀满，水谷不消，脏腑滑泄。

---

①　吃噫：呕吐，气逆。

苍术米泔浸，切，八两　干姜炮　肉桂去皮　白豆蔻面煨　厚朴去皮，姜制　川乌炮，去皮、尖　陈皮去白，各四两　茴香炒　甘草诃子皮各二两

上为末，每服二钱，水一盏，姜三片，枣一枚，煎八分，温服。

《和剂方》**金锁正元丹**　治肾虚泄泻，小便频数，盗汗遗精。一切虚冷之证，并治之。

五倍子　茯苓各八两　龙骨煅，别研　朱砂别研，各三两　紫巴戟去心，十六两　补骨脂酒浸，炒，十两　肉苁蓉洗，焙　胡芦巴炒，各一斤

上为末，入研药令匀，酒糊丸如梧桐子。每服三十丸，空心温酒、盐汤任下。

《御药院方》**椒艾丸**方见痢门　治脏腑虚寒，泄泻不已。

《和剂方》**四柱散**　治元脏气虚，真阳耗散，脐腹冷痛，泄泻不止。

白茯苓去皮　附子炮，去皮　人参　木香湿纸裹，火煨

上等分，㕮咀。每服四钱，水一盏，姜五片，盐少许，煎七分，空心温服。一方加肉豆蔻、诃子，名六柱散。

《本事方》**二神丸**　治脾肾虚弱，全不进食。

破故纸炒，四两　肉豆蔻二两，生

上为末，以大肥枣四十九枚、生姜四两，切，同煮，枣烂去姜，取枣肉研膏，入药和丸，如梧桐子。每服五十丸，盐汤下。

《本事方》**曲劳丸**　治脏腑受风湿，泄泻不止。

芎劳　神曲　白术　附子各等分

上为末，糊丸如梧桐子。每服五十丸，米饮下。

《济生方》豆附丸　治脏腑虚寒，泄泻不止，气体羸困，不进饮食。

肉豆蔻面煨　附子炮　良姜炒　诃子面煨　干姜炮　赤石脂煅　阳起石煅　龙骨生用　白矾枯，各三两　白茯苓去皮　桂心不见火　细辛洗，各一两

上为末，酒煮面糊，丸如梧桐子。每服七十丸，空心米饮下。

《济生方》诃黎勒丸　治大肠虚冷，泄泻不止，胁腹引痛，饮食不下。

诃黎勒面煨　附子炮　肉豆蔻面煨　木香不见火　吴茱萸去梗，炒　龙骨生用　白茯苓去皮　荜拔各半两

上为末，姜煮糊，丸如梧桐子。每服七十丸，空心米饮下。

《简易方》蔡医传九宝饮子　分利水谷，止泄泻。

罂粟壳蜜炙　青皮　粉草各二钱半　厚朴姜制　陈皮　木通各一两二钱　赤茯苓去皮　车前子略炒　黄芪微炒，各三钱

上㕮咀，每服三钱，水一盏，煎七分，温服。

《仁齐直指方》实肠散　治泄泻不止。

川厚朴制，一两半　肉豆蔻　诃子炮　茯苓各一两　甘草四钱　缩砂　陈皮　苍术各一两　木香半两

上㕮咀，每服三钱，姜枣煎服。手足冷者，加炒干姜。

《济生方》槟榔散　治肠胃受湿，大便秘涩。

槟榔不拘多少

上为末，每服二钱，用蜜汤点服，不拘时。

霍　乱

霍乱之证，多兼乎吐泻，皆由饮食不节，或过餐炖脍乳酪

之物，伤于五脏，停积胃脘，脾弱不能运化，又为风寒之气所干，阴阳隔绝，挥霍变乱而成。此证轻则上吐下泻，两脚转筋，甚者遍体转筋，腹肚疼痛，手足厥冷。若欲绝者，仓卒之际，宜于脐中灼艾，及用蓼一把，煎汤泡洗，次投以姜附汤、理中汤之类。其脉洪大者易治，脉微肾缩舌卷者难治。又有霍乱而不吐泻者，止其类吐不吐，类利不利，顷刻之间，便致闷绝，当多灌盐汤，引其必吐，宿食殆尽，然后以严氏加减理中汤、治中汤款款调之。既愈之后，烦热多渴者，以麦门冬汤调之。夏月中暑，亦能令人霍乱吐泻，临证又当详审。

《和剂方》姜附汤方见中寒门　治中寒霍乱转筋，手足厥冷。

《和剂方》理中汤方见中寒门　治中寒霍乱呕吐。

《济生方》通脉四逆汤　治霍乱多寒，肉冷脉绝。

吴茱萸炒，二两　附子炮，一两　桂心去皮，不见火　木通　细辛洗去叶、土　白芍药　甘草炙，各半两　当归去芦，三钱

上㕮咀，每服四钱，水一盏，酒半盏，姜七片，枣一枚，煎，温服。

《三因方》七气汤　治七气郁结，五脏之间互相刑克，阴阳不和，挥霍变乱，吐利交作。

半夏汤洗，五两　厚朴姜制　桂心各三两　白芍药　茯苓各四两紫苏叶　橘皮各二两　人参一两

上㕮咀，每服四钱，水一盏，姜七片，枣一枚，煎，空心热服。

《和剂方》枇杷叶散方见中暑门　治中暑转筋，烦渴引饮。

《和剂方》二香散　治暑湿相搏，霍乱转筋，烦渴闷乱。

藿香正气散、黄连香薷散各相拌和，姜葱煎服，名二香散。

《和剂方》**不换金正气散**方见伤寒门　　治霍乱转筋，呕吐泄泻。

《易简方》**既济汤**　　治霍乱后，虚烦不得眠。

人参　甘草炙　淡竹叶炙　麦门冬去心，一两　附子炮，半两
半夏汤洗，五分

上㕮咀，每服四钱，水一盏，姜五片，粳米百余粒煎，空心温服。

《济生方》**麦门冬汤**　　治霍乱已愈，烦热多渴，小便不利。

麦门冬去心　橘皮　半夏　白茯苓　白术各一两　人参　甘草炙，各半两　小麦半合

上㕮咀，每服四钱，水盏半，姜五片，乌梅少许，煎八分，温服。

《仁斋直指方》**木瓜汤**　　治霍乱吐泻，转筋扰闷。

酸木瓜二两　茴香二钱半　甘草炙，二钱　吴茱萸洗炒七次，二两

上㕮咀，每服四钱，姜五片，紫苏十叶，空心煎服。

《仁斋直指方》**姜盐饮**　　治干霍乱，欲吐不吐，欲泻不泻。

盐一两　生姜半两，切

上同炒，令色变。以水一碗，煎熟，温服。甚者，加童子小便一盏。

《和剂方》**藿香正气散**方载伤寒门　　治湿气霍乱吐泻。

《张子和方》**桂苓甘露散**

官桂半两　人参　藿香各半两　茯苓　白术　甘草　葛根
泽泻　寒水石　石膏各一两　滑石三两　木香一分

上为细末，每服三钱，白汤下，新水、生姜汤亦可。

《拔粹方》**加减理中汤**

若为寒气、湿气所中者，加附子一两，名附子理中汤。若霍乱吐泻者，加橘红、青橘各一两，名治中汤。若干霍乱，心腹作痛，先以盐汤少许频服，候吐出令透，即进此药。若呕吐者，于治中汤内加丁香、半夏一两，每服，生姜十片同煎。若泄泻者，加橘红、茯苓一两，名补中汤。若溏泻不已者，于补中汤内加附子一两，不喜饮、水谷不化者，再加缩砂仁一两，共成八味。若霍乱吐下，心腹作痛，手足逆冷，于本方内去白术，加熟附，名四顺汤。若伤寒结胸，先以桔梗、枳壳等分，煎服。不愈者及诸吐利后，胸痞欲绝，心膈高处急痛，手不可近者，加枳实、茯苓，名枳实理中汤。若渴者，再于枳实理中汤内加瓜蒌根一两。若霍乱后转筋者，理中汤内加火煅石膏一两。若脐筑者，肾气动也，去术，加官桂一两半。肾恶燥，故去术。恐作奔豚，故加官桂。若悸多者，加茯苓一两，若渴欲饮水者，添加术半两。若腹满者①，去白术，加附子一两。若饮酒过多，及啖炙煿热食，发鼻衄，加川芎一两。若伤胃吐血，以此药能理②中脘，分利阴阳，安定血脉，只用本方。

《宣明方》白术散　治伤寒杂病，一切吐泻，烦渴霍乱，虚损气弱，保养衰老，及治酒积呕哕。

白术　茯苓去皮　人参各半两　甘草一两半，炙　木香一分
藿香半两　葛根一两

上为末，白汤调下二钱，烦渴，加滑石二两，甚者，加姜汁，续续饮之。

---

　①　添加术半两。若腹满者：原书此9字脱，据《普济方·脾脏门》"理中汤"条补。

　②　理：原脱，据《普济方·脾脏门》"理中汤"条补。

秘 结

秘结之证，不问气虚体实之人，摄养乖理，三焦气涩，运掉不行，壅结于肠胃之间，皆有秘结之患。有风秘、寒秘、气秘、热秘、湿秘，及因病发汗、利小便过多，以致津液枯竭，并妇人产后失血耗气之余，皆成秘结。但当审人气体虚实，脉息沉数若何，然后用药。治疗之法，热实者，通利之；寒虚者，温行之；气结而涩者，润滑之；风湿而秘者，驱利之，津液枯竭者，补益之。临证更宜详审虚实用药，不可一概而论。

《和剂方》**三和散**　治七情之气结于五脏，不能流通，以致脾胃不和，心腹痞闷，大便秘涩。

羌活去芦　紫苏去梗　宣州木瓜薄切，焙　沉香各一两　木香　白术　槟榔各七钱半　芎䓖三两　甘草　陈皮各七钱半　大腹皮炙，一两

上咬咀，每服二钱，水一盏，煎六分，不拘时。

《和剂方》**半硫丸**　治年高冷秘、虚秘，及痃癖冷气。

生硫黄研细　半夏汤洗七次，焙干为末，各等分

上和匀，用生姜自然汁打面糊，丸如梧桐子。每服五十丸，空心温酒、姜汤任下。

《和剂方》**脾约麻仁丸**　治肠胃热燥，大便秘结。

厚朴去皮，姜制，炒，半斤　芍药　枳实麸炒，各半斤　杏仁去皮、尖，炒，五两半　大黄蒸，焙，一斤　麻仁别研，五两

上为末，蜜和丸如梧桐子。每服二十丸，临卧用温水下，大便通利即止。

《杨氏家藏方》**滋肠五仁丸**　治津液枯竭，大肠秘涩，传导艰难。

桃仁　杏仁炒，去皮，各一两　柏子仁半两　松子仁一钱二分
郁李仁一钱，炒　陈皮四两，别为末

上将五仁别研为膏，入橘皮末研匀，炼蜜丸如梧桐子。每服五十丸，空心米饮下。

《杨氏家藏方》润肠汤　治大便秘涩，连日不通。

麻子仁一盏半，细研，用水浸，滤去滓，取浓汁　脂麻半盏，微炒，研，用水浸，取浓汁　桃仁汤浸，去皮，麸炒黄，研如泥　荆芥穗捣末，各一两

上用前药，入盐少许，同煎。可以代茶饮之，以利为度。

《济生方》枳壳丸　治肠胃风气壅盛，大便秘实。

皂角一梃，去黑皮，炒　枳壳去瓤，炒　川大黄二两，炒　羌活去芦　木香不见火　橘红　桑白皮蜜炙　香白芷各二两

上为末，炼蜜丸如梧桐子。每服七十丸，空心米饮或姜汤下。

《济生方》橘杏丸　治老人气秘，大腑不通。

橘红取末　杏仁汤浸，去皮、尖，各等分

上为末，炼蜜丸如梧桐子。每服七十丸，空心米饮下。

《济生方》紫苏麻仁粥　能顺气、滑大便。

紫苏子　麻子仁

上二味不拘多少，研烂，收滤取汁，煮粥食之。

《济生方》槟榔散①　治肠胃受湿，大便秘涩。

槟榔不拘多少

上为末，每服二钱，用蜜汤点服，不拘时。

《济生方》润肠丸　治发汗过多，耗散津液，大腑秘结。

---

① 槟榔散：原书正文无此方名，据目录补。

肉苁蓉酒浸，焙，二两　　沉香别研，一两

上为末，用麻子仁汁打糊，丸如梧桐子。每服七十丸，米饮下。

《济生方》顺气丸　治三十六种风，七十二般气，上热下冷，脏腑秘涩。

锦纹大黄五两，一半生用，一半湿纸裹煨　车前子二两半　白槟榔二两　火麻子仁炒赤色，退壳用，二两，别研入　川牛膝酒浸，二钱郁李仁汤泡，去皮，别研　菟丝子酒浸，焙干，别研，为饼，晒干，却入干山药各二两　山茱萸去核　防风去芦　枳壳去瓤，麸炒　独活各一两

上为末，蜜丸如梧桐子。每服二十丸，茶、酒、粥、饮任下。

《活人方》蜜导法　凡秘结，服药不得通利者，宜用此以导之。若土瓜根及大猪胆汁，皆可为导。

蜜四两

上置铜器中，微火煎之，稍凝如饴状，搅之勿令焦，热时急捻作梃子，如指许长，投于谷道中，以手按住，大便来时乃去之。

《济生方》槟榔丸　治大肠实热，气壅不通，心腹胀满，大便秘结。

大黄蒸　麻子仁炒，去壳，别研　槟榔　白芷　枳实麸炒　羌活去芦　牵牛炒　杏仁　黄芩各一两　人参半两

上为末，炼蜜丸如梧桐子。每服四十丸，空心熟水下。

《仁斋直指方》润肠丸　治大便秘涩不通。

陈皮半两　阿胶炒　防风各二钱半　杏仁炒，去皮、尖　枳壳去瓤，炒　麻仁各半两

上为末，炼蜜丸如梧桐子。每服五十丸，苏子汤、荆芥汤任下。

《仁斋直指方》掩脐法　治大小便不通。

连根葱一二茎，带土　生姜一块　淡豆豉二十一粒　盐二匙

同研烂，捏作饼子，烘热，掩脐中，以帛扎定，良久气透自通，不然再换一剂。

《瑞竹方》木香三棱散　治腹中有虫，面色萎黄，一切积滞。

黑牵牛半生半炒　大腹子炙用　槟榔　木香　雷丸　锡灰醋炒三棱炒　蓬术煨　大黄以上各一两

上为细末，每服三钱，空心用蜜水调下，或沙糖水亦可。须先将烧肉一片，口中①嚼之，休咽下，吐出口中肉汁后服药。

《拔粹方》牛黄散　治上焦热，脏腑秘结。

大黄一两　白牵牛头末，五钱

上为细末，有厥冷，用酒调下三钱，无厥冷而手足烦者，蜜汤调下。

《朱氏方》② 润肠丸　治大肠风结气涩。

肥皂角五片，醋炙焦，去皮及子；五片生用，去皮及子。二味共为末，以水一升，揉取浓汁，滤过，慢火炒，银石器中熬成膏子，入后药　南木香一分　青橘皮一分，去瓤　槟榔一分，生用　陈皮一分，去白秤

上四味为末，和前皂角末，令均，却以皂角膏搜和成剂，看得所后，如硬，入少蜜为丸如桐子大。每服三十丸，空心温水下。

---

① 中：原作"半"，据《瑞竹堂经验方·积滞门》"木香三棱散"改。
② 朱氏方：即宋·朱肱《南阳活人书》。

《朱氏方》南木香丸 治大便秘结。

南木香不见火 槟榔 麻仁 枳壳

上等分，先将枳壳去瓤，每个切作四片，用不蛀皂角三寸、生姜五片、巴豆三粒，略捶碎，不去壳。用水一盏，将枳壳同煮和滚，漉去生姜、巴豆、皂角，并不用，只将枳壳细剉，焙干为末，入前木香、槟榔、麻仁，同为末，炼蜜为丸。蜜汤下，不拘时候。

《宣明方》导气枳壳丸 治气结不散，心胸痞痛，逆气上攻。分气逐风。

枳壳去瓤，麸炒 木通剉，炒 青皮去白 陈皮去白 桑白皮剉，炒 萝卜子微炒 白牵牛炒 黑牵牛炒 莪术炮 茴香炒 荆三棱煨，各等分

上为末，生姜汁打面糊为丸，如桐子大。每服二十丸，煎橘皮汤下，不计时候。

咳　嗽

肺为五脏之华盖，声音之所从出，皮毛赖之而润泽，肾水由兹而生养。腠理不密，外为风、寒、暑、湿之气所干，皆能令人咳嗽。伤风则脉浮，憎寒身热，自汗烦躁，鼻引清涕，欲语未竟而咳；伤寒则脉紧，无汗恶寒，烦躁不渴，遇寒而咳；伤热则脉数，烦渴引饮，咽膈干燥，咳唾稠黏；伤湿则脉细，咳则四肢重着，骨节烦疼。又有七情之气伤于五脏六腑，克于肺经，亦能致咳。喜伤心者，咳而喉中介介如肿状，不已则小肠受之，咳状与气俱失。怒伤肝者，咳而两胁下痛，不已则胆受之，呕吐苦汁。思伤脾者，咳而右胁下痛，引至肩背，不已则胃受之，呕吐痰沫。忧伤肺者，咳而喘息有声，甚则唾血，

不已大肠受之，咳则遗屎。恐伤肾者，咳而腰背相引痛，不已则膀胱受之，咳而遗溺。咳而不已，三焦受之，咳则腹满不欲食。治疗之法，宜详审其脉证。若外感邪气，止当发散，又须观病者之虚实用药。若内因七情而得者，又当随其部经与气口相应，脉浮紧为虚寒，沉数为实热，弦涩为少血，洪滑则多痰。咳嗽之脉，浮大者易治，沉微者难愈，大概以顺气为先，下痰次之。又有停饮而咳者，又须消化之，切不可轻用罂粟壳等药涩之。又有寒邪未除者，亦不可便用补药。最忌忧思过度、房室劳伤，否则多成瘵疾之证，谨之谨之。

《和剂方》**华盖散** 治肺感寒邪，咳嗽声重，胸膈烦满，头目昏眩。

紫苏子炒 赤茯苓去皮 陈皮去白 桑白皮 杏仁去皮、尖，炒 麻黄去根节，各一两 甘草炙，半两

上为末，每服二钱，水一盏，煎七分，食后温服。

《和剂方》**败毒散**方见伤寒门 治伤寒发热，咳嗽头疼。

《和剂方》**参苏饮**方见伤寒门 治上膈有热，咳嗽声重。

《和剂方》**金沸草散**方见伤寒门 治肺感寒，鼻塞声重，咳嗽不已。

《和剂方》**三拗汤** 治感冒风邪，鼻塞声重，语音不出，咳嗽喘急。

甘草不炙 麻黄不去节 杏仁不去皮、尖，各等分

上咬咀，每服五钱，水一盏，姜五片，煎服，以得汗为愈。

《和剂方》**小青龙汤**方见伤寒门 治感寒咳嗽，喘息不得睡卧。

《和剂方》**细辛五味子汤** 治肺经感冒风邪，咳嗽倚息，坐卧不安。

北细辛去苗　半夏汤去滑，各一两　甘草炙　乌梅去核，各一两半　罂粟壳去蒂　五味子各三两　桑白皮炒，二两

上㕮咀，每服三钱，水盏半，姜十片，煎一盏，温服。

《和剂方》杏参散　治胸胁胀满，上气喘急，咳嗽倚息，不得睡卧。

桃仁去皮，炒　人参　桑白皮蜜炙，米泔浸，焙　杏仁去皮，炒，各等分

上㕮咀，每服四钱，水一盏，姜枣煎，不拘时。

《济生方》半夏丸　治肺脏蕴热痰嗽，胸膈塞满。

栝楼子去壳，别研　半夏汤泡七次，焙，取末，各一两

上件和匀，姜汁打面糊为丸，桐子大。每服五十丸，食后姜汤下。

《济生方》百花膏　治喘嗽不已，或痰中有血。

款冬花　百合蒸，焙，各等分

为细末，炼蜜为丸，龙眼大。每服一丸，临卧细嚼，姜汤咽下，含化尤佳。

《御药院方》蜡煎散　顺肺气，利咽膈，止咳嗽，化痰涎。

款冬花　紫菀洗土，焙　甘草炙，各七钱半　五味子炒，半两　桑白皮　桔梗　杏仁去皮，炒　紫苏叶各一两

上㕮咀，每服四钱，水一盏，入黄蜡少许，同煎，食后临卧温服。

《三因方》平气饮　治一切咳嗽，并吐痰涎，恶风，不能食者。

人参　白术　川芎　当归　桂心　五味子　甘草　干木瓜　紫苏子　茯神　乌药去木　杏仁去皮，炒　白芷各等分

上㕮咀，每服四钱，水一盏，姜三片，煎八分，食后温服。

《简易方》苏沉九宝汤　治老人、小儿素有喘急，遇寒暄不常，发则连绵不已，咳嗽哮吼，夜不得睡。

桑白皮　甘草　大腹皮连皮　官桂　麻黄　薄荷　陈皮　紫苏　杏仁去皮，各半两

上㕮咀，每服三钱，水盏半，姜三片，乌梅半个，煎六分，温服。

《济生方》橘苏散　治伤风咳嗽，身热有汗，恶风脉浮数，有热，服杏子汤不得者。

紫苏叶　杏仁去皮，各一两　甘草炙，半两　白术各一两　橘红　半夏洗七次　桑白皮炙　贝母去心　五味子

上㕮咀，每服四钱，水一盏，姜五片，煎七分，温服，不拘时。

《济生方》白术汤　治五脏受湿，咳嗽痰多，气喘，身体重着，脉来濡细。

白术二两　五味子　半夏汤洗七次　白茯苓去皮　橘红各一两　甘草炙，半两

上㕮咀，每服四钱，水一盏，姜五片，煎八分，温服，不拘时。

《百一选方》人参饮子　治感冒咳嗽，寒热壅盛。

人参去芦　桔梗　半夏洗七次　五味子　赤茯苓　白术各一两　枳壳　甘草炙，各半两

上㕮咀，每服三钱，水一盏，姜五片，煎七分，空心服。治寒壅者，加杏仁（不去皮）、紫苏各半两。

《百一选方》人参紫菀汤　治肺气不调，咳嗽喘急，久不愈者。

五味子二钱半　杏仁半两　人参二钱半　京紫菀　甘草各二钱

半　缩砂一两　桂枝二钱半　罂粟壳去瓤，姜制，炒，一两　款冬花
半两。

上咬咀，每服四钱，水一盏，姜五片，乌梅二枚，煎服。

《澹寮方》五拗汤　治感寒咳嗽，肺气喘急。

麻黄不去节　杏仁不去皮　甘草生用　荆芥穗　桔梗各等分。

上咬咀，生姜三片同煎，温服。咽喉痛甚者，煎熟后，加
朴硝少许。一方去桔梗、荆芥，用半夏、枳实等分。

《和剂方》玉液丸　治风壅，化痰涎，利咽膈，清头目，除
咳嗽，止烦热。

寒水石烧令赤，出火毒，水飞过，三十两　半夏炒，焙为末，十两
白矾枯，十两，研细

上合研，面糊丸如梧桐子。每服三十丸，食后淡姜汤下。

《和剂方》玉芝丸　治风壅痰甚，头目昏眩，咳嗽声重，咽
膈不利。

人参去芦　干薄荷　白茯苓去皮　白矾枯　天南星米泔浸，焙，
各三十两　半夏汤洗七次，姜汁和作曲，六十两

上为末，生姜汁煮面糊，丸如梧桐子。每服三十丸，食后
姜汤下。如痰盛燥热，薄荷汤下。

《和剂方》胡椒理中丸　治肺虚感寒，气不宣通，咳嗽喘
急，胸膈气逆，不进饮食，呕吐痰水。

款冬花去梗　胡椒　甘草炙　陈皮去白　白术五两　荜拔
良姜　细辛去苗　干姜各四两　上为末，炼蜜丸如梧桐子。每服
五十丸，温汤、酒、米饮任下。

《和剂方》款冬花散　治肺感寒邪，咳嗽喘满，胸膈烦闷，
痰涎壅盛，喉中哮呷，鼻塞流涕，咽喉肿痛。

麻黄去根、节　阿胶炒　贝母去心，炒，各二十两　桑叶洗，焙

知母　杏仁去皮，炒，各四十两　甘草炙　半夏汤洗，姜制　款冬花去梗，各十两

上㕮咀，每服三钱，水一盏，姜三片，煎，食后温服。

《和剂方》钟乳补肺汤　治肺气不足，久年咳嗽，以致皮毛焦枯，唾血腥臭，喘乏不已。

钟乳碎如米　桑白皮　肉桂去皮　白石英如米　五味子　款冬花去梗　紫菀洗，去土，各二两　麦门冬去心，各三两　人参去芦

上除钟乳、白石英外，同为粗末，后入钟乳等同拌匀。每服四钱，水盏半，姜五片，枣一枚，粳米三十粒，煎七分，用绵滤去滓，食后温服。

《和剂方》温肺汤　治肺虚久蓄寒饮，发则喘嗽，不能坐卧，呕吐痰沫，不思饮食。

白芍药六两　五味子去梗　干姜炮　甘草炒，各三两　杏仁　肉桂去皮　半夏煮，焙　陈皮去白　细辛去芦，二两

上㕮咀，每服三钱，水一盏，煎八分，食后两服，滓再煎。一方去白芍药、细辛二味。

《和剂方》人参养肺丸　治肺胃俱伤，气奔于上，客热熏肺，咳嗽喘急，胸中烦闷，涕唾稠黏。或有劳伤肺胃，吐血呕血，并治之。

人参去芦　黄芪去芦，蜜炙，各一两八钱　栝楼根　白茯苓去皮，各六两　杏仁去皮，炒，二两四钱　皂角子三百个，炒　半夏汤洗七次，为末，生姜汁和作饼，四两，炒

上为末，炼蜜丸如弹子大。每服一丸，食后细嚼，用紫苏汤下。如喘急，用桑白皮汤下。

《和剂方》温中化痰丸　治停痰留饮，胸膈满闷，头眩目晕，咳嗽涎唾，或饮酒过度，呕吐恶心。

青皮_{去白}　良姜_{去芦,炒}　干姜_炮　陈皮_{去白,各五两}

上为末，醋面糊丸如梧桐子。每服五十丸，米饮下，不拘时。

上为末，每服二钱，水一盏，姜四片，煎七分，温服，不拘时。

《和剂方》人参润肺丸　治肺气不足，咳嗽喘急，久年不愈，渐成虚劳。及疗风壅痰实，头目昏眩，口舌干燥，涕唾稠黏。

人参　款冬花_{去梗}　细辛_{去果}　甘草_{炙,各四两}　肉桂_{去皮}　桔梗_{各五两}　杏仁_{去皮,炒,四两}　知母_{六两}

上为末，炼蜜丸如鸡子大。每服一丸，食后细嚼，淡姜汤下。

《和剂方》人参清肺汤　治肺胃虚寒，咳嗽喘急，坐卧不安。并治久年劳嗽，唾血腥臭。

阿胶_炒　杏仁_{去皮,炒}　桑白皮　地骨皮　人参　知母　乌梅_{去核}　罂粟壳_{去蒂、盖,蜜炙各等分}　甘草_炙

上㕮咀，每服三钱，水盏半，乌梅、枣子各一枚，同煎至一盏，滤去滓，食后温服。

《御药院方》八味款冬花散　治肺经寒热不调，涎嗽不已。

款冬花_{洗,焙}　紫菀茸　五味子　甘草_{炙,各七钱半}　桑白皮_炒　麻黄_{去节}　杏仁_{汤洗,去皮,炒}　紫苏叶_{各一两}

上为粗末，每服五钱，水盏半，入黄蜡皂角子大，煎一盏，热服。

《御药院方》紫参丸　治远年日近咳嗽，诸药不效者。

紫参　甘草_炙　桔梗_{各一两}　五味子　阿胶_{炒如珠,各半两}　肉桂_{去皮}　乌梅肉　杏仁_{汤浸去皮,炒,各二钱半}

上为末，炼蜜为丸，每两作十五丸。每服一丸，用新绵裹定，于汤内温过，嚼化津咽。

《杨氏家藏方》大降气汤　治上盛下虚，膈壅痰实喘嗽，咽干不利。

紫苏子微炒　川芎　细辛去叶、土　前胡　当归洗，焙　厚朴去皮，姜炒　桔梗去芦　白茯苓去皮　半夏曲炙　陈皮去白　肉桂去皮　甘草炙，各等分

上咬咀，每服三钱，水一盏，姜五片，紫苏五叶，同煎，温服。

《简易秘方》平肺汤　治肺气上壅，喘嗽痰实，寒热往来，咽干口燥。

陈皮一两　半夏洗七次　苦梗炒　薄荷七钱半　紫苏　乌梅去核　紫菀　知母　桑白皮蜜炒　杏仁炒　五味子　罂粟壳蜜炒，各七钱半　甘草炙，半两

上咬咀，每服三钱，水一盏，姜三片，煎六分，食后温服。

《济生方》团参饮子　治忧思、喜怒、饥饱失宜，致伤脾肺，咳嗽脓血，憎寒壮热，渐成劳瘵者。

人参　紫菀茸洗　阿胶蛤粉炒　百合蒸　细辛　款冬花　杏仁炒　天门冬汤浸，去心　半夏汤洗　经霜桑叶　五味子各一两　甘草炙，半两

上咬咀，每服四钱，水盏半，姜五片，煎七分，食后温服。气嗽者，加木香。唾血而热，加生地黄。唾血而寒，加钟乳粉。疲极咳嗽，加黄芪。损肺唾血，加没药、藕节。呕逆，腹满不食，加白术。咳而小便多者，加益智仁。咳而面浮气逆，加沉香、橘皮煎。

《济生方》人参荆芥散　治肺感风邪，上壅咳嗽，头目不

清，言语不出，咽干项强，鼻流清涕。

麻黄去根节　细辛去土，洗　桔梗去芦，炒　荆芥穗　陈皮去白半夏汤洗七次　杏仁去皮、尖　人参　甘草炙，各半两　通草半两

上㕮咀，每服四钱，水盏半，姜五片，煎八分，食后温服。

《济生方》桔梗汤　治肺痈，咳嗽脓血，咽干多渴，大小便赤涩。

桔梗去芦　贝母去心，膜　当归去芦，酒漫　栝楼子　枳壳去瓤，麸炒　薏苡仁炒　桑白皮蜜水炙　防己各一两　甘草节生用　杏仁去皮、尖，麸炒　百合蒸，各半两　黄芪去芦，一两半

上㕮咀，每服四钱，水盏半，姜五片，煎服，不拘时。大便秘，加大黄。小便赤少，加木通。

《济生方》紫菀茸汤　治饮食过度，或食煎煿，邪热伤肺，咳嗽咽痒，痰多唾血，喘急胁痛，不得安卧。

紫菀茸洗　经霜桑叶　款冬花　百合蒸，焙　杏仁去皮、尖阿胶蛤粉炒　贝母去心　蒲黄炒　半夏汤泡洗，各一两　犀角镑　甘草炙　人参各半两

上㕮咀，每服四钱，水盏半，姜五片，煎八分，食后温服。

《济生方》泻白散　治肺脏气实，心胸壅闷，咳嗽烦喘，大便不利。

桔梗去芦，炒　地骨皮去木　甘草炙　瓜蒌子　升麻　半夏汤洗七次　杏仁去皮　桑白皮炙，各等分

上㕮咀，每服四钱，水盏半，姜五片，煎八分，食后温服。

《仁斋直指方》温肺汤　治肺虚感冷，咳嗽吐痰。

半夏　陈皮　北五味子　干姜　辣桂　杏仁去皮、尖，各一两细辛　阿胶炒，各半两　甘草炙

上㕮咀，每服三钱，姜枣煎服。

《仁斋直指方》加味理中汤　治肺胃俱寒，咳嗽不已。

甘草炙　半夏　茯苓　干姜不炒　白术　橘红　细辛　北五味子　人参各等分

上㕮咀，每服三钱，姜枣煎，食前服。

《瑞竹方》杏仁煎　治老人久患肺喘，咳嗽不已，睡卧不得，服之立定。

杏仁去皮、尖　胡桃肉

上各等分，研为膏，入炼蜜少许，和搜得宜，丸如大弹子。每服一二丸，食后、临卧细嚼，姜汤送下。

《瑞竹方》祛痰丸　治风痰喘嗽。

人参　木香　天麻　茯苓　青皮去瓤　白术煨　陈皮去白，上各一两　槐角子　半夏各七分半　猪牙皂角去皮、弦，炙，五钱

上为细末，生姜自然汁打糊为丸，如梧桐子大。每服五七十丸，食后、临卧温酒送下，姜汤亦可。

《拔粹方》紫苏半夏汤　治喘嗽痰涎，寒热往来。

紫苏　半夏汤洗七次　紫菀茸　陈皮　五味子各半两　杏仁去尖、皮，一两，麸炒黄　桑白皮二两半

上为粗末，每服三钱，生姜三片，水煎，日进三服。

《拔粹方》人参理肺散　治喘嗽不止。

麻黄一两，炒，去节　御米壳三两，炒　人参二两　当归　木香各一两　杏仁二两，麸炒

上为粗末，每服四钱，水煎。

《拔粹方》易简杏子汤　治咳嗽，不问外感风寒、内伤生冷，及虚劳咯血、痰饮停积，悉皆治疗。

人参　半夏　茯苓　细辛减半　干姜减半　甘草炙　官桂减半　芍药　五味子

上哎咀，每服四钱，水一盏半，用杏仁去皮尖五枚，姜五片，煎至六分，去滓服。若感冒得之，加麻黄等分。若脾胃素实者，用御米壳去筋膜，碎剉，醋淹炒，等分，每服加乌梅一个，煎服，其效尤验。呕逆恶心，不可用此。若久年咳嗽，气虚喘急，去杏仁、人参，倍麻黄、芍药。如麻黄、干姜、五味子各增一半，名小青龙汤。

《拔粹方》大利膈丸　治风痰实，喘满咳嗽，风气上攻。

牵牛四两，生用　半夏汤洗，二两　皂角去皮、丝，酥炙，二两　木香半两　青皮去白，二两　槐角一两，炒加槟榔　大黄各五钱

上为细末，生姜面糊为丸。每服五十丸，生姜汤下。

卷之三

痰气_{附诸饮}

　　人身之痰，如长流水，贵乎顺行，又赖土为之堤防，偶为风所逆，或为物所壅滞，则使有声，可以过颡①。故痰之为疾，或由脾土虚弱，不能摄养金肺，或为四气七情所干，气壅痰聚，发而为喘、为咳。又有水饮停滞胸膈，亦能为喘、为咳、为呕、为泄、为眩晕、心嘈怔忪、为寒热、为疼痛、为肿满挛痹、为癃闭痞膈，皆痰所致。古方所载四饮生六证：悬饮者，饮水流在胁下，咳嗽引痛；溢饮者，饮水流于四肢，当汗而不汗，身体疼重；支饮者，咳逆倚息，短气不得卧，其形如肿；痰饮者，其人素盛今瘦，肠间沥沥有声；留饮者，背寒如手大，或短气而渴，四肢历节疼痛，胁下满引缺盆，咳嗽转甚；伏饮者，膈满喘咳，呕吐，发则寒热，腰背引痛，眼泪流出，其人振振恶寒。其脉皆弦微沉滑。治法，悬饮当下之，溢饮当发其汗，支饮则随证汗下，痰饮则用温药从小便利之，此固定法。而严氏独以痰饮之疾，皆气不顺而致之，当顺气为先，分导次之，气顺则津液流通，痰饮自下，亦至当之论。亦有肾气虚寒不能摄养肾水，使邪水溢上，多吐痰唾，又当温利之，八味丸最得其宜。或因酒后停饮而呕者，二陈汤、丁香煮散主之。或脾胃为物所伤，而停积痰饮，五套丸、破饮丸主之。临病之际，更宜详审。

　　《澹寮方》顺元散　治气虚痰盛，不得睡卧，气中痰厥，尤

---

① 颡：额头，脑门儿。

宜服之。

南星一两，炮　川乌　附子各半两　木香二钱半

上哎咀，每服三钱，水一盏，姜十斤，煎，热服。

《和剂方》苏子降气汤　治虚阳上攻，气不升降，上盛下虚，痰涎壅盛。

川当归去芦　甘草炙　前胡去芦　厚朴去皮，姜制，各二两　肉桂去皮　陈皮去白，各三两　紫苏子　半夏曲各五两

上哎咀，每服三钱，水一盏，姜三片，枣一枚，煎服，不拘时。

《和剂方》黑锡丹　治痰气壅塞，上盛下虚，心火炎炽，肾水枯竭，应下虚之证。及妇人血海久冷无子，赤白带下，并宜服之。

肉桂去皮，半两　沉香　附子炮，去皮、脐　胡芦巴酒浸，炒　破故纸　茴香舶上者，炒　肉豆蔻面裹煨　阳起石研细，水飞　金铃子蒸，去皮、核　木香各一两　硫黄　黑锡去滓秤，各二两

上用黑盏或新铁铫内，如常法结黑锡、硫黄砂子，地上出火毒，研令极细，余药并杵罗为末，一处和匀，自朝至暮，以研至黑光色为度，酒糊丸如梧桐子大，阴干，入布袋内，擦令光莹。每服四十粒，空心盐姜汤或枣汤下，女人艾枣汤下。

《和剂方》灵砂丹　治上盛下虚，痰涎壅塞。此药最能镇坠，升降阴阳，安和五脏，扶助元气。

水银一斤　硫黄四两

上用新铁铫炒成砂，有烟，即以醋洒，候研细，入水火鼎，醋调赤石脂封口，铁线扎缚，晒干，盐泥固济，用炭二十斤煅，如鼎裂，笔蘸赤石脂频抹，火尽为度。经宿取出，研为末，糯米糊为丸，如麻子大。每服二十粒，空心枣汤、米饮、人参汤

任下。

《和剂方》俞山人降气汤　治上盛下虚，痰气壅盛，或喘或满，咽干不利。并治脚气上攻，烦渴引饮。

前胡　五加皮姜炙　黄芪　厚朴去皮，姜浸一宿，炒，各一两　羌活半两　当归去芦　半夏曲　紫苏子各一①两　桔梗半两　甘草　陈皮去白　肉桂各一两　干姜炮　附子炮，去皮　人参去芦，各五钱

上㕮咀，每服三钱，水盏半，紫苏三叶，姜三片，枣一枚，煎服。

《和剂方》辰砂化痰丸　治风化痰，安神定志，利咽膈，清头目。

白矾枯过，别研　辰砂别研，各半两　天南星一两，炮　半夏洗七次，姜汁搜作曲，三两

上以白矾、半夏同南星为末，和合匀，用生姜汁煮面糊，丸如梧桐子，别用辰砂为衣。每服二十丸，食后姜汤下。

《和剂方》桔梗汤　治胸胁胀满，短气痰逆，或吐涎沫。

桔梗炒　半夏汤洗，姜汁制　陈皮去白，各十两　枳实麸炒赤，五两

上㕮咀，每服三钱，水一盏，姜五片，煎七分，温服，不拘时。

《和剂方》丁香半夏丸　治脾胃宿冷，胸膈停痰，呕吐恶心，吞酸嗌醋，心腹痞满，不思饮食。

肉豆蔻　木香　丁香　人参去芦　陈皮去白，各二钱半　藿香叶半两　半夏汤洗七次，姜制，三两

上为末，用生姜汁煮面糊丸如小豆大。每服二十丸，姜

---

① 一：原缺，据《仁斋直指方·诸气》"俞山人降气汤"条补。

汤下。

《和剂方》二陈汤　治痰饮为患，或呕吐恶心，或头眩心悸，或中脘不快，或因食生冷，饮酒过度，脾胃不和，并宜服之。

半夏汤洗七次　橘红各五两　白茯苓三两　甘草炙，一两半

上㕮咀，每服四钱，水一盏，姜七片，乌梅一个，同煎至六分，热服，不拘时。一方，加丁香。

《和剂方》温中化痰丸方见咳嗽门　治停痰留饮，胸膈满闷，头眩目晕，咳嗽涎唾，或饮酒过多，呕哕恶心。

《和剂方》新法半夏汤　治脾胃虚弱，痰饮停滞，呕逆酸水，腹胁胀满，头旋恶心，不思饮食。

缩砂仁　神曲炒　陈皮去白　草果仁各一两　白豆蔻仁　丁香各半两　大半夏四两，去滑　甘草二两重，半生半炙

上为末，每服二钱，先用生姜自然汁调成膏，入炒盐，沸汤点服。

《和剂方》倍术丸　治五饮酒癖，一曰留饮，停水在心；二曰癖饮，水癖在两胁；三曰痰饮，水在胃中；四曰溢饮，水溢在膈；五曰流饮，水在肠间，沥沥有声，并皆治之。

干姜炮　肉桂去皮，半斤　白术一斤

上为末，炼蜜丸如梧桐子。每服三十丸，空心米饮送下。

《和剂方》丁香五套丸　治胃气虚弱，三焦痞涩，不能宣行水谷，故为痰饮，结聚胸膈之间，呕吐恶心，胀满不食。

陈皮各去白，半两　半夏各二两，同天南星浸三日　干姜炮　天南星　丁香　茯苓各一两　木香　青皮　白术　良姜各一两

上为末，用神曲一两、大麦芽二两，同碾取末，打糊和药为丸，如梧桐子。每服七十丸，温熟水下。常服温脾顺气。

《和剂方》四七汤　治七情气郁，结聚痰涎，状如破絮，或如梅核，在咽喉之间，咯不出，咽不下。并治中脘痞满，痰涎壅盛，上气喘急。

紫苏叶二两　厚朴三两　茯苓四两　半夏五两

上㕮咀，每服四钱，水一盏，姜七片，枣一个，煎八分，不拘时服。若因思虑过度，心气不足，小便白浊，用此药下青州白丸子，最效。

又一方，用半夏五两，人参、官桂、甘草各一两，生姜煎服，亦名七气汤。大治七气，并心腹绞痛。

《御药院方》半夏利膈丸　治风痰壅甚，头疼目眩，咽膈不利，涕唾稠黏。并治酒过停饮，呕逆恶心，胸胁引痛，腹内有声。

半夏汤洗，三两　白术　白茯苓去皮　白矾生　人参　滑石
贝母各一两　天南星生用，两半　白附子生用，二两

上为末，面糊丸如梧桐子。每服三十丸，食后姜汤下。

《御药院方》法制半夏　消饮化痰，壮脾顺气。

上用大半夏，以汤洗一遍，去脐，焙干，再洗，如此七遍，用浓米泔浸一日夜，取出控干。每半夏一两，用白矾一两半，研细，温水化，浸半夏，上留水两指许，频搅。冬月于暖处顿放，浸五日夜，取出焙干，用铅白霜一钱，温水化，又浸一日夜，通七日，尽取出，再用浆水于慢火内煮，勿令滚，候浆水极热，取出焙干，于银石器或磁器内收贮。每服一两粒，食后细嚼，温生姜汤下。又一法：依前制成半夏，每一两用龙脑半分，研极细，同飞过朱砂于半夏上，再为衣。却铺上灯草一重，约厚一指，单排半夏，其上又排灯草，盖约厚一指，以炒豆焙之，候干取出，于器内收贮。每服一两粒，细嚼，食后温水或

冷水送下。

《和剂方》**枳实理中丸**方见伤寒门　理中焦，除痞满，逐痰饮，止腹痛。

《三因方》**小青龙汤**方见伤寒门　治溢饮，倚息喘满不得卧者。

《三因方》**五苓散**方见伤寒门　治脐下有悸，停饮癫眩，吐涎沫。

《三因方》**八味丸**　治脾虚不得克制肾水，多吐痰唾而不咳者。

附子炮，去皮、脐　桂心各二两　山茱萸去核　山药各四两　泽泻　茯苓　牡丹皮各三两　熟地黄八两

上为末，蜜丸如梧桐子。每服五十丸，空心盐汤送下。

《三因方》**参苏饮**方见伤寒门　治痰饮停积胸膈，咳嗽气促。

《三因方》**破饮丸**　治五饮停蓄胸膈，呼吸之间痛引两胁，气促。

荜茇　丁香　胡椒　缩砂仁　蝎梢各等分　青皮　巴豆去皮　木香　乌梅肉各等分

上以青皮同巴豆浆水浸一宿，次日漉出，同炒青皮焦，去巴豆，将所浸水淹乌梅肉，炊一熟饭久，细研为膏，丸如绿豆大。每服十五丸，津液送下。

《三因方》**强中丸**　治胃脘虚寒，痰饮留滞，痞塞不通，气不升降。

高良姜　干姜炮　陈皮　青皮各一两　半夏汤去滑，二两

上为末，用生姜自然汁煮面糊，丸如梧桐子。每服三十丸，生姜汤下。一法，前药并不炮制。

《杨氏家藏方》丁香茯苓汤　　治脾胃虚寒，宿饮留滞，以致呕吐涎沫，或有酸水，不思饮食。

木香　丁香各一两　干姜炮，两半　附子炮，去皮、脐　半夏洗，七次　陈皮去白　肉桂去皮，各一两　缩砂半两

上㕮咀，每服四钱，水二盏，姜七片，枣一枚，煎七分，不拘时服。

《三因方》枳术汤　　治心下坚大如盘，边如旋盘，水饮所作，名气分。

枳实去白，麸炒，一两　白术三两

上㕮咀，每服四钱，水一盏，煎至七分，温服。其坚，即当散也。

《简易方》叶氏分涎汤　　治风痰留滞膈间，喘满恶心，涎唾不利。

陈皮去白　新罗拣参①　半夏汤洗七次，令软，每个切四片，姜汁浸一夕　枳实　苦梗　天南星去外皮，湿纸包，灰火煨香熟，取出，各等分

上㕮咀，每服三钱，水一盏，姜十片，同煎，食后服。

《简易家藏方》泄白丸　　治胸膈胀满，痰涎不利，头目昏眩。

天南星　半夏各生用　生硫黄别研，各一两　玄精石　盆消各半两　附子一个，六钱重者，生用，去皮、脐

上为末，入面三两，令与药停，水和作饼，于沸汤内煮令浮，漉出，为丸如梧桐子。每服三十丸，生姜汤食后下。

《简易方》指迷茯苓丸　　治中脘留伏痰饮，臂痛难举，手

———————————

① 新罗拣参：新罗，古代朝鲜半岛古国名，拣参即人参，经挑选的上等人参。

足不得转者。

半夏二两　茯苓一两　枳壳去瓤，麸炒，半两　风化朴硝二钱半

上为末，姜汁糊丸如梧桐子。每服三十丸，姜汤下。

《简易方》化痰丸　治停痰宿饮。

半夏　人参　桔梗细切，姜汁制　白茯苓　前胡　白术各一两
枳实　甘草各半两　香附子一两

上为末，用半夏、姜汁煮糊，丸如梧桐子。姜汤下。每服
四十丸。

《济生方》导痰汤　治一切痰涎壅盛，或胸膈留饮，痞塞
不通。

半夏汤洗七次，四两　天南星炮，去皮　枳实去瓤，麸炒　赤茯
苓去皮　橘红汤去白，各一两　甘草炙，半两

上㕮咀，每服四钱，水一盏，姜十片，煎至八分，食后
温服。

《济生方》槟榔散　治胸膈停滞痰饮，腹中虚鸣，食不消
化，时或呕。

杏仁去皮、尖　旋覆花去枝、梗　半夏汤洗七次　槟榔　甘草
炙，半两　桔梗去芦，炒　白术各一两　人参各半两　干姜炮　橘红
各一两

上㕮咀，每服四钱，水一盏，姜五片，煎至八分，不拘
时服。

《济生方》枳术汤　治癖气分，心下坚硬如杯，水饮不
下者。

肉桂去皮，不见火　桔梗去芦，剉炒　甘草炙　槟榔各七钱半
附子炮，去皮、脐　细辛洗，去土、叶　白术各一两　枳实麸炒，五钱

上㕮咀，每服四钱，水一盏，姜七片，煎至七分，不拘时服。

《百一选方》**吴仙丹**　治痰饮上气，不思饮食，小便不利，头目昏眩。

吴茱萸汤泡　白茯苓各等分

上为末，炼蜜丸如梧桐子。每服三十丸，热水、温酒任下。

《百一选方》**三仙丸**　治中脘气滞，胸膈烦满，痰涎不利，头目不清。

南星生，去皮　半夏汤泡七次，二味各五两，为末，用生姜自然汁和，不可太软，但手捏得聚为度，摊在筛中，用楮叶盖之，令发黄色，晒干收之，须是五六月内做曲，如酱黄法　香附子略炒，于砖上磨去毛，五两

上用南星、半夏曲二两，净香附子一两，同为细末，水煮面糊，丸如梧桐子。每服四十丸，食后姜汤下。

《澹寮方》**暖胃丸**　去虚痰，利冷饮。

硫黄研　白矾枯，炒　丁香　茴香炒　木香各一两　半夏二两，姜汁炒

上为末，姜汁煮面糊，丸如梧桐子。每服二十丸，空心米饮下。

《澹寮方》**灵砂白丸子**　治元气虚弱，痰气上攻，风痰壅塞，呕吐。

灵砂　青州白丸子末各一两，各研

上和匀，以生姜自然汁打秫米糊，丸如梧桐子。每服三十丸，空心人参汤或枣汤下。

《和剂方》**茯苓半夏汤**　治停痰留饮，胸膈满闷，呕逆恶心，吐痰水。

茯苓去皮，三两　半夏汤泡七次，五两

上㕮咀，每服四钱，水一盏，姜七片，煎七分，空心服。

一方去茯苓，用陈皮、半夏各七两，名橘皮半夏汤。

《百一选方》 治痰热客于上焦，多能令人昏眩。

赤茯苓各七钱半　紫苏子　人参　前胡　木香生用各半两　半夏汤洗七次　枳壳麸炒　甘草炙　陈皮半两

上㕮咀，每服三钱，水一盏，生姜十片，煎至七分，热服。

《百一选方》破痰消饮丸　治一切停痰留饮。

青皮　陈皮并洗　川姜炮　荆三棱炮，捶碎　草果面裹煨　蓬术炮，捶碎　良姜湿纸煨，各一两　半夏汤洗七次，三两

上为末，水煮面糊，丸如梧桐子，阴干。每服五十丸，姜汤下。

《宣明方》橘皮半夏汤　治痰壅涎嗽久不已者。常服养液润燥，解肌热，止嗽。

橘皮半两，去白　半夏二钱半，汤洗七次，

上为末，分作二服。每水一盏半，入生姜十片，同煎七分，温服。

《宣明方》大人参半夏丸　治化痰坠涎，止嗽定喘，诸痰不可尽述。

茯苓去皮　人参　天南星　薄荷叶各半两　半夏①　干生姜　白矾生　寒水石各一两　蛤粉二两　藿香叶一分

上为末，面糊丸如小豆大。生姜汤下二三十丸，食后，温水亦得。

一法加黄连半两，黄柏二两，水丸，取效愈妙。治酒病，调和脏腑。

《瑞竹方》半夏汤　顺阴阳，消痞满，消酒化痰。

---

① 半夏：原脱，据《黄帝素问宣明论方·痰饮门·痰饮总论》"大人参半夏丸"补。

半夏_{姜制}　橘红_{去白}　桔梗_{炒，去芦，各一两}　枳实_{去瓤，炒，}半两

上为㕮咀。每服四钱，水一盏半，生姜五片，煎至七分，去滓，半饥半饱，热服。

《拔粹方》**海藏五饮汤**　治一留饮心下，二癖饮胁下，三痰饮胃中，四溢饮膈上，五流饮肠间，凡此五饮，酒后伤寒，饮冷过多，故有此疾。

旋覆花　人参　陈皮　枳实　白术　茯苓　厚朴　半夏泽泻　猪苓　前胡　桂心　芍药　甘草_{各等分}

上剉，每两分四服，水二盏，生姜十片，同煎至七分，取清温服，不拘时候。忌食肉、生冷、滋味等物。因酒有饮，加葛根、葛花、缩砂仁。

《拔粹方》**白术汤**　治胸中虚损，及痰吐者。

半夏曲_{半两}　白术_{一钱}　槟榔_{二钱半}　木香　炙甘草_{各一钱}茯苓_{二钱}

上为末，每服二钱，生姜汤调下，食前服。

《拔粹方》**蠲饮枳实丸**　逐饮消痰，导滞清膈。

枳实_{去瓤，炒}　半夏_{汤洗三次}　陈皮_{去白，各二两}　黑牵牛_{半斤，}取头末三两

上为末，水煮面糊为丸，桐子大。每五十丸，生姜汤下，食后。

《拔粹方》**葛花解酒汤**　治饮酒太过，呕吐痰逆，心神烦乱，胸膈痞塞，手足战摇，饮食减少，小便不利。

缩砂仁_{半两}　葛花_{半两}　木香_{半钱}　白豆蔻仁_{半两}　橘皮_{半钱}白术_{二钱}　干生姜_{二钱}　莲花青皮_{去瓤，三分}　白茯苓_{一钱半}　猪苓_{去皮，一钱半}　泽泻_{一钱}　神曲_{二钱，炒}　人参_{去芦，一钱半}

上为细末，秤和匀。每服三钱匕，白汤调下，得微汗，酒病去矣。

喘　急

人之五脏，皆有上气，而肺为之总。故经云，诸气皆属于肺，居五脏之上而为华盖，喜清虚而不欲窒碍。调摄失宜，或为风寒暑湿邪气相干，则肺气胀满，发而为喘，呼吸坐卧，促迫不安。又有因七情之气干于五脏，郁而生痰，或体弱之人，脾肾俱虚，不能摄养一身之痰，皆能令人发喘。治疗之法，当究其源。如感邪气，则驱散之，气郁则调顺之，脾肾虚者，温理之，又当于各类而求。凡此证，脉滑而手足温者生，脉涩而四肢寒者死，数者亦死，谓其形损故也。此严氏之说，故再述于此。

《和剂方》三拗汤方见咳嗽门　治肺感风邪，喘呼不已。

《和剂方》人参定喘汤　治肺气上喘，喉中有声，坐卧不安，胸膈紧满。及治肺感寒邪，咳嗽声重。

人参去芦　麻黄去节　半夏曲　阿胶炒　甘草炙，各一两　桑白皮　五味子各两半　罂粟壳蜜炙，二两

上㕮咀，每服三钱，水一盏，姜三片，煎七分，食后温服。

《和剂方》紫苏子丸　治一切气逆，胸膈胀满，喘急咳嗽，心腹刺痛。

紫苏子　陈皮去白，各二两　肉桂去皮　良姜炒，各二两　人参去芦，一钱

上为末，炼蜜丸如弹子大。每服一丸，细嚼，温酒、米饮任下。

《御药院方》团参散　治肺气不利，咳嗽上喘。

紫团参　款冬花　紫菀茸各等分

上为末，每服二钱，水一盏，乌梅一枚，同煎七分，空心温服。

《和剂方》苏子降气汤方见痰气门　治虚阳上攻，喘促咳喘。

《和剂方》分气紫苏饮　治脾胃不和，气逆喘促。

五味子去梗　桑白皮　茯苓　甘草炙　草果仁　大腹皮炙陈皮去白　桔梗各一斤

上㕮咀，为粗末，秤二十斤净，入净紫苏十五斤，捣碎，同一处拌匀。每服四钱，水一盏，姜三片，入盐少许，同煎，空心服。

神秘汤三日方　治上气喘急不得卧者。

橘皮去白　桔梗　紫苏　五味子　人参各等分

上㕮咀，每服四钱，水一盏，煎六分，食后服。

《济生方》葶苈大枣泻肺汤　治肺成痈，胸膈胀满，上气喘急，身与面目浮肿，鼻塞声重，不闻香臭。

葶苈炒令黄，研细，丸如弹子大

上用水三盏，枣十枚，煎一盏，去枣入药，煎七分，食后服。法令先投小青龙汤三服，乃进此药。

《济生方》杏参饮　治因坠堕惊恐，或渡水跌仆，疲极筋力，喘急。

人参　桑白皮　橘红　大腹皮　槟榔　白术　诃子面煨，用肉　半夏汤洗七次　桂心不见火　杏仁去皮，炒　紫菀洗　甘草炙，各等分

上㕮咀，每服四钱，水一盏，姜五片，入紫苏七叶，煎七分，温服。

《济生方》**四磨汤**　治七情郁结，上气喘急。

人参　槟榔　沉香　天台乌药

上四味各浓磨水，取七分盏，煎三五沸，放温服。

《济生方》**紫苏子汤**　治忧思过度，致伤脾胃，心腹膨胀，喘促烦闷，肠鸣气走，漉漉有声，大小便不利，脉虚紧而涩。

紫苏子一两　大腹皮　草果仁　半夏汤洗七次　厚朴去皮，姜炒　木香不见火　陈皮　木通　白术　枳实去白，炒　甘草炙，各半两　人参

上㕮咀，每服四钱，水一盏，姜五片，枣二枚，煎服，不拘时。

《活人书》**五味子汤**　治喘促脉伏而厥者。

五味子半两　人参　麦门冬　杏仁　橘皮去白　生姜各二钱半　枣子三枚，破

上㕮咀，每服水二盏，煎至一盏，去滓，分作二服。

《宣明方》**知母茯苓汤**　治肺痿喘嗽不已，往来寒热，自汗。

茯苓去皮　甘草各一两　五味子　知母　人参　半夏洗七次　薄荷　柴胡　白术　款冬花　桔梗　麦门冬　黄芩各半两　川芎　阿胶炒，各二钱

为末，每服三钱，水一盏半，生姜十片，同煎至七分，去滓热服。

《宣明方》**人参润肺汤**　治肺气不足，喘急咳嗽不已，并伤寒头疼，憎寒壮热，四肢疼痛。

人参　桔梗　白芷　麻黄去节　干葛　白术　甘草各一两，炙　白姜半两

上为末，每服二钱，水一大盏，生姜三片，葱白二寸，煎

至八分，如出汗，连进二服，通口温服。

《宣明方》**杏仁半夏汤**　治肺痿涎喘不定，咳嗽不已。

杏仁去皮　桔梗　陈皮去白　茯苓去皮　汉防己　桑白皮各二钱　甘草二寸　猪牙皂角一钱　桑白皮各二钱　薄荷叶　白矾二钱

上为末，作二服。水二盏，生姜三片，煎至六分，去滓，食后温服。

《宣明方》**防己丸**　治肺不足，喘嗽久不已者。调顺气血，消化痰涎。

防己　木香各二钱　杏仁三钱

上为末，炼蜜为丸，如小豆大。每服二十丸，煎桑白皮汤下。如大便秘，加葶苈一两，食后。

《济生方》**葶苈散**　治过食煎煿，或饮酒过度，致肺壅，喘不得卧，及肺痈咽燥不渴，浊唾腥臭。

甜葶苈炒　桔梗去芦　瓜蒌子　川升麻　薏苡仁　桑白皮炙　葛根各一两　甘草炙，半两

上㕮咀，每服四钱，水一盏半，生姜五片，煎至八分，去滓，食后温服。

《济生方》**二黄丸**　治停痰在胃，喘息不通，呼吸欲绝。

雌黄一钱　雄黄一两

上二味研罗极细，镕黄蜡为丸，如弹子大。每服一丸，于半夜时热煮糯米粥，乘热以药投在粥内，搅转和粥吃。

气附诸疝、膀胱、小肠、肾气

人禀天地阴阳之气以生，藉血肉以成其气，一气周流于其中，以成其神，形神俱备，乃谓全体。故妇人宜耗其气以调其经，男子息养其气以全其神。惟气得暖则行，贵乎宣流，调摄

非宜，致生多证。故内因七情而得之，喜、怒、忧、思、悲、恐、惊者是也。喜伤于心者，其气散；怒伤于肝者，其气击；忧伤于肺者，其气聚；思伤于脾者，其气结；悲伤于心胞者，其气急；恐伤于肾者，其气怯；惊伤于胆者，其气乱。虽七证自殊，无逾于气，又有体虚者，外为风冷乘之，入于腹中，遂成诸疝，发则小腹疼痛，痛或绕肠，或逆抢心，甚则手足厥冷，自汗呕逆，或大小便秘涩。疝气之证，亦有七种，厥疝、癥疝、寒疝、气疝、盘疝、附疝、狼疝者是也。厥疝则心痛足冷，食已则吐；癥疝则腹中气积如臂；寒疝则饮食因寒，猝然胁腹引痛；气疝，乍满乍减而痛；盘疝，腹中痛引脐旁；附疝，则腹痛连脐，下有积聚；狼疝，小腹与阴相引而痛。治疗之法，若因七情所伤者，当调其气而安其五脏；外邪所干者，当温而散之。倘治之非道，内外之气交入于肾者，为肾气；入于膀胱者，为膀胱气；入于小肠者，为小肠气。因寒而得者，遇寒而发；喜怒而得者，遇喜怒而发，甚则结而为积聚，或于左右胁下，有物如覆杯，或长如展臂，或腹大如盘，令人羸瘦少气，洒淅寒热，饮食不为肌肤。积聚之脉，厥而紧，浮而牢。牢，强急者生，虚弱者死，临证审而行之。

顺气沉附汤　升降诸气，暖则宣流。

大附子一只，炮，作二服

上水一盏煎，别用水磨沉香，临熟时入药内，热服。

《和剂方》养气丹　治诸虚百损，真阳不固，上实下虚，气不升降，或喘或促。一切体弱气虚之人，妇人血海冷惫诸证，并宜服之。

禹余粮火煅，醋淬，各七次　紫石英火煅七次　赤石脂如前法
磁石火煅，醋淬七次，各半斤　代赭石火煅，醋淬七次，一斤

以上五石各以水再研，挹其清者，置之纸上，用竹筛盛之，滴尽水，候干，各用瓦瓶盛贮，以盐水纸筋和泥固济，阴干。以硬炭五十斤分作五处，煅此五药，以纸灰盖之，火尽再煅，如此三次，埋地穴内两日出火毒，再研细入后药。

肉苁蓉洗，酒浸一宿，焙干，一两半　附子炮，二两　茴香炒　丁香　破故纸酒炒　木香不见火　肉桂去皮　巴戟盐汤浸，去心　山药　肉豆蔻面裹煨　钟乳粉别研　鹿茸酥炙　当归酒浸一宿，焙干　白茯苓去皮　远志去心　没药并去砂，别研　阳起石煅，别研　五灵脂别研　乳香别研　朱砂或煅或蒸，炒，别研，各一两　沉香五钱

上入前药，同研极匀，用糯米糊为丸，每两作五十丸，阴干，入布袋内，擦令光莹。每服二十丸，空心温酒、姜盐汤任下，妇人用艾醋汤下。

《和剂方》养正丹　治上盛下虚，气不升降，元阳亏损，气短身羸。及中风涎潮，不省人事，伤寒阴盛，自汗唇青，妇人血海久冷，并治。

水银　黑锡去滓，净，与水银结砂子　硫黄研　朱砂研细，各一两

上用黑盏一只，火上溶黑铅成汁，次下水银，以柳条搅，次下朱砂，搅令不见星子，放下少时，方入煿硫黄末，急搅成汁，和匀。如有焰，以醋洒之，候冷取出，研极细，煮糯米糊，丸如绿豆大。每服三十粒，盐汤、枣汤任下。

《和剂方》苏合香丸　专能顺气化痰。并治传尸骨蒸，诸项劳瘵，卒暴心痛，鬼魅瘴疟，赤白下痢，小儿惊搐等证，并宜服之。

沉香　麝香研　诃黎勒煨，用皮　丁香　青木香　安息香研为末，用无灰酒一升煮膏　香附子炒，去毛　荜拔　白术　白檀香各二两　熏陆香别研　苏合香油入安息香膏内　龙脑研，各一两　朱砂

研，飞　乌犀角各二钱

上为末，如研药极匀，用安息膏并炼蜜和剂，丸如梧桐子。空心用温水化下四丸，酒服亦可。

《和剂方》**三和散**方见秘结门　治五脏不调，风气壅滞，面目虚浮。

《和剂方》**七气汤**　治七情之气郁结于中，心腹绞痛不可忍者。

人参去芦　甘草炙　肉桂去皮，各一两　半夏汤洗七次，焙干，五两

上㕮咀，每服三钱，水一盏，姜三片，煎七分，空心热服。

《和剂方》**木香调气散**　气滞胸膈，虚痞恶心，宿冷不消，心腹刺。

白豆蔻仁　丁香　檀香　木香各二两　藿香叶　甘草炙，各八两　缩砂仁四两

上为末，每服二钱，入盐少许，沸汤点服。一方又名匀气散。

《和剂方》**青木香丸**　治胸膈噎塞，气滞不行，肠中水声，呕哕痰逆，不思饮食。常服宽中利膈。

黑牵牛二百四十两，炒香，捣末一百二十两　补骨脂炒香　荜澄茄　槟榔酸粟米饭裹湿纸包，火中煨令纸焦，去饭，各四十两　木香二十两

上为末，入牵牛末令匀，以清水拌和，为丸如绿豆大。每服三十丸，茶汤、熟水任下。

《和剂方》**神保丸**　治诸积气为痛，宣通脏腑。

干蝎七个，全者　木香　胡椒各二钱半　巴豆十个，去心、皮，别研，取霜

上为末，入巴豆霜令匀，汤化蒸饼，丸如麻子大，朱砂为

衣。每服五七粒。心膈痛，柿蒂灯心汤下。腹痛，柿蒂煨姜汤下。血痛，炒姜醋汤下。肺气甚者，以白矾、蛤粉各二钱，黄丹一钱，同研，煎桑白皮、糯米饮调下。气小喘止，用桑白皮、糯米饮下。胁下痛，炒茴香，酒下。大便不通，蜜汤调槟榔末一钱下。气噎，木香汤下。宿食不消，茶、酒、浆任下。

《和剂方》撞气阿魏丸　治五种噎疾，九般心痛，痃癖气块，冷气攻刺，腹痛肠鸣，呕吐酸水。丈夫小肠气，妇人血气，并皆治之。

川芎各一两　生姜四两，切片，盐半两，淹一宿，炒令黑色　蓬莪术炮　茴香炒，各一两　肉桂去皮　缩砂仁　丁香皮炒，各半两　白芷　甘草炒　阿魏醋浸一宿，同面为糊，二钱半　青皮去白，一两　胡椒半两　陈皮去白，一钱

上为末，用阿魏和面，糊丸如鸡头大，每药丸一斤，用朱砂七钱为衣。每服三五粒。丈夫气痛，炒姜盐汤下。妇人血气，醋汤下。

《和剂方》沉香降气汤　治阴阳壅滞，气不升降，胸膈痞塞，喘促短气。又治脾胃留饮，噫醋闻酸，胁下支结，常觉妨闷。

沉香十八两半　缩砂仁四十八两　甘草炙，一百二十两　香附子去毛，四百两

上为末，每服二钱，入盐少许，沸汤点服。

《和剂方》分心气饮　治一切气留滞于胸膈之间，不能流畅，以致痞闷噎塞不通，大便虚秘。

木香不见火　丁香皮　人参去芦　麦门冬去心　大腹皮炙　大腹子炮　桑白皮炒　草果仁　桔梗去芦　厚朴去皮，姜汁制　白术各半两　香附子炒，去毛　藿香去土　陈皮去白　紫苏去根，各两半

甘草炙，一两

上㕮咀，每服三钱，水一盏，姜三片，枣一个，去核，灯心十茎，煎服。

《和剂方》苏子降气汤方见痰气门　治虚阳上攻，气不升降，上盛下虚，痰涎壅盛。

《和剂方》秘传降气汤　治上盛下虚，气不升降。上盛则头目昏眩，痰实呕逆，胸膈不快，咽干喉燥；下虚则腰脚无力，小便频数，又或大便秘涩。

骨碎补去毛，炒　诃子炮，去核　草果仁去皮，煨　五加皮酒浸半日，炒黄　半夏曲　桔梗各半两　桑白皮炒，二两　地骨皮炒黄　枳壳去瓤，炒　陈皮去白　柴胡去芦　甘草炒，各一两

上为粗散，和匀，再就蒸一伏时，晒干。每服二钱，紫苏三叶，姜三片，水一盏，同煎七分，食后热服。又能调顺荣卫，通利三焦。如痰嗽，加半夏曲煎。心肺虚满，加人参、茯苓，煎。上膈热，加北黄芩，煎。下虚，加熟附子，煎。妇人血虚，加当归，煎。

《和剂方》木香分气丸　治一切气逆，心胸满闷，腹胁虚胀。

甘松洗去泥，各一两　甘草炙，六两　香附子十六两　蓬莪术煨，八两

上为末，水糊为丸，如梧桐子。每服三十丸，姜汤、橘皮汤任下。

《和剂方》盐煎散　治男子、妇人一切冷气攻冲，胸胁刺痛不已。及脾胃虚冷，呕吐泄泻，膀胱、小肠气，妇人血气，并皆治之。

缩砂仁去壳　甘草炙　茯苓去皮　草果仁去皮，煨　肉豆蔻煨

川芎洗　茴香炒　荜澄茄　大麦芽　槟榔炮　良姜油炒　枳壳面炒　厚朴去皮　陈皮去白　羌活去芦　苍术米泔浸二宿，各二两

上㕮咀，每服三钱，水一盏，入盐少许，煎至七分，空心服。

《和剂方》**鸡舌香散**　治男子、女人脏腑虚弱，阴阳不和，中脘气滞，停积痰饮，胸膈胀满，心脾引痛。

良姜去芦，油炒　赤芍药　肉桂去皮　香附子炒，去毛　天台乌药去木，各四两　甘草半两

上为末，每服二钱，入盐少许，沸汤点服。

《和剂方》**顺气木香散**　治气不升降，胸膈痞闷，时或引痛。及酒食过伤，噫气吞酸，心脾刺痛，女人一切血气刺痛，并皆治之。

苍术米泔浸　桔梗去芦　茴香炒，各三两　干姜炮　陈皮去白　厚朴去皮，姜炙　缩砂仁　丁皮不见火　良姜去芦　肉桂去皮　甘草炙，各三两　木香①各一两

上为末，每服三钱，水一盏，姜三片，枣二枚，煎八分，热服，不拘时。或入盐少许，沸汤点下亦可。

《和剂方》**和气散**　治脾胃不和，中脘气滞，心腹胀满，呕吐酸水。

青皮去白　茴香炒　苍术米泔浸　甘草炙，各一两　陈皮去白　肉桂去皮　良姜去芦　香附子　桔梗去芦，三两

上为末，每服二钱，盐少许，沸汤点服，盐酒亦可。

《和剂方》**异香散**　治肾气不和，腹胁膨胀，饮食难化，噫气吞酸。一切冷气结聚，腹中刺痛，此药最能治之。

---

①　木香：原脱，元本及大永本均脱，据《和剂方》"顺气木香散"补。

石莲肉去皮，一两　蓬莪术煨　益智仁炒，去壳　荆三棱炮

甘草炙，各六两　青皮去白　陈皮去白，各二两　厚朴去皮，姜炙，

二两

上为末，每服三钱，水一盏，姜三片，枣一枚，盐一捻，同煎，热服。

《和剂方》**丁香脾积丸**　治诸般食积气滞，胸膈胀满，心腹刺痛。

丁香　木香不见火　巴豆去壳　高良姜米醋煮，各半两　蓬莪术三两　荆三棱二两　青皮洗，一两　皂荚三大挺，烧存性

上入百草霜三匙，同碾为末，面糊丸如麻仁大。每服十丸至二十丸，止脾积气，陈皮汤下；口吐酸水，淡姜汤下；呕吐，藿香甘草汤下；小肠气，炒茴香，酒下；妇人血气刺痛，淡醋汤下；呕吐，菖蒲汤下；小儿疳气，使君子汤下；此药以五更初服，利三五行后，用白粥补之。

《和剂方》**木香分气丸**　治证与前木香分气丸同。

木香　香附子　蓬莪术　丁香皮　甘松炮　甘草各四两　藿香叶　川姜黄　缩砂仁　檀香各一两

上晒干，不见火，捣罗为末，稀糊丸如梧桐子。每服三十丸，生姜橘皮汤下，不拘时。常服宽中进食。

《和剂方》**化气汤**　治一切气逆，胸膈噎塞，心脾卒痛，呕吐酸水。丈夫小肠气，妇人脾血气，并皆治之。

沉香　胡椒各一两　缩砂去壳　桂心去皮　木香各二两　干姜炮　蓬莪术煨　青皮去白，炒　茴香炒　甘草炙　陈皮去白，炒丁皮各四两

上为末，每服二钱，姜苏汤调下，妇人淡醋汤下。

《和剂方》**蟠葱散**　治男子、妇人脾胃虚冷，气滞不行，攻

刺心腹，痛连胸胁。膀胱、小肠、肾气，及妇人血气刺痛，并皆治之。

延胡索　肉桂去皮　干姜炮，各二两　苍术米泔浸一宿，切，焙　甘草炙，各半斤　缩砂去皮　丁皮　槟榔各四两　蓬术　三棱煨　茯苓去皮　青皮去白，各六两

上为末，每服二钱，水一盏，连根葱白一茎，煎七分，空心热服。

《和剂方》五香散　升降诸气，宣利三焦，疏导壅滞，发散邪热。

木香　丁香　沉香　乳香　藿香各等分

上㕮咀，每服三钱，水一盏，煎八分，去滓，食后温服。

《和剂方》木香流气饮　治诸气痞塞不通，胸膈膨胀，面目虚浮，四肢肿满，口苦咽干，大小便秘。

半夏洗七次，焙，二两　厚朴去皮，姜炒　青皮去白　紫苏去梗　香附子去毛　甘草炙，各一斤　陈皮去白，二斤　肉桂去皮，不见火　蓬莪术煨　丁香皮不见火　大腹皮　槟榔　麦门冬去心　木香不见火　草果仁各六两　木通去节，八两　藿香叶　白芷各四两　赤茯苓去皮　白术　干木瓜　人参去芦　石菖蒲各四两

上㕮咀，每服四钱，水盏半，姜三片，枣二枚，煎七分，热服。

《御药院方》助气丸　治三焦痞塞，胸胁满闷，气不流通，蕴结成积。痃癖气块，及五膈之气，并皆治之。

荆三棱炮　蓬莪术炮，各二斤　青皮去白　陈皮去白　白术各十五两　槟榔　枳壳去瓤，麸炒　木香各十两

上为末，水煮面糊，丸如梧桐子。每服五十丸，熟水下。

《御药院方》木香顺气丸　治停饮积滞，调诸气不和。

荆三棱炮　石三棱　鸡爪三棱　槟榔　萝卜子　陈皮去白　半夏生姜制　白茯苓去皮　人参去芦　白豆蔻仁　木香各一两　黑牵牛微炒，头末五两　缩砂仁各半两

上为末，姜汁面糊，丸如梧桐子。每服五十丸，食后姜汤下。

《御药院方》顺气宽中丸　治阴阳不和，三焦痞膈，气逆涩滞，中满不快，恚气奔急，肢体烦倦，不欲饮食。

枳实麸炒　荆三棱煨　蓬莪术煨　大麦芽炒　人参去芦　桑白皮去皮　槟榔各一两　甘草炙，七钱

上为末，每服二钱，入盐少许，沸汤点服，不拘时。

《御药院方》分气丸　治胸膈气痞，痰实不化，并宜服之。

缩砂仁　青皮去白　陈皮去白　白豆蔻仁　荆三棱炮　蓬莪术炮　荜澄茄　萝卜子炒，别研　枳实麸炒　木香各一两　黑牵牛炒，二两，取头末

上为末，面糊丸如梧桐子。每服五十丸，生姜汤下。

《御药院方》导滞丸　治心腹痞满，停气刺痛，呕吐痰水，不思饮食。

黑牵牛微炒，取头末四两　槟榔　胡椒各半两　木香二钱半　荆三棱两半　丁香皮一两　青皮去白，二两

上同牵牛末，面糊丸如小豆大。每服五十丸，空心姜汤下。

《御药院方》三和丸　治三焦不和，气不升降，胸膈痞闷，或伤生冷。

枳实麸炒　槟榔　半夏汤洗，各二两　赤茯苓去皮　木香　青皮去白　陈皮去白　丁香皮　沉香　萝卜子炒　白术各两半　荆三棱四两　蓬莪术三两　白豆蔻仁　肉桂去皮　藿香各一两　黑牵牛一斤，微炒，取细头末半斤

上为末，酒煮面糊，丸如梧桐子。每服五十丸，食后生姜汤下。

《御药院方》木香槟榔丸　疏导三焦，宽利胸膈，破痰逐饮，快气消食，通润大肠。

木香　枳壳麸炒　青皮去白　杏仁去皮、尖，麸炒　槟榔各一两　郁李仁去皮　皂角去白，酥炙　半夏曲各二两

上为末，别以皂角四两，用浆水一碗搓揉熬膏，更入热蜜少许，和丸如梧桐子。每服五十丸，食后温生姜汤下。

《御药院方》紫沉通气汤　治三焦气涩，不能宣通，腹胁胀大，便秘。

紫苏叶　枳壳麸炒　陈皮去白　赤茯苓　甘草炒　槟榔各一两　沉香　木香　麦门冬去心　五味子　桑白皮　黄芪　干生姜　薄荷叶　荆芥穗　枳实麸炒，各半两

上㕮咀，每服半两，水一盏半，煎八分，空心温服。

《御药院方》沉香升气丸　治一切气不升降，胁肋刺痛，胸膈痞塞。

大腹皮炒，半两　麦芽炒　紫苏叶　香附子炒　人参　神曲炒　姜黄各四两　乌药各一两　陈皮去白　甘草炒　益智炒，去壳　厚朴去皮，姜制，各二两　荆三棱煨　蓬莪术煨，各二两　槟榔二钱半　诃子煨，去核，半两　白术　沉香各一钱

上为末，每服二钱，空心沸汤点服。

《御药院方》沉香降气汤　治三焦痞滞，气不宣畅，心腹痛满，呕吐痰沫，五噎五嗝，并皆治之。

沉香　木香　丁香　藿香叶　白豆蔻各半两　人参去芦　甘草炙　白术各一两　肉豆蔻　青皮去白　桂花　槟榔　陈皮去白缩砂仁　川姜炮　枳实炒　白檀各二两　白茯苓去皮，半钱

上咬咀，每服三钱，水一盏，入盐少许，同煎七分，不拘时温服。

《三因方》**大乌头桂枝汤** 治风寒疝气，腹中刺痛，手足不仁，身体拘急不得转侧，或致阴缩，悉皆治之。

大乌头五个，实者，去皮、尖，蜜一大盏，煎减半，出汤洗，切　桂心　芍药各三钱　甘草炙，二钱半

上咬咀，每服四钱，水盏半，姜五片，枣三枚，入前煎乌头蜜半合，同煎七分，食前服。一法，去乌头，用附子一个，名蜜附汤。

《三因方》**葱白散** 治一切冷气及膀胱气发，攻刺疼痛。妇人胎前产后，血气刺痛，最宜服之。

川芎　当归　枳壳去白，麸炒　厚朴姜制　木香　官桂去皮　青皮　干姜炮　茴香炒　人参各一两　川楝炒　茯苓　麦芽炒　三棱炮　蓬术醋浸一宿，焙　干地黄　神曲炒　芍药各一钱

上咬咀，每服三钱，水一盏，葱白二寸，煎七分，入盐少许，空心热服。大便秘涩，加大黄。溏利，加诃子。

《三因方》**补肾汤** 治寒疝入腹，小肠疞痛，时复泄泻，胸膈痞塞。

人参　茯苓　黄芪　附子炮，去皮、脐　白术各一两　沉香四钱　木瓜两半　羌活半两　甘草炙　芎劳各二钱半　紫苏七钱半

上咬咀，每服三钱，水一盏，姜三片，枣一枚，煎七分，食前热服。呕吐，加半夏半两、姜七片，煎。

《杨氏家藏方》**阿魏理中丸** 治一切冷气攻刺心痛，胀满呕逆。

阿魏一分，用面二匙，醋和作饼子，炙黄　荆三棱煨　蓬莪术煨　青皮去白　陈皮去白　甘草炙　干姜炮　干木瓜　肉桂去皮　白术

各一两半

上为末，面糊为丸，每一两作十五丸，朱砂为衣。每服一丸，细嚼，生姜、木瓜盐汤任下；如妇人血气攻刺，煎干姜、当归汤下。

《杨氏家藏方》**通气丸**　治气滞胸胁，噎塞满闷。并治小肠气痛。

丁香皮　黑牵牛各五两　荆三棱炮　蓬莪术炮　青皮　陈皮益智仁　白术各二两　茴香炒　萝卜子炒　缩砂仁　枳壳去白，麸炒，各二两

上为末，面糊丸如梧桐子。每服三十丸，萝卜汤食后下。

《杨氏家藏方》**导气丸**　宣壅导气，除胀满，利大肠。

大黄四两，湿纸裹煨　胡椒四十九粒　青皮去白　陈皮去白　蝎梢去毒，炒　茴香炒　干姜炮　甘草炙，各一两　阿魏半钱，用稀面少许和作饼子，油煎黄色　黑牵牛取头末二两

上为末，蒸木瓜搜匀为丸，如绿豆大。每服二十丸，温盐汤下，不拘时。量虚实加减服。

《杨氏家藏方》**消胀丸**　快气宽中，除腹胀，消宿食。

木香　黑牵牛炒　萝卜子炒　槟榔各等分

上为末，滴水丸如梧桐子。每服三十丸，煎生姜萝卜汤，食后下。

《杨氏家藏方》**三香正气散**　治阴多阳少，手足厥冷，气刺壅滞，胸膈噎塞，心下坚痞，呕哕酸水。

木香　丁香各半两　陈皮去白　益智仁　缩砂仁　厚朴去皮，姜制　甘草各两半　香附子炒，去毛，二两　干姜炮　丁香皮　蓬莪术炮　乌药各一两

上为末，每服三钱，水一盏，姜三片，枣一枚，煎服不

拘时。

《简易方》叶氏消气散　治血气凝滞，心脾不和，腹急中满，四肢浮肿，饮食无味，小便不清。

沉香　木香　人参　半夏汤洗七次　青皮去白，炒　桔梗炒，各半两　陈皮去白，炒，一两　白茯苓去皮　草果仁炒　大腹皮洗，焙　紫苏连梗　木通各三两

上咬咀，每服三钱，水一盏，姜四片，枣一枚，煎，空心热服。

《简易叶氏方》附子养气汤　大治久病方愈，上气急满，痰唾稠黏。服此壮脾养气，止呕进食。

附子三两，炮裂，水浸，去皮、脐，切片　人参切片　白术纸裹煨　白茯苓去皮，各一两　木香半两，纸裹，炮裂

上每服四钱，水一盏，姜七片，枣二枚，煎七分，空心服。

《简易叶氏方》养气丸　治一切气疾，调脾胃，进饮食，止脾泄。

木香　川干姜炮　甘草炒　诃子炮，去皮、核　丁香各半两　大麦芽炒，净　白豆蔻去皮　厚朴去皮，姜制　神曲炒　茴香炒　陈皮去白，各一两

上为末，用白面作糊丸如绿豆大。每服五十丸，空心参汤下。

《本事方》　治小肠气痛不可忍者。

乌药捣研，用酒浸一宿　高良姜　茴香舶上者，各一两　青皮去白，一两

上为末，每服二钱，遇发热时，热酒调下。

又一方　杏仁一两　舶上茴香一两　葱白焙干，半两

同为末，酒调，嚼胡桃咽下

《本事方》立效散　治疝气。

川芎　川楝子　青皮去白　茴香舶上者　黑牵牛炒　桃仁各一两

上为末，每服二钱，无灰酒一盏，煎八分，温服。

《本事方》金铃丸　治膀胱肿痛。及治小肠气，阴囊肿，毛间水出。

茴香炒　马兰花炒　海蛤　破故纸　金铃子肉五两　菟丝子海带各三两　木香　丁香各一两

上为末，面糊丸如梧桐子。每服三十丸，温酒、盐汤任下。

《济生方》聚香饮子　治七情所伤，遂成七疝，心胁引痛，不可俯仰。

檀香　木香　乳香　沉香　丁香并不见火　藿香各一两　玄胡索炒，去皮　片子姜黄洗　川乌炮，去皮　桔梗去芦，炒　桂心不见火　甘草炙，各半两

上咬咀，每服四钱，水盏半，姜七片，枣一枚，煎七分，温服。

《济生方》益智仁汤　治疝气痛连小腹，叫呼不已，诊其脉沉紧，是肾经有积冷所致。

益智仁　干姜炮　甘草炙　茴香炒，各三钱　乌头炮，去皮生姜各半两　青皮去白，二钱

上咬咀，每服四钱，水一盏，盐少许，煎十分，空心，热服。

《济生方》玄附汤　治七疝，心腹冷痛，肠鸣气走，身寒自汗，大腑滑泄。

木香不见火，半两　玄胡炒，去皮　附子炮，去皮、脐，各一两

上咬咀，每服四钱，水一盏，姜七片，煎七分，温服，不

拘时。

《济生方》狼毒丸　治七疝久而不愈，发作无时，脐腹坚硬刺痛。

芫花醋炒　干漆炒烟尽　川乌炮，去皮、脐，各一两　全蝎去毒，九枚　三棱　干姜炮　没药各半两　鳖甲醋煮　狼毒炒　椒红炒，各半两

上为末，醋糊丸如梧桐子。每服四十丸，空心姜汤、温酒任下。甚者，用盐半斤炒极热，以故帛包熨痛处。

《澹寮方》回阳汤　治体虚气中，脉息大弱，饮食不进。

干姜炮，一钱　川乌生，去皮、脐　青皮去白，一两　益智仁二两　附子生，去皮，各半两

上㕮咀，每服三钱，姜七片，枣一枚，煎服。或入少木香亦可。

《和剂方》复元通气散　治气不宣流，或成疮疖，并闪挫腰胁，气滞不散，并皆治之。

舶上茴香炒　穿山甲蛤粉炒，去粉，各二两　延胡索去皮　白牵牛炒　甘草炒　陈皮去白，各一两　南木香不见火，一两半

上为末，每服一钱，热酒调。病在上，食后服；病在下，食前服。不饮酒人，煎南木香汤送下。

《济生方》磨积丸　治肠胃因虚，气癖于肓膜之外，流于季胁，气逆息难，久则荣卫停滞，溃为痈脓，多至不救。

胡椒一百五十粒　全蝎去毒，十个　木香不见火，二钱半

上为末，粟米饮为丸，如绿豆大。每服二十丸，橘皮汤下。

《和剂方》川楝散　治膀胱小肠气，脐下撮痛，上冲心腹，下引足膝，夜多旋溺，外肾瘙痒。

破故纸炒　川楝子蒸，去皮、核　茴香炒，各四两　胡芦巴酒

浸，炒，三钱　干姜炮，一两　附子炮，去皮、脐，一两半

上为末，每服二钱，空心热酒调下。

《和剂方》茱萸内消丸　治肾与膀胱经虚，为邪气所搏，结成寒疝，阴囊偏坠，痛连脐腹，小肠气刺，奔豚疝癖，并皆治之。

山茱萸去核　陈皮去白　吴茱萸汤洗七次，焙干　马兰花醋炙，用二钱　木香　肉桂去皮，不见火　山药焙　川楝子蒸，去皮、核用　青皮去白用　茴香各二两

上为末，酒糊丸如梧桐子。每服五十丸，空心温酒、盐汤任下。

《和剂方》夺命丹　治远年日近小肠疝气，脐下撮痛，外肾偏坠肿硬，阴间湿痒，抓成疮癖。

吴茱萸去枝梗，一斤，四两用酒浸，四两醋浸，四两汤浸，四两童子小便浸，各浸一宿，用火焙干用　泽泻去灰、土，二两

上为末，酒煮面糊，丸如梧桐子。每服五十丸，温酒、盐汤任下。

《和剂方》茱萸内消丸　治肾经虚弱，膀胱为邪气所搏，结成寒疝，阴囊偏坠，痛引脐腹，或生疮疡，时出黄水。

山茱萸去核，炒　桔梗水浸一时，炒干　川乌炮，去皮、尖　茴香舶上者，去沙，焙，炒用　陈皮　白蒺藜炒，去刺　青皮去白　食茱萸　吴茱萸汤洗七次，焙干　肉桂去皮，各二两　大腹皮酒洗，焙　五味子拣　海藻洗，焙　枳实去瓤，麸炒　玄胡索各二两半　木香一两半　川楝子炒　桃仁去皮、尖，麸炒，别研，各一两

上为末，酒糊丸如梧桐子。每服三十丸，温酒空心下。

《和剂方》三白散　治膀胱蕴热，风湿相乘，阴囊肿胀，大小便不利。

白牵牛二两　桑白皮炒　白术　木通去节用　陈皮去白，各半两

上为末，每服二钱，姜汤调下。

《和剂方》胡芦巴丸　治大人、小儿小肠气，蟠肠气、奔豚气、疝气，偏坠阴肿，小腹有形如卵，上下走痛，不可忍者。

胡芦巴炒，一斤　茴香去土，炒，十二钱　吴茱萸汤洗七次，炒，十两　川楝子炒，斤一两　大巴戟去心，炒用　川乌炮，去皮、尖，各六两

上为末，酒煮面糊，丸如梧桐子大。每服十五丸，空心温酒下。小儿五丸，茴香汤吞下。一方，加黑牵牛。

《济生方》葵子汤　治膀胱实热，腹胀小便不通，口舌干燥，咽不利。

赤茯苓去皮　木猪苓去皮　葵子　枳实麸炒　滑石　瞿麦　木通去节　黄芩　车前子炒　甘草炙，各等分

上㕮咀，每服四钱，水盏半，姜五片，煎八分，温服，不拘时。

《百一选方》十补丸　小肠寒疝，膀胱伏梁，奔豚疝气，并皆治之。

附子一两，用防风一两，剉如黑豆大，盐四两，黑豆一合，炒附子裂，去诸药，只用附子，去皮、尖　胡芦巴　木香　巴戟去心　川楝子炮，取肉　官桂　延胡索　荜澄茄去蒂　舶上茴香　破故纸炒，各一两

上为末，用糯粉酒打糊，丸如梧桐子，辰砂为衣。每服五十丸，空心酒下，妇人醋汤下。若入益智子亦可。

《百一选方》手拈散　治心脾气痛。

草果　玄胡索　五灵脂　没药各等分

上为末，每服三钱，温酒调下。

《百一选方》三茱丸　治小肠气痛，外肾肿坠。

山茱萸　吴茱萸　石茱萸各二两　破故纸炒，一两七钱　川楝子一两，用斑蝥十四个，去翅、嘴，同炒赤色，去斑蝥不用　黑牵牛炒，一两　青皮　茴香　青盐各三两

上为末，醋煮面糊，丸如梧桐子。每服五十丸，用桃仁十五个炒，酒送下，或茴香酒亦可。

《百一选方》五香蠲痛丸　治冷物所伤脾胃，遂成癖气，胸膈痞塞，心腹疼痛。

丁香　藿香　青皮去白　枳壳去白，麸炒　木香　沉香　桂心各一两　硇砂四钱　乳香　荆三棱　陈皮一两，去白，同巴豆五钱，去皮，炒令黄色，去豆　蓬莪术　吴茱萸各一两　一方牵牛末三两

上为末，面糊丸如绿豆大。每服三十丸，熟水下。

《和剂方》金铃子丸　治钓肾气，膀胱偏坠，痛不可忍。

川楝子五两，到作五分，制，一分用斑蝥一个，去头、翅，同炒，去斑蝥，一分用茴香三钱，盐半钱，炒熟，去盐，留茴入药，一分用黑牵牛三钱同炒，去牵牛，一分用破故纸三钱同炒，留故纸入药，一分用萝卜子一钱同炒，去萝卜子

上将楝子去核，同破故纸、茴香焙干为末，酒糊丸如梧桐子。每服三十丸，温酒空心下。

《澹寮方》　治疝气发作痛不可忍者。

真料五苓散一贴，连根葱白一寸，灯心七茎，煎汤吞下青木香丸五十粒，即效。

《三因方》失笑散　治小肠气痛、妇人血痛欲死者。

五灵脂　蒲黄炒，各等分

上为末，每服二钱，先用醋一合，熬药成膏，水一盏，煎服。

《澹寮方》去铃丸　治奔豚疝气，或阴囊肿大。

川乌尖七个，生用　巴豆七枚，去皮，只去九分油

上为末，糕糊丸如梧桐子，用朱砂、麝香为衣。每服二丸，同青木香丸三十粒，空必冷盐酒、冷盐水下三两，日一服，不可多。

《仁斋直指方》四神丸　治肾冷疝气，胀痛不已。

吴茱萸拣净一两，一半用老酒浸一宿，一半用米醋浸一宿，焙干　大香附子杵，净，一两　荜澄茄　青木香各半两

上为末，米糊丸如梧桐子。每服七十丸，空心盐汤吞下，或乳香、葱白煎汤下亦可。

《宣明方》神砂一粒丹　治一切厥心痛，小肠、膀胱痛不可止者。

附子一两，炮　郁金　橘红并等附子停用

上为末，醋面糊为丸，如酸枣大，以朱砂为衣。每服一丸，男子酒下，妇人醋汤下。服罢，又服散子。

《和剂方》五嗝宽中散方载翻胃门　治七情四气伤于脾胃，以致阴阳不和，胸膈痞满，停痰气逆。

《拔粹方》丁香楝实丸　治男子七疝，痛不可忍，妇人瘕聚带下，皆任脉所主阴经也，乃肾、肝受病，治法同归于一。

当归去芦，剉碎　附子炮裂，去皮　青皮　川楝子　茴香炒

上四味各一两，剉碎，以好酒二升同煮，酒干为度，焙作细末，每秤药末一两，再入下项药。

丁香　木香各二钱　全蝎十三个　玄胡一两

上四味同为细末，入前项药末内拌和，酒糊为丸，如桐子大。每服三十丸至百丸，温酒送下，空心。

《拔粹方》茴香楝实丸

川楝子炒　茴香　山茱萸　食茱萸　吴茱萸汤洗　青橘皮去

白　陈橘皮　马蔺花醋炒　芫花各一两

上为细末，醋糊为丸桐子大。每服三十丸，温酒送下，食前服。量人虚实加减丸数，以利为度。

《徐同知》经验调气方　调顺荣卫，通流血脉，快利三焦，安和五脏。治诸气痞滞不通，胸膈膨胀，口苦咽干，呕吐少食，肩背腹胁走注刺痛，及喘急痰嗽，面目虚浮，四肢肿满，大便秘结，水道赤涩。又治忧思太过，怔忪郁积，脚气风湿，聚结肿痛，喘满胀急。

人参　赤茯苓去皮　淡木瓜　麦门冬　白术　白芷　半夏汤洗，二两　陈皮　厚朴姜制，炒　青皮去白　甘草　香附子炒，去毛　紫苏去枝梗，各一斤　沉香六两　枳壳四两，炒　大黄面裹煨，切，二两　草果仁　肉桂去皮，不见火　蓬术煨，切　大腹皮　丁香皮　槟榔　木香不见火，各六两　木通去节，八两

上粗末，每服水一盏半，姜三片，枣二枚，煎至七分，去滓热服。如伤寒头痛，才觉得疾，入连根葱白三寸，同煎，升降阴阳，汗出立愈。脏腑自利，入粳米煎。妇人血气癥瘕，入艾醋煎，不拘时候。

灸法　诸气心腹痛、小肠气、外肾吊痛、疝气、小腹急痛不可忍，足大拇指、次指下中节横纹当中灸五壮，男左女右，极妙。又治疝气偏坠。

又法，量病人口角，两角为一折断，如此则三折，成三角，如"△"样。以一角脐心，两角在脐之下两旁尽处是穴。左偏灸右，右偏灸左，二七壮。若灸两边亦无害。

脾　胃

人身之脾胃，专藉之以容纳五谷而克化之。脾属土而居五

脏之中，寄旺于四时之内，以土能容载万物，故好静。其脉常喜沉细而缓。带浮紧洪数者，即有病之脉也。寻常理脾助胃之道，当用以平和之药。又须时其饥饱，不以生冷之物伤之，不为寒暑所侵，不为七情所伤，如是则气体自然充实，百病不生。将理失宜，或为六淫七情相干，为呕为泄，为喘为满，变生诸证，又当于各类求之。略述此，以为养生者之助。

《和剂方》参苓白术散　脾胃虚弱，饮食不进，或致呕吐泄泻。及大病后调助脾胃，此药最好。

白术_{各二斤} 莲子肉_{去皮} 人参　白扁豆_{一斤半，去皮，姜汁浸，炒} 桔梗_{炒令黄色，各一斤} 山药　缩砂仁　白茯苓_{二斤} 薏苡仁_{一斤} 甘草

上为末，每服一分，枣汤调下。

《和剂方》嘉禾散　治脾胃不和，胸膈痞闷，气逆生痰，不进饮食。如五噎五膈，并皆治之。

枇杷叶_{去毛，姜汁炙香} 白茯苓_{去皮} 缩砂_{去皮} 薏苡仁_炒 丁香　白豆蔻_{炒，去皮} 人参_{去芦，各一两} 白术_{炒，二两} 桑白皮_炒 沉香　五味子_{炒，各半两} 槟榔_炒 青皮_{去白} 谷芽_炒 藿香 杜仲_{去皮，姜汁，酒涂，炙} 随风子　石斛_{酒和炒} 大腹子_炒 陈皮 半夏_{姜一分，同捣作饼，炙黄色} 神曲_{炒，各二钱半} 木香_{各七钱半} 甘草_{炙，两半}

上㕮咀，每服三钱，水一盏，姜三片，枣二枚，煎七分，温服。五噎，入干柿一枚。嗝气吐逆，入薤白三寸，枣五枚，同煎。

《和剂方》四君子汤　治脾胃不调，不思饮食。

人参_{去芦} 甘草_炙 茯苓_{去皮} 白术_{各等分}

上㕮咀，每服三钱，水一盏，煎七分，不拘时服。一方，

加橘红，名异功散。又方，加陈皮、半夏，名六君子汤。

《和剂方》**人参丁香散**　治脾胃虚弱，停痰留饮，不能运化，腹胁胀满，短气噎闷，或吐痰水，噫醋吞酸，不思饮食，渐至羸瘦。

白芍药半斤　当归去芦　丁香　丁皮　山药各四两　肉桂去皮
蓬莪术　人参去芦，各二两　干姜炮　茯苓去皮　香附子炒　白术
甘草炙，各四两

上咬咀，每服五钱，水一盏，姜三片，煎七分，空心温服。

《和剂方》**人参煮散**　治脾胃不和，中脘气滞，停积痰饮，或因饮食过度，内伤脾气，呕吐痰水。

人参四两　青皮去白　三棱煨，各十二两　干姜炮　茯苓去皮，
各半斤　丁皮各六两　芍药一斤　甘草炙，十两　苍术去皮，半斤

上为末，每服二钱，水一盏，姜五片，枣三枚，煎七分，空心温服。

《和剂方》**理中汤**方见中寒门　治脾胃虚寒，呕吐，恶心。

《和剂方》**红丸子**　壮脾胃，消宿食。并治冷痃。

荆三棱水浸软　青皮去白　蓬莪术　陈皮去白，各五斤　干姜
炮　胡椒各三斤

上为末，醋糊丸如梧桐子，矾红为衣。每服二十丸，食后姜汤下。

《和剂方》**治中汤**　治脾胃不和，呕逆霍乱，中满虚痞，或致泄泻。

人参去芦　甘草炒　干姜炮　白术炮　青皮去白　陈皮去白，
各一两

上咬咀，每服三钱，水一盏，煎七分，空心温服。呕吐不已，加半夏等分，丁香减半，名丁香温中汤。

《和剂方》**进食散**　治脾胃虚冷，不思饮食。

青皮去白　陈皮去白　良姜炒　肉桂去皮　甘草炙，各二钱半　川乌头炮　草果肉各三个　诃子煨，去核，五个

上为末，每服三钱，水一盏，姜五片，煎七分，空心服。

《和剂方》**丁香煮散**方见呕吐门　治脾脏伏冷，胃脘受寒，胸膈痞满，心腹刺痛，痰逆恶心，翻胃吐食。

《和剂方》**小七香丸**　治呕逆，化积气，消宿食，止泻痢。

甘松炒，八十两　甘草炒　香附子炒，去毛　丁香皮各一百二十两　蓬莪术煨　缩砂仁各二十两　益智仁炒，六十两

上为末，水化蒸饼，丸如绿豆大。每服二十丸，温酒、姜汤任下。

《和剂方》**平胃散**　治脾胃不和，不进饮食。常服暖胃消痰。

苍术去皮，米泔浸二日，五斤　厚朴去皮，姜制，炒香　陈皮去白，各三斤二两　甘草炒，三十钱

上为末，每服三钱，水一盏，姜三片，枣一枚，煎，或盐汤点服亦可。一方加草果，名草果平胃散。

《和剂方》**养脾丸**　治脾胃虚冷，心腹胀满，呕逆恶心，脏寒泄泻。

大麦芽炒　白茯苓去皮　人参去芦，各一斤　白术半斤　干姜炮　缩砂去皮，各二斤　甘草爁①，斤半

上为末，炼蜜为丸，每两作八丸。每服一丸，细嚼，生姜汤下。

《和剂方》**夺命抽刀散**　治脾胃积冷，中焦不和，心痞腹

---

① 爁：烤，炙。

痛，呕吐冷①痰。

糯米炒，二十五两　干姜二十两，剉，入巴豆半两，同炒至黑色，去巴豆　良姜二十两，入斑蝥一百个，同炒，去斑蝥　石菖蒲二十二两，不见火

上为末，每服二钱，盐汤、温酒任下。

《和剂方》姜合丸　治男子、妇人血气虚弱，久积阴冷，停饮不化，结聚成块，心腹膨胀，刺痛不已。或脏腑伤冷，以致泄泻，并皆治之。

丁香不见火　木香不见火　人参各一两　附子炮，去皮、脐　干姜炮　青皮去白　陈皮去白　白术焙　厚朴去皮，姜制　肉豆蔻炮，各二两

上为末，入硇砂一钱，姜汁面糊为丸，每一两作二十丸。每服一丸，用老姜一块，如拇指头大，切开作合子，安药于内，用湿纸裹，慢火煨一顿饭久，取出去纸，和姜细嚼，白汤送下。孕妇不可服，小儿一丸分四服。凡内有积滞，服之无不神验。

《和剂方》二陈汤方见痰饮门　理脾胃，消痰饮。

《和剂方》千金大养脾丸　治脾胃虚弱，停寒留饮，嗝气噎塞，翻胃吐食。常服养脾壮气，多进饮食。

枳壳去瓤　神曲　陈皮去白　麦芽炒　三棱炮　茴香　白姜炮　肉豆蔻　缩砂去皮　蓬术炮　茯苓去皮　良姜　益智去壳　胡椒　木香　藿香去梗　薏苡仁　红豆　白术　丁香　人参　白扁豆炒　苦梗炒　山药　甘草各等分

上为末，炼蜜丸如弹子大。每服一丸，细嚼，白汤、温酒任下。

---

① 冷：原脱，元本及大永本均脱，据《太平惠民和剂局方·治一切气》"夺命抽刀散"条补。

《和剂方》丁沉透膈汤　治脾胃不和，痰逆恶心，或时呕吐，饮食不进，十膈五噎，痞塞不通，并皆治之。

香附子炒　缩砂仁　人参各一两　白术二两　木香　肉豆蔻　白豆蔻　丁香　青皮各半两　沉香　厚朴姜制　麦芽　草果　陈皮各七钱半　甘草炙，两半　半夏汤洗七次　藿香　神曲炒，各二钱半

上㕮咀，每服四钱，水一盏，姜三片，枣一枚，煎七分，热服。

《御药院方》思食调中丸　治脾胃久弱，三焦不调，气滞胸膈，痞闷不食，呕逆恶心，或吐痰水。

陈曲炒　麦芽炒　陈皮去白　半夏曲　沉香各半两　乌药各一两　槟榔　人参各七钱半　白术一两半　木香半两

上为末，蜜调白面打糊，丸如梧桐子。每服三十丸，米饮吞下。

《御药院方》木香调中丸　治因饮食不调，致伤肠胃，心腹胀痛，脏腑泄泻，米谷不化。

木香　青皮去白　陈皮去白　肉豆蔻面煨　槟榔　三棱炮　诃子　草豆蔻仁各一两

上为末，面糊丸如梧桐子大。每服六十丸，食前热米饮下。

《三因方》清脾汤　治脾实伏热，口苦咽干，或有头痛，寒热如疟。

茯苓　草果　橘皮　白术各二两　川芎各一两　人参　白芷　桂心　甘草炙　半夏汤洗七次，三两

上㕮咀，每服四钱，水一盏，姜七片，紫苏三叶，煎七分，温服。欲通利，加大黄略煎。

《三因方》平胃散　治胃经实热，口干舌裂，大小便秘涩，

及热病后余热不除，蓄于胃中，四肢发热，口渴无汗。

厚朴去皮，姜炒　射干米泔浸　升麻　茯苓各两半　芍药二两枳壳去瓤，麸炒　大黄蒸　甘草炙，各一两

上㕮咀，每服四钱，水一盏，煎七分，空心热服。

《三因方》补脾汤　治脾胃虚寒，泄泻腹满，气逆呕吐，饮食不消。

人参　茯苓　草果去皮　干姜炮，各一两　麦芽炒　甘草炙，各两半　厚朴去皮，姜制　陈皮　白术各七钱半

上㕮咀，每服四钱，水一盏，煎七分，空心服。

《杨氏家藏方》豆蔻橘红散　温脾养胃，升降阴阳，和三焦，化宿食。

丁香　木香各一两　白豆蔻仁　人参去芦　厚朴姜制　神曲炒　干姜炮　半夏曲炒　橘红去白　甘草炙　藿香叶去土　白术各半两

上㕮咀，每服三钱，水一盏，姜三片，枣一枚，煎七分，温服。

《杨氏家藏方》沉香磨脾散　治脾胃虚寒，心腹膨胀，呕逆恶心，不思饮食，或吐痰水。

沉香　人参各二分半　丁香七钱半　藿香去土，一两　檀香　甘草炙　白豆蔻仁　木香　缩砂　白术　肉桂去皮　乌药各半两

上㕮咀，每服三钱，水一盏，姜三片，盐一捻，煎八分，温服。

《杨氏家藏方》八味汤　治脾胃虚寒，气不升降，心腹刺痛，脏腑虚滑。

吴茱萸汤洗七次　干姜炮，各二两　陈皮　木香去皮　肉桂　丁香　人参去芦　当归洗，焙，各一两

上㕮咀，每服四钱，水一盏，煎至七分，温服，不拘时。

《本事方》七珍散　开胃养气，温脾进食。

人参　白术　黄芪蜜炙　山芋　茯苓　粟米炒　甘草各一两

上为末，每服三钱，水一盏，姜枣煎服。又一方，加白扁豆三两，蒸用，名八珍散。

《本事方》曲术丸　治脾胃停饮，腹胁胀满，不进饮食。

神曲炒，十两　白术五两　干姜　官桂各三两　吴茱萸　川椒各二两

上为末，薄糊丸如梧桐子。每服五十丸，生姜汤下。有饮，加半夏曲二两，煎服。

《本事方》白术汤　理脾和胃，顺气进食。

白术　厚朴　桂心　干姜　甘草　桔梗　人参　当归　茯苓各等分

上㕮咀，每服四钱，水一盏，枣二枚，煎八分，温服，不拘时。

《本事方》温脾散

青皮　陈艾　缩砂仁　舶上茴香炒　良姜　桔梗　白芷　厚朴各一两　木香　麦芽　香附子　白术各半两　甘草两半　红豆　干葛各三分

上㕮咀，每服三钱，水一盏，枣一枚，煎七分，空心服。

《济生方》进食散　治脾胃虚寒，或为生冷所伤，或为七情所扰，胸膈痞塞，不思饮食，痰逆恶心，大便溏泻。

半夏曲　肉豆蔻面煨　草果仁　高良姜炒　麦芽炒　附子炮，去皮、尖　丁香　厚朴去皮，姜炒　陈皮去白，各一两　人参去芦　青皮去白　甘草炙，各半两

上㕮咀，每服四钱，水一盏，姜五片，枣一枚，煎，不拘时，温服。

《济生方》附子建中汤　治脾气虚寒，腹胁胀满，身体沉重，面色萎黄，呕吐不食，大腑自利。

肉豆蔻面煨　白豆蔻　附子炮，去皮　厚朴去皮，炒　白术　干姜炮　神曲炒　红豆各一两　丁香　木香不见火　甘草炙　胡椒各半两

上㕮咀，每服四钱，水一盏，姜五片，枣二枚，煎，不拘时，温服。

《济生方》生胃丹　治脾胃不足，停痰呕逆，不思饮食。此药以南星、粟米、黄土为主，盖南星醒脾，粟米养胃，黄土以土养土也。

大天南星四两，用真黄土半斤，将生姜汁作黄土成面剂，包裹南星，慢火煨香透，去土不用，将南星切碎，焙干，和后药研　丁香　粟米一升，生姜二斤和皮擂①，取汁浸，蒸，焙　木香不见火　厚朴去皮，姜制　神曲炒　麦芽炒　陈皮去白　防风去芦　白术　缩砂仁　谷芽炒　白豆蔻　青皮去白，各一两　半夏曲二两　人参　沉香不见火　甘草炙，各半两

上为末，法丸如绿豆大。每服七十丸，不拘时，淡姜汤下。

《济生方》壮脾丸　治脾胃虚寒，饮食不进，心腹胀满，四肢无力，或手足浮肿，脏腑溏泻。

獖猪肚一枚，洗净，用造酒大曲四两同剉，厚朴二两、茴香一两入在肚内，以线缝定，外用葱椒酒煮烂，取大曲、茴香、厚朴焙干，和后药　肉豆蔻面裹，煨　禹余粮煅，研细　缩砂仁　麦芽炒　神曲炒　附子炮，去皮、尖　白术各一两　木香不见火　丁香各半两　陈皮一两

上为末，用猪肚和杵千百下，丸如梧桐子。每服五十丸，

---

① 皮擂：原作"擂皮"，元本及大永本均作"擂皮"，据《严氏济生方·五脏门》"生胃丹"乙正。

用米饮送下，不拘时。

《济生方》补真丸　大抵不进饮食，以脾胃之药治之多不效者，亦有谓焉。人之有生，不善摄养，房劳过度，真阳衰惫，坎火不温，不能上蒸脾土，冲和失布，中州不运，是致饮食不进，胸膈痞塞，或不食而胀满，或已食而不消，大腑溏泻，此皆真火衰弱，不能蒸蕴脾土而然。古人云：补肾不如补脾。余谓：补脾不若补肾。肾气若壮，丹田之火上蒸脾土，脾土温和，中焦自治，皆进食矣。

胡芦巴炒　附子炮，去皮　阳起石煅　川乌炮，去皮　菟丝子淘净，酒蒸　沉香不见火，别研　肉豆蔻面煨　肉苁蓉酒浸，焙　五味子各半两　鹿茸去毛，酒蒸，焙　川巴戟去心　钟乳粉各一两

上为末，用羊腰子两对，治如食法，葱椒酒煮烂，入酒糊杵和，丸如梧桐子。每服七十丸，空心米饮、盐汤任下。

《济生方》橘皮竹茹汤　治胃热多渴，呕哕不食。

赤茯苓去皮　橘皮去白　枇杷叶去毛　麦门冬去心　青竹茹半夏汤七次，各一两　甘草炙　人参各半两

上㕮咀，每服四钱，水一盏，姜五片，煎八分，不拘时，温服。

《百一选方》桂曲丸　健脾胃，进饮食，克化生冷，温中下气。

人参　荜拔　干姜炮　肉豆蔻面煨　良姜炒　桂枝去皮　陈皮去白　缩砂仁　白术各一两　甘草炒　丁香各半两　神曲三两，炒熟

上为末，热汤泡，蒸饼，丸如梧桐子。每服七十丸，米饮下。

《百一选方》厚朴煎丸　温中下气，理脾进食。常云：补肾

不若补脾。然胃既壮，则饮食进，饮食既进，荣卫血气自盛矣。

厚朴一斤，极厚者去皮，剉指面大，用生姜二斤，不去皮，净洗，切片，用水五升同煮，水尽去姜，只焙干厚朴　干姜　舶上茴香各四两　附子二两，炮，去皮、脐，甘草剉，半寸长，二两。二味再用水五升，同焙厚朴一处煮，水尽，不用甘草，只将干姜、厚朴焙干

上同为末，生姜煮枣肉，丸如梧桐子。每服五十丸，米饮下。

《百一选方》八味理中丸　治脾胃虚寒，饮食不化，胸膈痞闷，或呕吐痰水，或肠鸣泄泻。

缩砂仁　川姜　麦芽各二两　白茯苓　神曲炒　人参各一两　白术四两　甘草炙，一两半

上为末，炼蜜为丸，每两分作十丸，空心用一丸，姜汤嚼下。或加半夏曲一两为末，入盐点服亦可。

《百一选方》大藿香散方见泄泻门　治一切脾胃虚寒，呕吐霍乱，心腹撮痛，及泄泻不已，最宜服之。

《百一选方》大健脾散　治脾胃虚寒，不进饮食。

白茯苓　甘草　白豆蔻　肉豆蔻　半夏姜浸一宿　缩砂仁　青皮　荜澄茄　檀香　茴香　厚朴姜汁制　神曲　干姜　陈皮各一两　川乌炮，去皮、脐　草果仁　附子炮，去皮、尖，各二两　白术四两　丁香半两

上㕮咀，每服三钱，水盏半，姜七片，枣一枚，煎七分，空心服。

《百一选方》大健脾丸　调中养气，和胃健脾。治中焦积寒，胸膈气痞，呕逆恶心，脏腑虚滑。

肉桂去皮　厚朴去皮，细剉，用生姜一两研烂，同淹一宿　干姜炮　甘草炙，各一两　附子炮，去皮、脐　神曲炒　白豆蔻各半两　丁香

胡椒　白茯苓去皮　人参去芦　肉豆蔻面煨　麦芽炒　荜拨各半两
诃子面裹煨，去核，二钱半　白术　木香各半两

上为末，炼蜜丸如弹子大。每服一丸，细嚼，温米饮下。

《澹寮方》**木香顿散**　治脾胃虚弱，停食不化，心腹绞痛，肠滑自利。

木香不见火　缩砂仁　良姜炒　干姜炮　丁香各半两　胡椒
陈皮去白　青皮去白　红豆取仁　草果仁　甘草各三钱　白豆蔻仁
二钱

上㕮咀，每服三钱，水盏半，姜三片，枣一枚，煎取一盏，去姜枣，再以银器盛所煎药，于重汤内再煎八分，空心热服。

《澹寮方》**通膈丸**　快气进食，利胸膈，消膨胀。

丁皮　荜澄茄　白豆蔻　檀香　粉草各半两　缩砂仁　香附
子　片子姜黄各一两　木香五钱　甘松　丁香各三钱

上为末，用荜澄茄为母，法丸如梧桐子。每服三十丸，白汤下。

《济生方》**烧脾散**　治饮啖生冷果菜，停留中焦，心脾冷痛。

干姜炮　厚朴姜炒　草果仁　缩砂仁　甘草炙　神曲炒　麦
芽炒　陈皮　高良姜各等分

上为末，每服三钱，热盐汤点服，不拘时。

《御药院方》**八珍汤**　和血气，理脾胃。

当归　赤芍药　川芎　熟地黄　人参　白茯苓　甘草　缩
砂仁各等分

上㕮咀，每服三钱，水一盏，姜七片，枣三枚，同煎，空心，温服。

《济生方》**枣肉丸**　治脾肾虚寒，肠鸣泄泻，胸膈不快，饮

食不化。

破故纸四两,炒　木香不见火,一两　肉豆蔻面裹,煨,二两

上为末,灯心煮枣肉,丸如梧桐子。每服七十丸,姜盐汤下。

《三因方》茯苓分气饮　治脾胃不和,胸膈噎塞,气促喘急,心下胀满。

五味子　桔梗　白茯苓　桑白皮　紫苏叶　大腹皮　甘草草果仁　陈皮各一钱半

上㕮咀,每服药一盏,姜三片,盐少许,煎七分,空心服。

《三因方》养胃汤　治脾胃虚寒,呕逆恶心,腹胁胀痛,肠鸣泄泻。或有外感,寒热如疟,骨节烦疼,并皆治之。

藿香去梗　厚朴姜制　半夏汤洗　茯苓各一两　草果　附子炮甘草炙　陈皮去白　人参各三分　白术半钱

上㕮咀,每服四钱,水盏半,姜五片,枣一枚,乌梅半个,煎服。

《简易方》扶老强中丸　暖五脏,健脾胃,通和血脉,除痰散积。

神曲炒,二十两　麦芽炒,十两　吴茱萸炒　干姜炮,各四两

上为末,炼蜜丸如梧桐子。每服五十丸,米饮下,不拘时。

《简易方》秘方　思食丸

神曲炒,九钱　麦芽炒,六钱　甘草炙　干姜炮　人参各二钱乌梅去核,五钱

上为末,炼蜜丸如鸡头大。每服十丸,白汤下。

《简易方》是斋安中汤　治脾胃一切不利。

麦芽炒,七钱半　莪术炮　良姜炒　川姜炮　神曲炒　陈皮去白　草果　益智各一两二钱半　甘草炙　三棱各一钱一分半

上为末，每服二钱，食后盐汤点下。

《简易方》**温中丸**　治脾咳恶寒，口中如含霜雪，中脘冷痛。

白术二两　干姜　半夏各一两　细辛　胡椒各五钱

上为末，炼蜜丸如梧桐子。每服五十丸，空心姜汤下。

《澹寮方》**天下受拜平胃散**　治脾胃不和，呕吐痰水，胸膈痞滞，不饮食，并皆治之。

厚朴去皮　陈皮汤洗，存白　生姜和皮　甘草判，各三两　茅山苍术去皮，米泔浸一宿，判，五两　南京小枣二百枚，去核

上用水五升，煮干，捣作饼子，晒干再焙，研为细末，每服二钱，盐汤点服。泄泻，姜五片，乌梅二个，水盏半，煎服。

《澹寮方》**小橘皮煎丸**　消食化气，宜常服之。

三棱　莪术并煨　青皮　陈皮各去白　神曲炒　麦芽炒，各等分

上为末，陈米粉煮糊，丸如梧桐子。每服五十丸，米饮下。

《仁斋直指方》**丁香半夏丸**　治脾胃宿冷，呕吐痰水，噫闷吞酸。

人参　丁香　木香　肉豆蔻　陈皮各一分　藿香叶半两　半夏汤洗七次，姜汁淹，炒黄，三两

上为末，姜汁糊丸如小豆大。每服四十丸，姜汤下。

《仁斋直指方》**和中散**　和胃气，止吐泻。

石莲肉　茯苓各二钱半　藿香　人参　甘草炙，各半两　白扁豆　天麻　木香　白术各半两

上㕮咀，每服四钱，水一盏，姜三片，煎服。

《拔粹方》**加减平胃散**　若泻脾湿，加茯苓、丁香、白术，为调胃散。一法，加藿香、半夏。若加干姜，为厚朴汤。若瘟

疫时气，二毒伤寒，头痛壮热，加连根葱白五寸、豆豉三十粒，煎二三服，微出汗愈。若五劳七伤，手脚心热，烦躁不安，百节酸①疼，加柴胡。若痰嗽疟疾，加姜制半夏。若本脏气痛，加茴香。若水气肿满，加桑白皮。若妇人赤白带下，加黄芪。若酒伤，加丁香。若饮冷伤食，加高良姜。若滑脱泄泻，加肉豆蔻。若风痰四肢沉困，加荆芥。若腿膝冷痛，加牛膝。若浑身虚壅拘急，加地骨皮。若腿膝湿痹，加菟丝子。若白痢，加吴茱萸。若赤痢，加黄连。若头风，加藁本。若转筋霍乱，加南木瓜②。若七邪六极，耳鸣，梦泄，盗汗，四肢沉重，膝腿酸疼，及妇人宫脏久冷，月脉不调者，加桂。若胃寒呕吐，多加生姜。一法，加茯苓、丁香各三两，共成六味。若气不舒快，中脘痞塞，加缩砂仁、香附子各三两，生姜煎服。若与五苓散相伴，为对金饮子。若六一散相合，为黄白散。若与钱氏异功散相合，为调胃散。若欲进食，加神曲、麦芽、吴茱萸、蜀椒、干姜，为吴茱萸汤。若加藁本，为和气散，治伤寒吐利。若加藿香、半夏，为不换金正气散。若疟疾寒热者，加柴胡。若小肠气痛，加苦楝、茴香。

《宣明方》开胃生姜丸　治中焦不和，胃口气塞，水谷不化，噫气不通，噎塞痞满，口淡吞酸，食时膨胀，哕逆恶心，呕吐痰水，宿食不消，咳嗽胁肋刺痛。宽中开胃，进美饮食。

桂心一两　生姜一斤，切作片子，盐三两淹一宿，再焙干　青皮去白　陈皮去白　甘草炙，各二两　缩砂仁四十九个　广茂　当归各半两

上为末，炼蜜丸如弹子大。每服一丸，食前细嚼，沸汤

---

① 酸：原作"醋"，据《卫生易简方·脾胃》改。
② 瓜：原作"皮"，据《卫生易简方·脾胃》改。

化下。

《宣明方》宣宿丸　治和脾胃，宽胸膈，消痰逆，止呕吐，进益美饮食。

官桂　干姜各半两　木香一分　大黄　蓬莪术　芫花醋淬湿，焙干　枳壳去瓤　茴香炒　红皮酪各一两　半夏二两　牵牛半斤，取末四两　巴豆四个

上为末，滴水为丸，如小豆大。每服二三十丸，温水下。

卷之四

翻胃 附五噎五膈

翻胃之证，其初也，未有不由五噎五膈而始者。五噎五膈者，喜怒不常，忧思劳役，惊恐无时，七情伤于脾胃，郁而生痰，痰与气搏，升而不降，饮食不下。盖气留于咽嗌者为五噎，结于胸膈者为五膈。治疗之法，当顺气化痰，温脾养胃。久而不治，则气体虚弱，脾胃冷绝，致成翻胃。食罢即反，或一日、二日而反，至此亦甚危矣，非硇砂坠痰化积，兼以刚剂暖胃，不足以疗此证。如水谷并不能下，《方便集》中一方用丁香、附子为末，于掌心舔吃，亦一法也。如趺阳脉紧而涩者，为难治之证。又有下虚之人，气上控膈，令人心下紧满痞急，肌中苦痹，缓急如刺，不得俯仰，名曰胸痹，其证类乎五膈，又当以严氏栝楼实丸治之。临证又宜详审。

《和剂方》**五膈宽中散** 治七情四气伤于脾胃，以致阴阳不和，胸膈痞满，停痰气逆，遂成五膈之病。一切冷气，并皆治之。

青皮去白 陈皮去白 丁香各四两 厚朴去皮，姜制，各一斤 甘草炙，五两 白豆蔻去皮，二两 香附子炒，去毛 缩砂仁四两 木香三两

上为末，每服二钱，姜盐汤点服，不拘时。

《和剂方》**膈气散** 治五种膈气，三焦痞塞，呕吐痰逆，饮食不下。

肉豆蔻 甘草炙 干姜炮 青皮去白 槟榔炙 厚朴去皮，姜制 枳壳去瓤，麸炒 木香各五两 陈皮去白 蓬莪术炮 益智仁

荆三棱炮　肉桂去皮，各十钱

上为末，每服二钱，水一盏，姜枣煎服，盐汤亦可点服。

《和剂方》**丁香煮散**方载脾胃门　治脾胃虚寒，翻胃呕逆，并皆治。

《御药院方》**十嗝气散**　专治十般嗝气，冷嗝、风嗝、气嗝、痰嗝、热嗝、忧嗝、悲嗝、水嗝、食嗝、喜嗝。

人参去芦　白茯苓去皮　官桂去皮　枳壳去瓤，麸炒　甘草炙　神曲炒黄色　麦芽炒黄色　诃黎勒皮煨，去核　莲莪术煨　荆三棱煨干　干生姜炮　陈皮去白　白术各一两　厚朴去皮，姜制　槟榔煨　木香各半两

上为末，每服二钱，入盐一字，白汤点服。如脾胃不和，腹胁胀满，用水一盏，姜七片，枣二枚，盐少许，煎服。

《御药院方》**通嗝散**　治五种嗝气。

赤茯苓去皮　陈皮去白　诃黎勒皮　白术　陈曲炒　荆三棱煨　草豆蔻去皮　槟榔半生半熟　干姜炮　甘草炙　五味子炒　厚朴去皮，姜制　郁李仁汤浸，去皮，麸炒　人参　肉桂去皮　半夏汤洗了，和生姜同捣如泥，却推在新瓦上，用文武火煅，令黄色　枳壳去瓤，麸炒　木香各一两

上㕮咀，每服三钱，水一盏，姜枣煎服，盐汤点亦可。

《三因方》**沉香散**　治五噎五嗝。常服宽中进食。

白术　茯苓各半两　木通　大腹皮　白芷各三两　当归　陈皮　青皮　大腹子　枳壳去瓤，麸炒　木香　芍药各二两　甘草炙，一两　紫苏叶三钱

上为末，每服二钱，水一盏，姜三片，枣一枚，煎七分，空心温服。

《济生方》**五噎散**　治五噎，食不下，呕哕痰多，咽喉塞

噎，胸背满痛。

人参　半夏汤洗七次　桔梗去芦，炒　木香不见火　沉香不见火　白豆蔻　杵头糠　荜澄茄　枇杷叶去皮　干生姜　白术各一两　甘草炙，半两

上㕮咀，每服三钱，水一盏，姜七片，同煎，食后温服。

《济生方》五嗝散　治五嗝气结，胸膈痞闷，痰逆恶心，不进饮食。

木香不见火　青皮去白　大腹子　枳壳去瓤，麸炒　丁香不见火　干姜炮　半夏曲炒　天南星汤泡，去皮　草果仁　麦芽炒　白术各一两　甘草炙半两

上㕮咀，每服三钱，水一盏，姜五片，煎七分温服。

《济生方》瓜蒌实丸　治胸痞，痛彻背胁，喘急妨闷。

栝楼实别研　枳壳去瓤，麸炒　半夏汤洗七次　桔梗炒，各一两

上为末，姜汁打糊，丸如梧桐子。每服五十丸，食后淡姜汤下。

《济生方》入药灵砂　治翻胃呕吐，饮食不下。

灵砂一两　丁香　木香　胡椒各半钱，末

上和匀，煮枣烂，肉杵为丸绿豆大。每服六十粒，姜汤、米饮下。

《百一选方》安脾散方载呕吐门　治翻胃，吐食，哕酸，日吐黄水。

《方便集》丁香附子散　治翻胃，不纳饮食。

大附子一个，紧实者，切去小截，留作盖子，勿使之碎，将下一截剜一窍，以丁香四十九粒安窍内，以小截盖之，用线绊缚置砂铫内，用生姜汁浸过，附子为则慢火熬至干，取附子、丁香为末，和匀，每挑少许，在掌内舌舔而吃，日数十次。忌毒物生冷。

《和剂方》撞气阿魏丸方载诸气门　治五种噎疾，九般心痛，疰癖气块，腹痛肠鸣，呕吐酸水。丈夫小肠气，妇人血气，并皆治之。

《杨氏家藏方》姜合丸　治中脘停痰，胸膈痞结，欲成翻胃。

硇砂纸上飞过　肉桂去皮　附子炮，去皮、脐，各一两　茴香二钱半，炒　丁香　陈皮去白　青皮去白　荜澄茄　沉香各半两　木香各一两

上为末，次入硇砂研匀，酒煮面糊为丸，每两作二十丸。每服一丸，以生姜一块，剜如盒子，安药在内，湿纸裹，煨令香，去纸放温，细嚼，盐汤送下，不拘时。

《本事方》附子散　治翻胃。

大附子一枚，置砖上，四面着火，渐渐逼热，以附子淬入姜汁中，再逼再淬，约姜汁尽半碗为止，却焙干

附子为末，每服二钱，水一盏，粟米同煎七分，不过三服即愈。

《百一选方》附子黄芪草果饮　治翻胃，不进饮食。

白术　官桂　附子炮　厚朴去皮，姜制　草果煨，去皮　白芍药　白茯苓　黄芪去芦，炙　良姜各一两　白豆蔻　檀香各半两　甘草炙，三钱　半夏三钱，汤洗七次

上㕮咀，每服四钱，水一盏，姜五片，枣一枚，煎服，不拘时。

《仁斋直指方》丁香煮散　治翻胃，呕逆。

石莲肉　丁香各十四枚　比枣十个，切片　生姜大片　黄粳米
上用水蒸煮为稀粥，去条，食粥。

《经验方》夺命四生散　治五噎五噎，翻胃呕吐，不进饮

食。服此药多有神效，不可轻视。

丁香拣净　川芎　白姜洗净，炮　南木香不见火　肉桂去皮，不见火　新罗参　神曲各半两　大草果仁二个，炮，取仁　诃子七枚，取肉　缩砂仁二十一粒　莪术炮　粉草炙，各七钱半　巴豆十四粒，去壳、心膜，不去油，冷水浸一宿，别研为膏，留就钵中

上十二味，日干为末，入乳钵内和匀，巴豆膏再筛过，入瓦盒内，以油纸盖盒口，却用黄蜡和松脂溶，如法封固合缝。每以十二月上辰日，或初八黄道生气天月二德日，至诚修合，于地高爽处，埋土中三尺深，至次年六月中伏节，择吉日晴明时取出，向当风处摊去湿气，以不漏瓦瓶收贮，密封。壮实人，每服用半钱，临睡百沸汤调半盏，顿服，仰卧片时，徐以温白粥压下。若羸弱，只服一字，二三服即能进食，止呕吐，续以宽中散、丁沉透膈汤、橘皮煎丸、厚朴煎丸等兼进，佐助胃气。忌生冷、鱼腥、黏腻并硬物，一两月则痊愈矣。孕妇不可服。

《经验方》附子丁香散　治翻胃吐逆，脏腑泄泻等疾。

附子一两，炮　干姜炮　丁香　肉豆蔻煨　白术各半两　甘草三钱

上为粗末，每服三钱，水一盏，姜五片，煎六分，空心服。

《拔粹方》汉防己散　治噎。

汉防己五钱　官桂一两　细辛七分半　陈皮去白，一两　羚羊角末，七钱半　紫苏七分半　杏仁洗，去皮、尖，一两

上为粗末，每服三钱，生姜三片，水煎，日进三服。

《拔粹方》人参利膈丸　治胸中不利，痰嗽喘满。利脾胃壅滞，推陈致新。治膈气圣药。

木香　槟榔各七钱半　人参　当归　藿香一两　甘草　枳实各一两　大黄酒浸　厚朴姜制，各二钱

上为末，滴水为丸，桐子大。温水送下。

《拔粹方》宽中进食丸　滋形气，喜饮食。

草豆蔻五钱　缩砂仁二钱半　半夏七钱　大麦芽曲炒，五钱半枳实去瓤，麸炒，四两　神曲炒，五钱半　炙甘草一钱半　干生姜两钱半　橘皮二钱半　木香一钱　白术三钱　白茯苓三钱　猪苓去皮，二钱半　泽泻　人参　青皮　槟榔各二钱半

上为细末，汤浸蒸饼为丸，如桐子大。每服三十丸，米饮汤送下，食后服。

《拔粹方》百杯丸　治酒停腹中，膈气痞满，面色黄黑，将成癖疾，饮食不进，日渐肌瘦。如饮酒，先服此药，百杯不醉，亦无诸痰。

红皮三两，去白秤　木香三钱　广茂炮，三钱　干姜三两　丁香五十个　甘草二钱，炙　茴香　荆三棱炮，三钱　缩砂仁三十个　白豆蔻三十个　生姜一两，去皮，切作片子，盐二两，淹一宿，焙干

上为细末，炼蜜为丸，朱砂为衣，每一两作五丸。生姜汤下，细嚼，无时。

《徐同知》养胃汤　治脾胃虚冷，不思饮食，翻胃呕吐。

白豆蔻仁　人参　丁香　缩砂仁　肉豆蔻　炮附子　粉草炙　沉香　橘红　麦芽　麦曲各二钱半

上为细末，姜盐汤调下。

《济生方》太仓丸　治脾胃虚弱，不进饮食，翻胃不食，亦宜服之。

白豆蔻仁二两　丁香一两　缩砂仁二两　陈仓米一升，用黄土炒，米熟去土不用

上为细末，用生姜自然汁法丸如梧桐子大。每服百丸，食后用淡姜汤送下。

诸　虚

　　诸虚之与劳极，虽曰皆由体气虚弱，心肾有亏，水火不自升降而致此疾。然各有其所因，不可不究。诸虚者，或禀赋素弱，又为寒暑劳役所伤。或色欲过度，俱能戕贼真气，以致肌体羸瘦，腰膝无力，小便频数，大便滑泄，目眩耳聋，遗精自汗，甚则虚炎上攻，面红发喘，此皆诸虚之证。劳极者，七情伤乎五脏也。尽力谋虑，劳伤乎肝，应乎筋极。曲运神机，劳伤乎心，应乎脉极。意外过思，劳伤乎脾，应呼肉极。预事而忧，劳伤乎肺，应乎气极。矜持志节，劳伤乎肾，应乎骨极。此五劳应乎五极者也。劳极精气变生诸证，其脉多弦。治疗之法，虚者补之，劳极者温而精而安其五脏。又随其冷热调之。故《素问》云："形不足者，温之以气。精不足者，补之以味。"凡滋补之药，当用平和，不可骤用峻补，缘肾水枯竭，不足以当之，又恐愈甚上炎之患，慎之慎之。

　　《和剂方》三建汤　治元阳素虚，寒邪外攻，手足厥冷，六脉沉微，大小便滑数及中风涎潮，不省人事，伤寒阴证，皆可服之。

　　大川乌　附子并炮　天雄炮，去皮、脐，各等分

　　上咬咀，每服四钱，水二盏，姜十五片，煎八分，温服不拘时。自汗加肉桂、小麦。气逆加沉香、木香。胃冷加丁香、胡香。

　　《和剂方》十全大补汤　治男子、妇人诸虚不足，五劳七伤。此药性温平补，常服生血气，壮肝肾。

　　人参去芦　肉桂去皮　地黄洗，酒蒸，焙　川芎　白芍药各等分茯苓　白术　黄芪去芦　甘草　川当归去芦，各等分

上为粗末，每服二钱，水一盏，姜三片，枣子二个，煎七分，温服。

《和剂方》**四柱散**方见泄泻门　治元脏气虚，真阳耗散，两耳蝉鸣，脐腹冷痛，大小便滑数，并皆治之。

《和剂方》**黄芪建中汤**　治男子妇人诸虚不足，羸乏少力。此药大生血气，补宜营卫。

黄芪去芦　肉桂去皮，各三两　甘草炙，二两　白芍药六两

上㕮咀，每服三钱，水盏半，姜三片，枣一个同煎。一法用炒浮小麦同煎，去滓，入饧少许，再煎，令溶，稍热服。虚者加熟附子。

《和剂方》**菟丝子丸**　治肾气虚损，五劳七伤，脚膝酸疼，面色黧黑，目眩耳鸣，心忪气短，有时盗汗，小便滑数，并宜服之。

鹿茸去毛，酥炙，各一两　续断三分　桑螵蛸酒浸，炒　覆盆子去枝叶萼，各半两　防风去苗　杜仲去皮，炒，各三分　石龙芮去土，一两　肉苁蓉酒浸，焙，三分　肉桂去皮，一两　补骨脂去毛，酒炒，三两　附子炮，去皮、尖，三两　荜澄茄　巴戟去心　沉香各三分　芎䓖半两　茴香炒，三分　菟丝子净洗，酒浸，一两　石斛去根　熟干地黄　白茯苓去皮　牛膝酒浸一宿，焙干　山茱萸去核，各二分　五味子半两　泽泻一钱

上为末，以酒煮面糊丸如梧桐子。每服三十丸，温酒、盐汤任下。

《和剂方》**八味丸**方载痰饮门　治下元冷惫，心火上炎，渴欲饮水，或肾水不能摄养，多吐痰唾，及男子消渴，小便反多，妇人转胞，小便不通，皆治。

《和剂方》**无比山药丸**　治诸虚百损，五劳七伤，肌体消

瘦，耳聋目暗。常服壮筋骨，益肾水。

赤石脂　茯神去皮、木，各一两　山药三两　苁蓉酒浸，四两　巴戟去心，一两　杜仲去皮，炒，三两　牛膝去苗，酒浸，一两　五味子拣，六两　泽泻一两　菟丝子酒浸，三两　熟干地黄酒浸　山茱萸各一两

上为末，炼蜜丸如梧桐子。每服三十丸，空心，温酒下。

《和剂方》安肾丸　治肾经积冷，下元衰惫，目暗耳鸣，四肢无力，夜梦遗精，小便频数，常服补元阳，益肾水。

桃仁去皮尖，炒，四十八两　肉桂去皮，不见火，十六两　白蒺藜炒，去刺　巴戟去心　肉苁蓉酒浸，炙　山药　破故纸　茯苓去皮　石斛去根，炙　草薢　白术各四十八两　川乌用去皮、脐，十六两

上为末，炼蜜为丸如梧桐子。每服三十丸，温酒、盐汤任下。

《和剂方》麝香鹿茸丸　益真气，补虚惫，壮筋骨，生津液。

鹿茸火去毛，酒浸，炙，十两　熟干地黄净洗，酒浸，蒸，焙，半斤　附子一百四十个，炮，去皮、脐　牛膝去苗，酒浸一宿，焙，一斤四两　山药四斤　杜仲三斤半，去皮，炒去丝　五味子二斤　肉苁蓉三斤，酒浸一宿

上为末，炼蜜丸如梧桐子，用麝香为衣。每服三十丸，温酒、盐汤食后任下。

《和剂方》双和汤　治男子妇人五劳七伤，血气不足，面色痿黄，四肢倦乏，将为虚劳之证。常服养气益血。

白芍药七两半　当归去芦，洗，酒浸，焙　熟地黄酒洗　黄芪去芦，蜜炙，各三两　甘草炙，二两二钱半　川芎去芦，三两　肉桂去皮，不见火，二两二钱半

上㕮咀，每服三钱，水一盏，姜三片，枣一个，煎，空心温服。

《和剂方》**十四味建中汤**　治荣卫失调，血气不足，积劳虚损，形体羸瘦，短气嗜卧，欲成痨瘵。

当归去芦，酒焙　白芍药　白术　麦门冬去心　黄芪　甘草　肉苁蓉酒浸　人参　川芎　肉桂去皮　附子炮，去皮、脐　半夏　熟地黄酒浸，焙　茯苓去皮，各等分

上㕮咀，每服三钱，水一盏，姜三片，枣一枚，煎，空心温服。

《和剂方》**小菟丝子丸**　治肾气虚损，目眩耳鸣，四肢倦怠，夜梦遗精。常服补益心肾。

石莲肉二两　菟丝子酒焙末，五两　白茯苓焙，一两　山药二两，内七分半打糊

上为末，用山药糊搜和丸如梧桐子。每服五十丸，空心，温酒、盐汤任下。如脚膝无力，木瓜汤下。

《和剂方》**沉香鹿茸丸**　治真气不足，下元冷惫，脚膝酸疼，四肢无力，遗精盗汗，一切虚损并宜服之。

沉香一两　附子炮，去皮、尖，四两　巴戟去心，二两　鹿茸去毛，酒炙，三两　菟丝子酒焙，五两　熟干地黄酒蒸，六两

上为末，入麝香一钱半，别研和匀，炼蜜丸如梧桐子。每服五十粒，好酒、盐汤，空心任下。

《和剂方》**椒附丸**　治下经不足，内挟积冷，脐腹拘急，举动乏力，小便频数，夜多自汗。

附子炮，去皮、尖，半两　槟榔半两　陈皮去白　牵牛　五味子各一两　川椒去子，微炒，半两　石菖蒲　干姜炮，各一两

上剉碎，以好米醋于瓷器内，用文武火煮令干，焙为细末，

醋煮面糊丸如梧桐子。每服三十丸，盐酒、盐汤，空心任下。

《和剂方》威喜丸　治丈夫元阳虚惫，精气不固，小便白浊，余沥常流，梦寐多惊，频频遗泄，妇人白淫白带，并宜服之。

黄蜡四两　白茯苓去皮，四两，作块，用猪苓一分，于器内同煮二十余沸，取出，日干，不用猪苓

上以茯苓为末，熔黄蜡搜为丸如弹子大。每服一丸，空心细嚼，津液咽下，以小便清为度。忌米醋，只吃糠①醋。

《和剂方》鹿茸四斤丸　治肝肾虚损之极，以致筋骨痿弱，不自胜持，起居无力，足膝酸痛，肌体瘦悴，气血不生。

肉苁蓉酒浸　天麻　菟丝子酒浸，别研　牛膝酒浸　熟地黄鹿茸火去毛，酥炙　杜仲酒浸　干木瓜各等分

上为末，蜜丸如梧桐子。每服五十丸，温酒、米汤任下。

《和剂方》玄兔丹　治肾水枯竭，津液不生，消渴诸证并皆治之。

菟丝子酒浸湿，研，焙干，取末，十两　五味子酒浸，研末，半两白茯苓　干莲肉各三两，酒

上为末，别碾干山药末六两，将浸酒余者添酒煮糊，搜和匀捣数千杵，丸如梧桐子。每服五十丸，米汤空心下。

《和剂方》苁蓉大补丸　治元脏虚惫，血气不足，白浊遗精，自汗自利，一切虚损，并宜服之。

附子炮去皮、脐　茴香炒　大苁蓉酒浸，各十两　木香　白蒺藜剥去刺，各五两　槟榔　黄芪　巴戟去心　桂心各二两　胡芦巴五两　川芎二两　羌活二两　天麻　牛膝酒浸　泽泻各五两　川椒炒

---

① 糠：原作"糖"，据《太平惠民和剂局方·治诸虚》"威喜丸"改。

去汗，十两　桃仁炒，去皮、尖　五味子各五钱

上为末，蜜丸如梧桐子。每服五十丸，盐酒、盐汤空心任下。

《和剂方》**橘皮煎丸**　治脾肾俱虚，不进饮食，肌体羸瘦，四肢乏力，常服壮脾胃，益肾水。

荆三棱煨，三两　陈皮去白，十五两　当归去芦　草薢　吴茱萸淘去浮者，焙干　厚朴姜制　肉苁蓉酒浸，炙　肉桂去皮　阳起石酒浸，研如粉　附子炮，去皮、尖　巴戟去心　石斛去根　牛膝去芦，酒浸　甘草炙，一两　鹿茸茄子者火去毛，劈开，酒浸　菟丝子酒浸，焙　杜仲去皮，姜汁炙　干姜，炮，各三两

上为末，用酒五升，于银、石器内，将橘皮末煎熬如饧，却将诸药末入在内，一处搅和搜匀，仍入臼内，捣千百杵，丸如梧桐子。每服三十丸，空心温酒、盐酒任下。

《和剂方》**黑锡丹**方载痰饮门　治男子妇人，上盛下虚，痰涎壅塞，气不升降。

《和剂方》**灵砂丹**方见痰饮门　治诸风，风痰壅盛，镇堕，升降阴阳。

《和剂方》**养气丹**方见气门　治诸虚百损，真阳不固，气不升降。

《和剂方》**养正丹**方见气门　治男子妇人，上盛下虚，水火不得升降。

《和剂方》**西川石刻安肾丸**　治真气虚惫，脚弱缓弱，夜梦遗精，小便滑数。

青盐水飞，四两　鹿茸去皮，酥炙，一两　柏子仁捣烂，水酒取粉，二两　石斛去核，酒蒸　附子炮，去皮、尖　川乌炮，去皮、尖　巴戟盐水浸，去心　肉桂去粗皮　菟丝子淘净，酒蒸　肉苁蓉酒浸，焙

干　韭菜子微炒　胡芦巴酒炒　杜仲去皮，姜汁炒去丝　破故纸酒炒　石枣去核，酒蒸　远志甘草煮，去苗、骨　赤石脂煅　茯苓去皮茯神去木　茴香酒炒　苍术米泔浸　川楝子酒蒸，去皮、核　茯神去木，各二钱　川椒去目，微炒出汗　山药洗净为糊，四两

上为末，山药酒糊丸如梧桐大。每服八十一丸，空心盐汤送下。

秘传　起痿丹　治肾经虚败，遂成骨痿，腰脚难举，日加困乏。

附子炮，去皮、尖　枸杞子拣去枝梗　肉苁蓉酒浸，焙干　沉香不见火　官桂　朱砂别研　熟地黄酒洗，蒸　母丁香各一两　木香不见火　阳起石火煅　天雄炮，去皮、脐，或用鹿茸亦可　硫黄　麝香别研　腻粉半两　白丁香半钱

上为末，炼蜜丸如弹子大，每用一丸，以姜汁火上入药熔化，却用手点药于腰眼上，磨擦至药尽，用至二十丸，大有神效。若有他处瘫痪风疾，加皂角一片，去筋捶烂，姜汁浸一宿，瓦上焙干为末，入前药内，依法用。

《和剂方》人参养荣汤　治积劳虚损，四肢倦怠，肌肉消瘦，面少颜色，汲汲短气，饮食无味。

白芍药三两　当归去芦　陈皮去白　黄芪蜜炙　桂心去皮　人参　白术煨　甘草炙，各一两　熟地黄制　五味子　茯苓各七钱半　远志炒，去心，半两

上㕮咀，每服四钱，水一盏，姜三片，枣二枚，煎服。遗精，加龙骨一两，咳嗽，加阿胶。

《和剂方》鹿茸大补汤　治男子诸虚不足，妇人亡血，一切虚损。

鹿茸制　黄芪蜜炙　当归酒浸，各二两　白芍药　附子炮，各半

两　肉苁蓉酒浸，焙，二两　人参　肉桂各一两半　杜仲炒去丝，二两
石斛酒浸，蒸，焙，一两半　五味子两半　熟地黄酒浸，焙，三两　白
茯苓去皮，二两　半夏　白术煨，各两半　甘草半两

上咬咀，每服四钱，水一盏，姜三片，枣一枚，煎服。

《和剂方》金锁正元丹　治真气不足，汲汲短气，四肢倦怠，脚膝酸疼，目暗耳鸣，遗精盗汗，一切虚损之证，并宜服之。

五倍子八两　紫巴戟去心，十六两　补骨脂酒浸，炒，十两　肉苁蓉洗，焙，一斤　胡芦巴炒，一斤　茯苓去皮，六两　龙骨二两
朱砂三两，别研

上为末，入研药令匀，酒糊丸如梧桐子。每服二十丸，空心温酒、盐汤任下。

《和剂方》十补丸　治真气虚损，颜色枯槁。腰脚酸痛，遗精白浊，夜多盗汗，大便自利。久服补五脏，益精髓。

干姜炮　菟丝子酒浸，别研　远志去心，姜汁浸，炒　赤石脂煅
厚朴去皮，姜汁炙，各一两　川椒去子及闭口者，炒出汗，二两　巴戟去心　破故纸炒　附子炮，去皮、脐　肉桂去皮，各一两

上为末，酒糊丸如梧桐子。每服五十丸，温酒送下。

《和剂方》正元散　治下元虚惫，脏腑滑泄，时或自汗，阳气渐微，手足逆冷，伤寒阴证，霍乱转筋，久下冷利，一切虚寒，并皆服之。

红豆炒，三钱　人参去芦，二两　附子炮，去皮、尖，一两　肉桂去皮，半两　陈皮二钱　山药姜汁，炒　川芎各一两　川乌炮，去皮、脐，半两　乌药去木，一两　白术二两　干姜炮，二钱　黄芪炙，一两半　干葛一两　茯苓去皮，二两　甘草炙，二两

上咬咀，每服三钱，水一盏，姜三片，枣一个，入盐少许，

煎服。

　　《御药院方》金樱丹　治男子去血失精，妇人半产漏下，五劳七伤，衰惫之极，身体瘦削，四肢困乏，虚劳骨蒸等疾，并宜服之。

　　金樱取汁　山术取汁　生地黄取汁　仙灵脾取汁　木香　肉苁蓉酒浸，研膏　菟丝子酒浸，别研　牛膝酒浸　生鸡头肉干　丁香　生莲子肉干　干山药　麝香别研，后入　柏子仁别研，各一两　甘草炒　人参　茯苓去皮　陈皮去白　菖蒲各二两

　　上将菟丝子以下同为细末，入柏子仁并以白沙蜜入银石器中，于炉内置熟火，五斤炼蜜微解，入儿孩母乳汁二升，以木篦搅，次入上项膏汁同搅匀，勿令住手，倾入药末一处搅熬至火消，续续缓添熟火，勿令大紧，熬至膏成，取出就于银石器中，候稍温，入麝香末一处搜和成剂，更于石臼中杵千余下，每两作十丸。每服一丸，空心，细嚼酒下。

　　《御药院方》九子丸　强阳补肾，益精气，壮筋骨。

　　鹿茸一两，刮去毛，酥涂炙令黄色。其味甘、酸，其性温，无毒。主男子腰肾虚冷，脚膝少力，夜多异梦，精溢自出。助阴气

　　肉苁蓉四两，酒浸三宿，切焙干。其味甘、酸、咸，其性温。治男子绝阳不举，女子绝阴不产，润五脏，养肌肉，暖腰膝，益精血，令人有子

　　仙茅一两，糯米泔浸三宿，用竹刀刮去皮，于槐木砧子上切，阴干。其味辛，其性温。主丈夫虚损，妇人失血无子。久服通神养志，壮筋骨，益肌肤，长精神，明眼目

　　远志一两，去心。其味苦，其性温。主伤中，补不足，除邪气，利九窍，益智慧，聪耳明目，强志，久服轻身不老

　　续断一两，捶碎，去筋脉，酒浸一宿。其味苦、辛，其性温。主助气，润血脉，补不足

　　蛇床子一两，微炒。其味温辛，其性平。主男子阴痿湿痒，久服轻身，

好颜色，强阴，令人有子

巴戟一两，去心。其味辛、甘，其性温。主阴痿，强筋骨，安五脏，补中增志，益精养气

怀香子一两，舶上者，微炒。其味辛，其性平。主膀胱肾间冷气。国人重之，能助阳道

车前子一两，其味甘，其性平，微寒。主男子伤中，强阴益①精，令人有子，明目，利水道。

上为末，用鹿角脊髓五条，去血脉筋膜，以无灰酒一升，煮炙成膏，更研极烂，同炼蜜少许和丸如梧桐子。每服五十丸，温酒空心送下。

《御药院方》固阳丹　养气守神，固精壮阳，补益真气，常服有效。

黑附子炮，三两　川乌头炮，二两　白龙骨一两　补骨脂　川楝子　舶上茴香各一两七钱

上为末，酒打面糊丸如梧桐子。每服五十丸，空心温酒下。

《御药院方》天真丸　治一切亡血过多，形容枯槁，四肢羸弱，饮食不进，肠胃滑泄，津液枯竭。久服生血气，暖胃，驻颜。

羊肉七斤，精者为妙，洗去筋膜并去脂皮，劈开入药末　肉苁蓉十两　当归十二两，去芦，洗　山药去皮，十两　天门冬去心，焙干，一斤

上四味为末，置之在羊肉内，裹定，以麻缕缠缚，用无灰好酒四瓶煮，令酒尽，再入水二升，又煮，直候肉烂如泥，再入黄芪末五两、人参末三两、白术末二两、熟糯米饭焙干为饼。将前后药末同剂为丸如梧桐子。一日二次，服三百粒，温酒送下，顷以渐而进。如觉难丸，入蒸饼五七枚，焙干为末，同人

---

① 益：原作"溢"，据《神农本草经集注·草木上品》"车前子"改。

臼中杵千下，丸之。

《御药院方》玉锁丹　治精气虚滑，遗泄不禁。常服涩精固阳。

　　龙骨　莲花叶　鸡头实　乌梅肉各等分

　　上为末，用熟山药，去皮研如膏和丸，如小豆大。每服三十丸，空心米饮下。

《杨氏家药方》三仁五子丸　治血气耗虚，五脏不足，睡中惊悸，盗汗。常服养心益肝，生血补气。

　　菟丝子酒浸一宿，别捣，焙干　五味子　枸杞子　覆盆子　车前子　柏子仁　酸枣仁炒　薏苡仁炒　沉香　鹿茸酥炙　肉苁蓉酒浸，切，焙　巴戟去心　当归洗，焙　白茯苓去皮　乳香别研　熟干地黄洗，焙，各一两

　　上为末，次入研药和匀，炼蜜丸如梧桐子。每服五十丸，温酒、盐汤空心任下。

《简易方》未病莲心散　治虚劳或大病后，心虚脾弱，盗汗遗精。

　　莲肉一两　白术　人参　白茯苓　五味子　木香　薏苡仁炒　北桔梗炒　甘草炙　白扁豆炒　丁香　白芷　干姜炮　山药炒　半夏曲　百合　神曲炒，各一钱

　　上㕮咀，每服一钱，水一盏。麦芽同煎，空心服下。

《简易方》诜诜书苁蓉丸　治丈夫禀受气血有偏胜者，气胜血则阳盛，宜服此药和阳助阴。

　　熟地黄洗，酒浸蒸二次，焙干，二两　穿心紫巴戟　嫩鹿茸酥炙　龙齿　川当归洗，焙，各一两半　人参去芦　石莲肉各一钱　肉苁蓉洗，焙　北五味　嫩黄芪蜜炙　白茯苓　菟丝子蒸，二次，焙上为末，炼蜜丸如梧桐子。每服五十丸，温酒、盐汤空心任下。

《简易方》上丹　养五脏，补不足，秘固真元，调和荣卫，久服明目驻颜，交摄心肾，男子无嗣，女子不孕，并宜服之。

五味子半斤　百部酒浸一两，焙干　菟丝子酒浸，别研　肉苁蓉酒浸　杜仲炒断丝　巴戟去心　远志去心　枸杞子　山药　防风去叉　白茯苓去皮　蛇床子炒　柏子仁别研，各二两

上为末，炼蜜丸如梧桐子。每服五十丸，空心，温酒、盐汤任下。春煎干枣汤，夏加五味子四两，秋加枸杞子，冬加远志各六两，季月加苁蓉六两，

《简易方》中丹　补诸虚百损，体气羸弱，精血不行，上焦客热，中脘停痰，脾胃失调，不进饮食，并宜服之。

黄芩用一两为末，姜汁和作饼　白芍药　黄芪　当归　人参　桂心各二两　川椒炒出汁　熟附子一两　白茯苓二两

上为末，粟米饭搜和，捣千杵，丸如梧桐子。每服五十丸，空心温酒、米饮任下。

《简易方》小丹　补劳虚，益气血，去风冷，消百病。

肉苁蓉酒浸　熟地黄各六两　五味子　菟丝子酒浸，各五两　泽泻　柏子仁别研　天门冬去心　蛇床子　覆盆子　续断　菖蒲去毛　桂心　巴戟去心　石斛各三两　人参　天雄炮，去皮、脐，一两　炼成钟乳粉实裹用三两　杜仲炒断丝　白茯苓各一两　远志去心炒　山茱萸　山药各二钱

上为末，炼蜜丸如梧桐子，食前酒服五十丸。小便多者，去钟乳，倍地黄。多忘，倍远志、茯苓。少气神虚，倍覆盆子。欲容色光滑，倍柏子仁。虚寒，倍桂心。小便赤浊，三倍茯苓，一倍泽泻。吐逆，倍加人参。风虚，倍天雄。

《杨氏家藏方》固真丸　治诸虚不足，常服补益五脏，接助真阳，滋润肌肤，强壮筋骨。

　　川乌头<small>盐炒黄色，去盐</small>　熟干地黄<small>洗，焙</small>　秦椒<small>各二钱</small>　肉桂<small>去皮</small>　茴香<small>酒浸，炒</small>　威灵仙　仙灵脾　山药　五味子<small>炒，各一两</small>　草芥　附子<small>炮，去皮、脐</small>　白茯苓<small>去皮</small>　当归<small>洗、焙</small>　牛膝<small>酒浸一宿</small>　石菖蒲<small>各半两</small>

　　上为末，炼蜜和杵千余下，丸如梧桐子。每服五十丸，空心温酒、盐汤任下。

　　《杨氏家藏方》还少丸　大补真气虚损，肌体瘦，晬目暗，耳鸣，气血凝滞，脾胃怯弱，饮食无味，并宜服之，盐汤吞下，空心。

　　肉苁蓉<small>酒浸，焙</small>　远志<small>去心</small>　茴香<small>各一钱</small>　巴戟<small>去心</small>　干山药　枸杞子　熟干地黄<small>洗，焙，各五钱</small>　石菖蒲　山茱萸　牛膝<small>酒浸一宿，焙干，各一两半</small>　杜仲<small>去皮，姜汁和酒炙香</small>　楮实　五味子<small>一两</small>　白茯苓<small>一两</small>

　　上为末，炼蜜入蒸熟枣肉和匀，丸如梧桐子。每服五十丸。空心温酒盐汤送下。

　　《杨氏家藏方》二至元　补虚损，生精血，去风湿，壮筋骨。

　　鹿角<small>镑细，以真酥一钱，无灰酒一升煮干，慢火炒令干</small>　苍耳<small>酒浸一宿，炒，焙</small>　山药　麋角<small>镑细，以真酥二两，米醋一升煮干，慢火炒干。三味各半斤</small>　当归<small>五钱，酒浸一宿，焙干</small>　沉香　白茯苓<small>去皮</small>　黄芪<small>蜜炙，各四两</small>　肉苁蓉<small>酒浸一宿，焙二两</small>　人参<small>去芦，二钱</small>　沙苑蒺藜<small>去土，洗，焙</small>　附子<small>炮，去皮、脐，一两</small>　远志<small>去心</small>

　　上为末，用酒三升，糯米三合煮烂，和杵丸如梧桐子。每服五十丸，温酒、盐汤空心任下。

　　《杨氏家藏方》八仙丸　疗元脏虚损，血气不足，耳鸣目暗，腰膝酸痛，肌体羸瘦，饮食无味。

木瓜去子，各四两，并用酒浸三日，焙干　当归洗，焙，二两　附子二两，炮，去皮、脐　天麻去苗　鹿茸一两，火去毛，酒炙　麝香一分，别研　肉苁蓉　牛膝二钱

上为末，炼蜜丸如梧桐子。每服五十丸，空心温酒送下。

《济生方》芡实丸　治思虑伤心，疲劳伤肾，心肾不交，精元不固，面少颜色，惊悸健忘，小便赤涩，遗精白浊，足胫酸疼，耳聋目暗。

芡实蒸，去壳　莲花须各二两　茯神去木　山茱萸取肉　龙骨生用　五味子　枸杞子　熟地黄酒蒸　韭子炒　肉苁蓉酒浸　川牛膝去芦，酒浸　紫石英煅七次，各一两

上为末，酒煮山药糊丸，如梧桐子。每服七十丸，空心，盐汤下。

《济生方》黑丸　治精血耗竭，面色黧黑，耳聋目暗，口干多渴，腰痛脚弱，小便白浊，上燥下寒，不受峻补。

鹿茸酒蒸　当归去芦，酒浸，各等分

上为末，煮乌梅膏丸如梧桐子。每服五十丸，空心，米饮下。

《济生方》玉关丸　治诸虚不足，交媾心肾。常服固精气，宁心志，膏淋白浊，服之神效。

辰砂一两　鹿茸二两，作片酥炙　当归酒浸，焙　茯神去木　附子七钱重者四个，生，去皮脐，各切下顶，剜空心，刮空，空中安辰砂在内，以前顶子盖定，用线扎　杜仲去粗皮，酒浸，钱半　木瓜大者二个，切开顶，去瓤，入朱砂附子四个在内，以木瓜元顶子盖之，线扎定，烂蒸干，取出附子，切作片，焙干为末，朱砂细研，水飞，木瓜研如膏，宣瓜者最妙　沉香别研，一两　五味子各一两半　巴戟去心　黄芪去芦，蜜炙　远志去心，炒，二两　肉苁蓉酒浸　川牛膝去芦，酒浸　石斛去根，酒

浸，各一两　柏子仁炒，别研，各一两　菟丝子水淘，酒浸，别研，一两半

上为末，用木瓜膏杵和，入少酒打糊丸，如梧桐子。每服七十丸，空心，米饮温酒，盐汤任下。

《济生方》秘精丸　治下虚胞寒，小便白浊，或如米泔。或若凝脂。

牡蛎煨　菟丝子酒蒸，焙，别研　龙骨生用　五味子　韭子炒白茯苓去皮　白石脂煅　桑螵蛸酒炙，各等分

上为末，酒糊丸如梧桐子。每服七十丸，空心盐酒下。

《济生方》黄犬肉丸　治真精衰惫，脐腹冷痛，小便频数，夜梦遗精，足胫酸痛，腰背拘痛，肌体羸瘦，饮食无味。

磁石三两，煅，水飞　川乌炮，去皮、尖　附子同上　桑寄生鹿茸火去毛，酒蒸　麋茸同上　仙茅酒浸　肉苁蓉酒浸，焙干　川巴戟去毛　胡芦巴炒，各二两　沉香别研　青盐别研　阳起石煅，别研龙骨生用　虎胫骨酥炙　覆盆子酒浸，各一两

上为末，用黄犬肉二斤，以酒、葱、茴香煮烂，杵和丸，如梧桐子。每服七十丸，空心，盐汤任下。

《济生方》羚羊角散　治肝劳实热，两目赤涩，烦闷热壅。

羚羊角镑　柴胡去芦　黄芩　川当归　决明子　羌活去芦赤芍药　甘草炙，各等分

上㕮咀，每服四钱，水一盏，姜五片，煎服不拘时。

《济生方》续断汤　治肝劳虚寒，胁痛胀满，挛缩烦闷，眼昏不食。

川续断酒浸　川芎　当归去芦，酒浸　橘红　半夏汤洗七次干姜炮，各一两　桂心不见火　甘草炙，各半两

上㕮咀，每服四钱，水一盏，姜五片，煎服不拘时。

《济生方》黄芩汤　治心劳实热，口疮心烦，小便不利。

泽泻　栀子仁　黄芩　麦门冬去心　木通　生干地黄　黄连去须　甘草炙，各等分

上㕮咀，每服四钱，水一盏，姜五片，煎服不拘时。

《济生方》远志饮子　治心劳虚寒，梦寐惊悸。

远志去心，甘草煮干　茯神去木　桂心不见火　人参　酸枣仁炒，去壳　黄芪去芦　当归去芦，酒浸，各一两　甘草炙，半两

上㕮咀，每服四钱，水一盏，姜五片，煎服不拘时。

《济生方》小甘露饮　治脾劳实热，身体眼目俱黄，咽喉肿痛。

黄芩　川升麻　茵陈　栀子仁　桔梗去芦，炒　生地黄洗　石斛去根　甘草炙，各等分

上㕮咀。每服四钱，水一盏，姜五片，煎服不拘时。

《济生方》二母汤　治肺劳实热，面目浮肿，咳嗽喘急，烦热颊赤，渐成痨瘵。

知母　贝母去心膜　杏仁去皮尖，炒　甜葶苈炙，各半两　半夏汤洗七次　秦艽去芦　橘红各一两　甘草炙，半两

上㕮咀，每服四钱，水一盏，姜五片，煎服不拘时。

《济生方》温肺汤　治肺劳虚寒，心腹冷气，胸胁逆痛。

人参　钟乳粉　半夏汤洗七次　桂心不见火　橘红　干姜炮，各一两　木香不见火　甘草炙，各半两

上㕮咀，每服四钱，水一盏，姜五片，煎服不拘时。

《济生方》地黄汤　治肾劳实热，腹胀耳聋，常梦见大水。

生地黄洗　赤茯苓去皮　玄参洗　石菖蒲　人参　黄芪去芦　远志去心，甘草煮　甘草炙，各一两

上㕮咀，每服四钱，水一盏，姜五片，煎服不拘时。

《济生方》羊肾丸 治肾劳虚寒，面肿垢黑，腰脊引痛，屈伸不利，梦寐惊悸，小便白浊。

熟地黄酒蒸，焙 杜仲去皮炒 石斛去根 菟丝子淘净，蒸，焙，别研 黄芪去芦 川续断酒浸 桂心不见火 磁石煅，醋淬 川牛膝去芦，酒浸 沉香别研 五加皮洗 山药炒，各一两

上为末，雄羊肾两对，以葱、椒、酒煮烂，入少酒糊同杵和为丸，如梧桐子。每服七十丸，空心盐汤下。

《济生方》五加皮汤 治筋实极，咳则两胁下痛，不可转动，并脚心痛不可忍，手足爪甲青黑，四肢筋急。

羌活去芦 羚羊角 赤芍药 防风去芦 五加皮洗 秦艽去芦 枳实去瓤，麸炒 甘草炙，各半两

上为末，每服四钱，水一盏，姜五片，煎服不拘时。

《济生方》木瓜散 治筋虚极，脚手拘挛，伸动不得，十指甲痛，数转筋，甚则舌卷卵缩，唇青面黑。

虎胫骨酥炙 五加皮洗 木瓜去瓤 当归去芦，酒浸 甘草酸枣仁炒，去壳 人参 桑寄生 柏子仁炒 黄芪去芦，各一两

上㕮咀，每服四钱，水一盏，姜五片，煎至服不拘时。

《济生方》茯神汤 脉虚极，咳则心痛，喉中介介如梗状，甚则咽肿。

茯神去木 人参 远志去心，甘草煮 通草 麦门冬去心 黄芪 桔梗去芦，炒 甘草炙，各等分

上㕮咀，每服四钱，水一盏，姜五片，煎服不拘时。

《济生方》薏苡仁散 治肉实极，肌肤淫淫如鼠走，津液开泄，或时麻痹不仁。

川芎 薏苡仁 石膏 桂心不见火 杏仁去皮，麸炒 羚羊角 防风去芦 汉防己 赤芍药 甘草各等分

上咬咀，每服四钱，水一盏，姜五片，煎服不拘时。

《济生方》半夏汤　治肉虚极，体重连肩胁，不能转，动则咳嗽，胀满，留饮痰癖，大便不利。

半夏汤洗七次　茯苓　人参　白术　甘草各等分　橘皮去白　木香不见火　桂心不见火　附子炮，去皮、脐　大腹皮姜制

上咬咀，每服四钱，水一盏，姜五片，煎服不拘时。

《济生方》前胡汤　治气实极，胸膈不利，咳逆短气，呕吐不食。

前胡去芦　半夏汤泡七次　杏仁去皮　紫苏子炒　枳实　陈皮去白　桑白皮炙　甘草炙，各等分

上咬咀，每服四钱，水一盏，姜五片，煎服不拘时。

《济生方》紫菀汤　治气虚极，皮毛焦枯，四肢无力，喘急短气。

紫菀茸　干姜炮　黄芪去芦　人参　五味子　钟乳粉　杏仁去皮尖，麸炒　甘草炙，各等分

上咬咀，每服四钱，水一盏，姜五片，枣一枚，煎服不拘时。

《济生方》玄参汤　治骨实极，面色焦枯，隐曲，膀胱不通，牙齿脑髓苦痛，手足酸疼，大小便秘。

车前子　黄芪去芦　当归去芦，酒浸　枳壳去瓤，麸炒　麦门冬去心　白芍药各一两　甘草炙，半两　生地黄洗　玄参各一钱

上咬咀，每服四钱，水一盏，姜五片，煎服不拘时。

《济生方》鹿角丸　治骨虚极，面肿垢黑，脊痛不能久立，血气衰惫，发落齿枯，甚则喜唾。

鹿角二两　川牛膝去芦，酒浸，焙，一两半

上为末，炼蜜丸如梧桐子。每服五十丸，空心，盐汤下。

《济生方》石斛汤　治精实极热，眼视不明，齿焦发落，通身虚热，甚则胸中烦疼，夜梦遗精。

小草　石斛去根　黄芪去芦　麦门冬去心　生地黄洗　白茯苓去皮　玄参各一两　甘草炙，半两

上㕮咀，每服四钱，水一盏，姜五片，煎服不拘时。

《济生方》磁石丸　治精虚极，气体羸瘦，梦中走泄后遗沥不已，小便白浊，甚则阴痿。

磁石煅，醋淬，二两　肉苁蓉酒浸，焙　鹿茸去皮毛，酒蒸　川续断酒浸　杜仲炒断丝　柏子仁炒，别研　赤石脂煅　熟地黄酒蒸，焙　山茱萸取肉　菟丝子酒蒸，别研　川巴戟去心　韭子炒，各一两

上为末，酒糊丸如梧桐子。每服七十九，空心，温酒、盐汤任下。

《百一选方》十精丸　升降阴阳，既济水火，平补心肾。

远志　青盐　破故纸　白茯苓　石菖蒲五钱　益智仁各一两　菟丝子　川当归　牛膝各二两　山茱萸半两

上为末，用獖猪腰子一只，去膜，和酒研细，煮面糊丸如梧桐子。每服五十丸．空心盐汤、温酒任下。如小便赤少，车前子煎汤下。心虚精神不定，茯神汤下。如夜间烦躁不得睡，用酸枣仁末调汤下。如心气盛塞，煎麦门冬汤下。一方去菖蒲，加熟干地黄二两，并用羊腰子为丸。

《澹寮方》乌沉汤　生气血，补心肾。虚损之人，服此当胜大建中汤。

人参　当归大者，去芦　白术炒，各一两　天台乌药　沉香半两　白茯苓去皮　附子煨去皮、尖，各一两　肉桂去皮，半两

上为末，每服三钱，水一盏，姜五片，枣一枚煎，空心服。

《澹寮方》五精丸　治肾虚痿弱，大补元气。

秋石刚健者　鹿角霜　茯苓　阳起石　山药各等分

上为末，酒糊丸如梧桐子。空心服五十粒，须要常近火边，使干燥，庶几服之无恋膈之患。

《澹寮方》鹿茸丸　治精血虚惫，补益肾水。

嫩鹿茸一两，蜜炙　沉香半两　附子去皮、脐　当归　茴香炒　菟丝子一两，酒浸，蒸数次，研如泥，剪叶上焙　胡芦巴各半两，熟炒　破故纸炒，各半两

上用酒煮糊丸，如梧桐子。每服七十丸，空心，盐酒盐汤下。

《澹寮方》茸朱丹　昔西蜀药市中，常有黑发朱颜道人，每大醉，高歌厉声曰："尾闾不禁沧浪竭，九转仙丹都谩说。惟有斑龙项上珠，能补玉堂阙下血。"即货此药也，朝野遍传。一名斑龙丸。

辰砂别研，半钱　当归去芦、尾　地黄九蒸九焙，各八钱　肉苁蓉　鹿茸去皮、毛，切片酥炙，无醋用酒炙　鹿角胶炒珠子　鹿角霜　大附子　柏子仁去壳，同枣仁捣　黄芪蜜炙各一两　阳起石煅，酒淬　酸枣仁去壳，捣成膏，各一两

上为末，酒煮面糊丸如梧桐子。每服五十丸。空心温酒、盐汤任下。用干物压之为妙。

《澹寮方》敛阳丹　治老人气虚，面红自汗，阳气不敛者，悉宜服之。

灵砂　钟乳各研末二两　金铃子蒸，去皮、核　沉香镑　木香　附子炮，去皮、脐　胡芦巴酒浸，炒　阳起石煅成细粉，水飞　破故纸酒浸，炒　舶上茴香炒　肉豆蔻面裹煨　鹿茸酒炙　苁蓉酒洗　牛膝酒浸，去芦　巴戟去心，各一两　肉桂去皮，半两

上为末和匀，酒煮糯米糊丸，如梧桐子，空心枣汤下三

十丸。

《济生方》鹿茸丸　治肾虚少气，腹胀腰痛，手足无力，饮食减少，面色黧黑，百节酸疼。

川牛膝去芦，酒浸鹿茸去毛，酒蒸　五味子各二两　石斛去根菟丝子淘净，酒蒸　棘刺　杜仲去皮，炒，焙　川巴戟去心　山药炒阳起石煅　附子炮，去皮、尖　川楝子取肉，炒　磁石煅　官桂不见火　泽泻各二两　沉香半两，别研。

上为末，酒糊丸如梧桐子。每服七十丸，空心，温酒下。

《济生方》冷补丸　治肾水燥少，不受峻补，口干多渴，目暗耳聋，腰痛腿弱，小便赤涩，大便或秘。

天门冬去心　川牛膝去芦，酒浸　熟干地黄酒蒸　生地黄洗白蒺藜炒　麦门冬去心　白芍药　地骨皮　磁石火煅七次，研水飞过　石斛去根　玄参　沉香别研，不见火，各等分

上为末，炼蜜丸如梧桐子。每服七十丸，空心盐汤、盐酒任下。

《济生方》阳起石丸　治肾脏虚损，阳气微弱。

肉苁蓉酒浸　青盐别研　阳起石煅　韭子　山药炒　鹿茸酒蒸钟乳粉　菟丝子水掏，酒蒸，焙，别研　山茱萸取肉　桑螵蛸　沉香不见火，别研　厚蚕蛾酒炙，各半两

上为末，酒糊丸如梧桐子。每服七十丸，空心盐酒、盐汤任下。

《济生方》韭子丸　治膀胱虚冷，小便白浊，滑数无度。

赤石脂煅　韭子炒　川牛膝去芦，酒浸　覆盆子酒浸　附子炮，去皮、脐　桑螵蛸酒炙　鹿茸酒蒸，焙　肉苁蓉酒浸　龙骨生，各一两　鸡膍胫烧灰　沉香镑，不见火，各半两

上为末，酒糊丸如梧桐子。每服七十丸，空心盐酒下。

《简易方》**究原双补丸**　治一切虚损，五劳七伤，面色黧黑，唇口干燥，目暗耳鸣，夜梦多惊，四肢酸疼，烦热盗汗。

鹿角霜三两　熟地黄洗，再蒸　沉香　菟丝子酒浸，蒸　麝香一钱，别研　覆盆子去枝、蒂　白茯苓去皮　人参去芦　宣木瓜　薏苡仁炒　黄芪炙　苁蓉洗，酒浸　五味子去枝，炒　石斛去根，炒　当归去芦，酒浸　泽泻去块再蒸，各一两　朱砂半两，别研为衣

上为末，炼蜜为丸如梧桐子。每服七十丸，空心盐汤下。

《简易方》**究原心肾丸**　治理水火不既济，心忪盗汗，夜梦遗精，目暗耳鸣，腰膝缓弱，常服调元阳，补心肾。

五味子去皮　人参去芦　远志去苗，甘草煮，捣去骨　附子炮，去皮、脐　龙骨煅　白茯神去木　山药一两　当归去芦，酒煮　黄芪蜜炙，各一两　苁蓉酒浸　牛膝去苗　熟地黄各二两　菟丝子酒浸蒸，研成饼，三两　鹿茸火去毛，酒涂炙

上为末，用浸药酒煮糊丸，如梧桐子。每服七十丸，枣汤送下。

《本事方》**五味子丸**　治肝肾俱虚，收敛精气，补真阳，止虚汗。

益智仁炒　苁蓉酒浸，焙　川巴戟去心　人参去芦　五味子去梗　骨碎补去毛　土茴香炒　白术　覆盆子　白龙骨　熟地黄洗　牡蛎　菟丝子各等分

上为末，炼蜜丸如梧桐子。每服三十丸，空心米饮下。

《三因方》**参香散**　治心气不足，诸虚百损，常服调荣卫，宁心志。

人参　白术　白茯苓　丁香　干姜炮，各半两　山药　乌药　缩砂仁　沉香二钱　莲肉去心，各一两　橘红　黄芪　南木香　檀香各一分　甘草炙，三分

上哎咀，每服四钱，水一盏，姜三片，枣一枚，煎。食前服，一方加熟附子一只。

《三因方》安肾丸　治肾虚腰痛，目眩耳聋，面色渗黑，肢体羸瘦。

胡芦巴　补骨脂　川楝　茴香　山药　杏仁炒去皮、尖，麸炒，别研　续断各三两　桃仁　茯苓各二两

上为末，蜜丸如梧桐子。空心，盐汤服五十丸。

《三因方》温肾散　治肾经虚寒，腰脊重痛，四肢乏力，面少颜色。

熟干地黄一斤，洗，焙　牛膝　苁蓉　五味子　杜仲三两　甘草炙，各八两　茯神　巴戟　干姜各五两　麦门冬八钱

上为末，每服二钱，空心，温酒调下。

《澹寮方》秘精丸　治元气不固，夜梦实精。

大附子炮，去皮、脐　龙骨煅赤　巴戟去心，各一两　肉苁蓉酒浸一钱　牛膝酒浸，焙

上等分为末，炼蜜丸如梧桐子。空心盐酒下五十丸。

《澹寮方》归茸丸　补诸虚。

当归酒洗　鹿茸盐酒炙　北黄芪盐炙　沉香　灵砂三两　北五味子炒　远志肉　酸枣仁　吴茱萸　茴香炒　破故纸炒　牡蛎煅　熟地黄　人参　龙骨煅　附子炮　巴戟各一两

上煅制如法，酒糊丸如梧桐子。每服七十丸，空心盐酒下。

《御药院方》胡桃丸　益血补髓，强筋壮骨，延年明目，悦心，滋润肌肤，服之能除百病。

破故纸　柴胡　萆薢　胡桃仁各四两

上三味为末，次入胡桃膏子拌匀，杵千余下，丸如梧桐子。每服五十丸，空心温酒、盐汤任下。

《本事方》丙丁丸　生血养气，升降水火。

附子一个九钱重，炮　川乌一个七钱重，炮　当归二两，酒浸　赤芍药五两　沉香　益智各半两

上为末，浸当归酒，煮面糊丸如梧桐子，朱砂为衣。每服五十丸。空心温酒、盐汤任下，妇人淡醋汤下。

《本事方》戊己丸　治丈夫妇人禀赋怯弱，血气衰败，饮食无味，肌肉不生，积年脾蛊，恶心呕吐，亦宜服之。

胡椒五两　人参　甘草炙，各一两　茴香炒　白茯苓　香附子炒，各三两　白术二两　朱砂半两

上为末，姜汁糊丸如梧桐子。每服三十丸，空心白汤下。

《百一选方》补髓丹　升降水火，益寿延年。

补骨脂十两，用芝麻五两同炒，候无声，去芝麻　杜仲去皮，十两，炒黑　鹿茸燎去毛，二两，酒炙　没药一两，别研

上将三味一处为末，入没药和匀，用胡桃三十个，汤浸去皮，杵为膏，入面酒糊为丸如梧桐子。每服百丸，盐酒、盐汤任下。

《经验方》四精丸　治思虑色欲过多，损伤心气，遗精，小便频数。

秋石各四两　石莲肉去壳、皮、心　白茯苓　水鸡头粉红花在上，结子垂下，各二两

上为末，以蒸枣肉杵和丸，如梧桐子，盐酒、盐汤送下三十丸。

《经验方》瑞莲丸　定心暖肾，生血化痰。

苍术主脾。一斤，内酒浸四两，醋浸四两，米泔浸四两，生用四两

枸杞子主肝。二两，去枝

莲肉主心。一斤，去心皮，酒浸软，入猪肚内煮极烂，取出焙干，为

膏，每一斤约猪肚二个

北五味子主肺。二两，去枝

熟地黄主血。二两，酒浸，蒸

破故纸主肾。二两，炒

上为末，猪肚膏同酒糊丸，如梧桐子。空心温酒下四十丸。

《宣明方》神仙楮实丸　治积冷气冲心胸及背，并蛔虫疼痛，痔瘘疥癣气块，眼花少力，心虚健忘，冷风偏风等疾。坐则思睡，起则头眩，男子冷气，腰痛膝痛，冷痹风顽，阴汗盗汗，夜多小便，泄利，阳道衰弱，妇人月水不通，小腹冷痛，赤白带下，一切冷疾，无问大小。能明目，益力轻身，补髓益精。

楮实子一升，淘去泥，微炒　牛膝半斤，酒浸三日　干姜二两，炮官桂去皮，四两

上为末，酒面糊为丸如梧桐子大。每服二十丸，温酒下，空心。

《宣明方》水中金丹　治元脏气虚不足，梦寐阴人，走失精气。

阳起石研　木香　乳香研，一两　青盐各一分　骨碎补炒　白龙骨一两，紧者，捶碎，绢袋盛大豆蒸，豆熟取出，焙干，研　黄戍肾一对，酒一升，煮熟，切作片子，焙　茴香炒　杜仲各半两，去皮，生姜炙丝尽　白茯苓二两，与肾为末

上为细末，酒面糊和丸如皂子大。每服二丸，温酒下，空心。忌房室。

《拔粹方》巴戟丸　治肝肾俱虚，收敛精气，补元阳，充肌肤，进饮食。

五味子　川巴戟去心　肉苁蓉　人参　菟丝子　熟地黄　覆

盆子　白术　益智仁　骨碎补　白龙骨　茴香　牡蛎各等分

上为细末，炼蜜为丸，如桐子大。每服三十丸，空心米饮送下。

《拔粹方》双和散　补益血气，虚劳少力。

黄芪　熟地黄　当归　川芎　官桂　白芍药　甘草各三分
人参三钱

上为末，每服五钱，水一盏，生姜三片，肥枣一枚，同煎至八分，去滓温服。大病之后，虚劳气乏者，此调治验，温而有补。

痨　瘵

痨瘵之证，非止一端。其始也，未有不因气体虚弱，劳伤心肾而得之。又有外感风寒暑湿之气。先为疟疾，以致咳嗽，寒邪入里，失于调治，又不能保养，过于房劳，伤于饮食，久而成痨瘵之候。其为证者，令人肌肉羸瘦，皮毛干枯，寒热盗汗，遗泄白浊。或腹中有块，或脑后两边有小结核，或聚或散，或咳嗽痰涎，或咳唾脓血。及传变则为二十四种，或三十六种，或九十九种。又有所谓五尸者，曰蜚尸、遁尸、寒尸、丧尸、尸注者是也。其名状虽不同，传变虽不一，其实所伤，不过五脏。故传于肝者，面白目枯，口苦自汗，心烦惊怖。传于心者，面黑鼻干，口疮喜忘，大便或秘或泄。传于脾者，面青唇黄，舌强喉哽，吐涎体瘦，饮食无味。传于肺者，面赤鼻白，痰吐咯血，喘咳毛枯。传于肾者，面黄耳枯，胸满肿痛，白浊遗沥。又有二十四种劳蒸者，亦可因证验之。蒸在心也，少气烦闷，舌必焦黑。蒸在小肠也，腹内雷鸣，大肠或秘或泄。蒸在肝也，目昏眩晕，躁怒无时。蒸在胆也，耳聋口苦，胁下坚痛。蒸在肾也，耳轮焦枯，腰脚酸痛。蒸在右肾也，情意不定，泄精白絮。蒸在肺也，喘咳咯血，声音嘶远。蒸在大肠也，右鼻干痛，大肠隐痛。蒸在脾也，唇口干燥，腹胁胀满，畏寒不食。蒸在胃也，鼻口干燥，腹胀自汗，睡卧不宁。蒸在膀胱也，小便黄赤，凝浊如膏。蒸在三焦也，或寒或热，中脘膻中，时觉烦闷。蒸在膈也，心胸噎涩，疼痛不舒。蒸在宗筋也，筋体纵缓，小腹隐痛，阴器自强。蒸在回肠也，肛门秘涩，传道之时，里急后重。蒸在玉房也，男子遗精，女子白淫。蒸在脑也，眼眵头眩，口吐浊涎。蒸在脾也，肌肤鳞起，毛折发黑。蒸在骨也，版齿黑燥，大杼酸疼。蒸在髓也，肩背疼倦，胻骨酸痛。蒸在筋也，眼昏胁痛，爪甲焦枯。蒸在脉也，心烦体热，痛刺如针。蒸在肉也，自觉身热，多不奈何，四肢𥆧动，蒸在血也，毛发焦枯，有时鼻衄，或复屎血。血蒸传及此，未易言治，若病之浅者，服药之外，惟有早灸膏肓、崔氏四花穴，然生者可谓有命。诸方所载，皆云此证有虫啮心肺间，治法先当去之，然后调养五脏。致若传尸一证，名骨蒸、殗碟、复连、尸疰、劳疰、虫疰、毒疰、热疰、冷疰、食疰、鬼疰是也。夫疰者，注者自上注下，病源无异，是之谓传尸。此证相传灭门者有之，素无治法，但今人多于病者，未死之先逃。此于他所而幸免者，谩述于此，古今有效之方开列于后。

《三因方》取痨虫方

青桑枝　柳枝　桃枝　石榴枝　梅枝五枝各七茎，每长四寸许
青蒿小握

上用童子小便一升半，葱白七茎，去头叶，煎及一半，去滓。别入安息香、阿魏各一分，再煎至一盏，滤去滓。调辰砂末半钱，槟榔末一分，麝香一字，分作二服调下，五更初一服，

五更三点时一服。至巳牌时必取下虫，色红者可救，青者不治。见有所下，即进软粥饮，温暖将息。不可用性及食生冷毒物，合时须择良日，不得令猫、犬、孝服、秽恶、妇人见之。

《三因方》**神授散**　治诸传尸劳气，杀虫去毒，

川椒二斤，择去子并合口者，炒出汗

上为末，每服二钱，空心米汤调下。必麻痹晕闷少顷，如不能禁，即以酒糊丸，如梧桐子，空心服五十丸。

《和剂方》**乐令建中汤**　治脏腑虚损，身体消瘦，潮热自汗，将成痨瘵，此药大能退虚热，生血气。

前胡去芦，一两　细辛　黄芪蜜炙　人参去芦　桂心　橘皮去白　当归去土　白芍药　茯苓去皮　麦门冬去心　甘草炙，各一两　半夏汤洗七次，七钱半

上㕮咀，每服四钱，水一盏，姜五片，枣一枚，煎服不拘时。

《和剂方》**钟乳补肺汤**方载咳嗽门　治肺气不足，久年咳嗽，以致皮毛焦枯，唾血腥臭，渐成肺萎。

《和剂方》**人参润肺汤**　治肺气不足，喘急咳嗽不已，咳嗽成痨，并伤寒头疼，憎寒壮热，四肢疼痛。

人参　桔梗　白芷　麻黄去节　干葛　白术　甘草各一两炙白姜半两

上为末，每服二钱，水一大盏，生姜三片，葱白二寸，煎至八分，如出汗，连进二服，通口温服。

《和剂方》**黄芪鳖甲散**　治虚劳客热，肌肉消瘦，四肢烦热，心悸盗汗，减食多渴，咳嗽有血。

桑白皮　半夏煮　紫菀去芦，二两半　甘草炙，各二两半　白茯苓去皮　地骨皮　秦艽去芦，各三两三钱　黄芪　知母焙　赤芍药

各三两半　肉桂去皮　人参　苦梗各一两六钱半　天门冬去心　鳖甲炙，去裙，醋煮，各五两　生干地黄洗，焙，三两　柴胡去苗梗，各三两三钱

上㕮咀，每服三钱，水一盏，煎七分，食后温服。

《和剂方》秦艽鳖甲散　治气血劳伤，四肢倦怠，面黄肌瘦，骨节烦疼，潮热盗汗，咳嗽痰唾，山岚瘴气，并皆治之。

荆芥去梗　贝母　天仙藤　前胡去芦　秦艽去芦，洗　青皮去白　柴胡　甘草炙　陈皮去白　白芷　鳖甲去裙，醋浸炙，各一两　干葛二两　肉桂去皮，半两　羌活一钱

上为末，每服二钱，水一盏，姜三片，煎八分，热服，酒调亦可。

《和剂方》苏合香丸方载诸气门　治痨瘵，传尸，骨蒸发热，肺萎喘息。

《杨氏家藏方》秦艽扶羸汤　治肺痿、骨蒸已成劳嗽，或寒或热，声哑不出，自汗，四肢怠堕。

柴胡二两，去苗　人参去芦　鳖甲米醋炙　秦艽　当归洗，焙，一两　地骨皮一两半　半夏汤洗七次　紫菀茸　甘草各一两

上㕮咀，每服四钱，水一盏，姜五片，乌梅、大枣各一枚，煎至七分，食后温服。

《杨氏家藏方》青蒿散　治虚劳骨蒸，咳嗽声哑，皮毛干枯，四肢倦怠，夜多盗汗，时作潮热，饮食减少，日渐瘦弱。

香附子炒去毛　桔梗去芦　天仙藤　鳖甲醋炙　青蒿各一两　甘草炙，两半　乌药半两　前胡去苗　秦艽　川芎二钱半

上为末，每服二钱，水一盏，姜三片，枣一枚，煎，食后服。

《济生方》鳖甲地黄汤　治虚劳，手足烦热，心下怔悸，及

妇人血室有干血，身体羸瘦，饮食不为肌肉。

柴胡去芦　当归去芦，酒浸　麦门冬去心　鳖甲　石斛去根
白术　熟地黄酒焙　茯苓去皮　秦艽去芦，各一两　人参　肉桂不
见火　甘草炙，各半两

上㕮咀，每服四钱，水一盏，姜五片，乌梅一枚，煎服，
不拘时。此药专治热劳，其性差寒，虚甚而多汗者，不宜服。

《济生方》黄芪饮子　治诸虚劳瘵，四肢倦怠，潮热乏力，
日渐黄瘦，胸闷痞塞，咳嗽痰多，甚则唾血。

黄芪蜜炙，各两半　当归去芦，酒浸　紫菀洗去土　石斛去根
地骨皮去皮　人参　桑白皮　附子炮，去皮　鹿茸酒蒸　款冬花各
一两　半夏汤洗七次　甘草炙，各半两

上㕮咀，每服四钱，水一盏，姜七片，枣一枚，煎服。服
此药温补，荣卫枯燥者不宜进。唾血加阿胶、蒲黄各半两，

《严氏济生方》[①] **太上混元丹**　治劳损五脏，补益真气。

紫河车一具，用少妇首生男子者良，带子全者，于东流水洗断血脉，
入麝香一钱在内，以线缝定，用生绢包裹，悬胎于沙瓮内，入无灰酒五升，
慢火熬成膏　沉香别研　朱砂别研，飞，各一两　人参　苁蓉酒浸
乳香别研　安息香酒煮，去沙，各二两　白茯苓去皮，三两

上为末，入河车膏子和药末，杵千百下，丸如梧桐子，每
服七十丸，空心，温酒下，沉香汤尤佳。服之可以轻身延年，
补损扶虚。如病症虚极，又须增加后项药味。

川巴戟去心　钟乳粉　阳起石煅　鹿茸酒蒸　龙骨　黄芪去
芦，各二两　桑寄生　香附子炮去皮、脐　紫菀一钱　生鹿角镑，各
一钱

① 《严氏济生方》：宋·严用和撰。成书于宋宝祐元年（1253）。

修制为末，和前药为丸。如妇人血海虚损，荣卫不足，多致潮热，经候不调，或闭断不通，又宜增加此药。

当归去芦　石斛去根　紫石英煅，醋淬，水飞　柏子仁炒，别研　鹿茸酒蒸　鳖甲醋炙，各一两　卷柏叶各一两　川牛膝去芦，酒浸，两半

修制为末，和前药为丸。汤使如前。虚寒者加炮熟附子二两，咳嗽者加紫菀茸二两

《百一选方》经效阿胶丸　治劳嗽并咳血唾血。

卷柏叶　山药炒　阿胶　蛤粉炒　生地黄　防风去芦　鸡苏各一两　柏子仁炒，别研　大蓟根　五味子　百部洗，去心　远志甘草水煮，去心　人参　茯苓　麦门冬去心，各半两

上为末，炼蜜丸如弹子大，每服一丸，细嚼，浓煎小麦汤下。

《百一选方》猪膏煎　治男子妇人虚劳发热，热从脊骨上起者，此药有神效，更宜审病而后服之。

獖猪脊骨一条，去尾，五寸，细剉，用好法醋六升，青蒿一握，乌梅十个，柴胡一两，去芦，秦艽一两，去芦，慢火同煮，耗一半，去滓，入蜜半斤，同煮成膏子　沉香各半两　川牛膝去芦，酒浸　茴香炒　人参去芦　白茯苓去皮　破故纸炒，各一两　鳖甲醋炙　鹿茸酒浸，酥炙　肉苁蓉酒浸　巴戟去心，酒浸　附子炮，去皮、脐，各二两　当归去芦　五味子　川芎各一两

上为末，用前猪骨膏子搜和为丸，如梧桐子，米饮下五十丸。

《澹寮方》　治发寒热，渐成痨瘵者。

十全大补汤加黄连煎服。热在骨节，更加青蒿鳖甲煎。

一方治骨蒸发热，饮食自若者。大补汤、柴胡各二两，和匀作十服煎。

《杨氏家藏方》宁肺汤　治荣卫俱虚，发热自汗，肺气喘急，咳嗽痰唾。

人参去芦　白术　当归去芦　熟干地黄　川芎　白芍药　甘草炙　麦门冬去心　五味子　桑白皮　白茯苓去皮，各半两　阿胶一两，蚌粉炒

上㕮咀，每服四钱，水一盏，生五片，煎七分，温服。

《杨氏家藏方》蜡煎散　治虚劳久咳，痰多气喘，或咯脓血。

杏仁去皮、尖，双仁者，炒黄别研　黄明鹿角胶炙，如无以阿胶代　甘草炙　人参　麦门冬去心　干山药　贝母去心　白茯苓去皮　百合去苗，各等分

上㕮咀，将杏仁别研拌匀。每服二钱，水一盏，入黄蜡皂子大，同煎七分，食后温服。

《济生方》团参饮子　治忧思喜怒、饥饱失宜致伤脾肺，咳嗽脓血，憎寒壮热，渐成痨瘵者。

人参　紫菀茸洗　阿胶蛤粉炒　百合蒸　细辛去皮，去土　款冬花　杏仁去皮，尖　天门冬汤浸，去心　半夏汤洗七次　经霜桑叶　五味子各一两　甘草炙，半两

上㕮咀，每服四钱，水一盏，姜五片，煎七分，食后温服。因起而成嗽者，宜加木香；唾血有热者，加生地黄；咳而唾血有寒者，加钟乳粉；因疲极而咳嗽，加黄芪；因损肺而唾血者，加没药、藕节；咳而呕逆腹满不食者，加白术仍倍加生姜；咳而小便多者，加益智仁；咳而大便溏者去杏仁加钟乳粉，咳而面浮气逆者，加沉香、橘皮煎。

《本事方》人参散　治邪热客于经络，痰咳烦热，夜多盗汗，四肢倦怠，一切血热虚劳，并宜服之。

黄芩半两　人参　茯苓　白术　半夏曲各一两　赤芍药　杜仲　当归　甘草　干葛各一钱

上㕮咀，每服三钱，水一盏，生姜四片，枣二枚，煎服。

《本事方》地仙散　治骨蒸肌热，一切虚劳烦躁，并宜治之。

地骨皮　防风各一两　甘草二钱半

上为末，每服二钱，水一盏，姜三片，竹叶七片，煎服。一方增人参半两，鸡酥一两，倍甘草。

《仁斋直指方》神授丸　治传尸劳瘵，最杀劳虫。

正川椒红色者，去子及合口者，以黄秆□三重托之，于热炉内频发，令出油，取放地上，用砂盆盖，以火灰遮密四周，约一时许

上为末，老酒浸白糍，丸梧桐子大，每服四十丸，食前盐汤下，服至一斤，瘵疾自差。此药□治诸痹，用肉桂煎汤下；腰痛，茴香酒下；肾冷，盐汤下。

《经验方》　治男子妇人骨蒸劳瘵，憎寒壮热。

青蒿春夏用叶，秋冬用子，不用叶，用根。不用子，用茎。四者相似而反。以为痼疾，必用童子小便浸过，使有功无毒。　大鳖甲醋炙　白术煨　地骨皮　白茯苓　桑白皮蜜炙　粉草炙　楝参去头　瓜蒌实　北柴胡去芦

上为末，每服三钱，水一盏，姜三片，煎服。

《经验方》清骨散　治男子、妇人五心烦热，欲成痨瘵，去骨热如神。

生地黄各二两　人参　防风去芦　北柴胡　薄荷叶七钱半　秦芃　赤茯苓各一两　胡黄连半两　熟地黄一两

上㕮咀，每服四钱，水一盏，煎七分，温服。患骨热者，先服荆蓬煎丸一服，使脏腑微利，然后服此。

《宣明方》**白术黄芪散** 治五心烦，自汗，四肢痿弱，饮食减少，肌瘦昏昧。

白术 黄芪 当归 黄芩去皮 芍药以上各半两 石膏 甘草炙，各二两 寒水石 茯苓各一两 官桂一分 人参 川芎各三分

上为末，每服三钱，水一盏，煎至六分，去滓，温服，食前，一日三服。

《宣明方》**当归地黄汤** 治咳血衄血，大小便血，或妇人经候不调，月水过多，喘嗽者。

茯苓去皮 黄芩 白龙骨各一两 当归 芍药 紫槐子 黄药子各半两 生地黄 甘草 川芎 白术

上为末，每服三钱，水一盏，煎至七分，去滓，温服食前。

《拔粹方》**地骨皮散** 治骨蒸壮热，肌肉消瘦，少力多困，夜多盗汗。

地骨皮 秦艽 柴胡 枳壳 知母 当归 鳖甲醋炒黄

上等分为末，水一盏，桃柳枝头各七个，姜三片，乌梅一个，每服去滓，临卧服。

《拔粹方》**大补十全汤** 治男子妇人诸虚不足，五劳七伤，不进饮食，久病虚损，时发潮热，气攻骨瘠，拘急疼痛，夜梦遗精，面色痿黄，脚膝无力，喘咳中满，脾肾气弱，五心烦热，并皆治之。

肉桂① 芍药 甘草 黄芪 当归 川芎 人参 白术茯苓 熟地黄各等分

上为粗末，每服二大钱，水一钱，生姜三片，枣二枚，煎至七分，去渍，□□，不拘时候。

---

① 桂：原文为缺，据《拔粹方》"十全大补汤"条补。

卷之五

咳 逆

咳逆之证，古人以为哕者是也。此证多因病后未得调理，或吐利之后，胃中虚寒，遂成此证。亦有胃虚膈热，哕至八九声相连，收气不回者。亦有哕而心下紧痞眩悸，此乃膈间有痰故也。当详其脉证，施以治法。大率胃实则噫，胃虚则哕。年高气虚及妇人产后多有此证，皆是病深之候，非易治也。

《三因方》**丁香散**　治咳逆噎汗。

丁香　柿蒂各一钱　甘草炙　良姜各半钱

上为末，每服二钱，用热汤点服不拘时。

《活人方》**橘皮干姜汤**　治哕。

人参一两　通草　桂心　橘皮　干姜　甘草炙，各二两

各二两上㕮咀，每服四钱，水一盏，煎六分，温服。

《活人方》**半夏生姜汤**　治哕欲死。

半夏洗，一两一分　生姜一两

上水二盏，煎八分，去滓，分作二服。

《活人方》**橘皮竹茹汤**　治哕逆。

橘皮一升　竹茹一升半　甘草炙，二两　人参半两　枣子三十个　生姜半两

上㕮咀，水十盏，煎至三盏，作三服。

《济生方》**羌活附子散**　治吐利后，胃寒咳逆。

附子炮，去皮、脐　茴香炒，各半两　羌活去芦　丁香各一两　干姜炮

上为末，每服二钱，水一盏，盐少许，煎七分，空心热服。

《活人方》去丁香，用木香，《三因方》二香并用。

《济生方》橘皮汤　治吐利后，胃虚膈热而咳逆者。

橘皮去白，一两　人参　甘草炙，各半两

上哎咀，每服四钱，水一盏，竹茹一小块，生姜五片，枣二枚，煎，去滓，温服不拘时，煎，去滓温服。

《济生方》柿蒂汤　治胃膈痞满，逆不止。

柿蒂　丁香各一两

上哎咀，每服四钱，水一盏，姜五片，煎服不拘时。

《宣明方》桂苓白术散　治消痰逆，止咳嗽，散痞满壅塞，开坚结痛闷，推进饮食，调和脏腑。

辣桂　干生姜各一分　茯苓去皮　半夏各一两　白术　陈皮去白　泽泻各半两

上为末，面糊丸，如小豆大，生姜汤下二三十丸，日三服。病在膈上，食后在下，食前在中，不计时候，一法更加黄连半两，黄蘗二两，水丸取效愈妙。

灸法　治咳逆，其法妇人屈乳头向下，尽处骨间是穴，丈夫及乳小者，以一指为率，正男左女右与乳相直间陷中动脉处是穴。艾炷如小豆许，灸三壮。

头　痛

头圆像天，故居人身之上，为诸阳之会。头痛之疾非止一端，如痛引脑癫陷至泥丸宫者，是为真头痛。且发夕死，夕发旦死，非药物之可疗。今之体气虚弱者，或为风寒之气所侵，邪正相搏，伏而不散，发为偏正头疼，其脉多浮紧。又有胸膈停痰厥而头痛，盖厥者，逆也，逆壅而冲于头也，痰厥之脉，时伏时见。亦固有肾虚而气厥，并新沐之后当风露卧，皆能令人头痛。治之当详其所因，风邪则驱散之，痰聚则温利之，肾虚则补暖之。寻常感冒头痛发热，又宜随证治之。

《和剂方》**加减三五七散**方见中风门　治风寒入脑，太阳头痛。

《和剂方》**川芎茶调散**方见中风门　治诸风上攻头目，偏正头疼。

《和剂方》**如圣饼子**　治风寒伏留阳经，气厥痰饮，一切头痛。

防风半两　南星一两，洗　天麻半两　干姜　川芎　甘草炙，各一两　半夏生半两　川乌去皮，一两

上为末，滴水丸，作饼子。每服五饼，同荆芥细嚼，茶酒任下。《澹寮方》加细辛。

《三因方》**藿香散**　治体虚伤风，停聚痰饮，上厥头痛，或偏或正，并治夹脑诸风。

草乌头炮，去皮、尖，各半两　川乌头汤洗七次，去皮、尖，一两乳香三皂角子大　藿香半两

上为末，每服二钱，薄荷煎汤，食后调服。

《三因方》**芎辛汤**　治气虚头痛。

生附子　生乌头各去皮、脐　天南星　干姜　细辛　川芎各一两　甘草炙，七钱半

上咬咀，每服四钱，水一盏，姜七片，茶芽少许，煎服。

《三因方》**芎术汤**　治着湿头重，眩晕痛极。

附子生，去皮、脐，半两　白术　川芎　桂心各一分　甘草

上咬咀，每服四钱，水一盏，姜七片，枣一个，同煎，食前服。

《济生方》**小芎辛汤**　治风寒在脑，头痛眩晕，呕吐不定。

川芎一两　细辛洗去土　白术　甘草炙，各半两

上㕮咀，每服四钱，水一盏，姜五片，茶芽少许，煎服不拘时。

《济生方》菊花散　治风热上攻，头痛不止。

石膏　甘菊花去梗　防风去芦　旋覆花去梗　枳壳去瓤，麸炒　蔓荆子　甘草炙　川羌活去芦，各等分

上㕮咀，每服四钱，水一盏，姜五片，煎七分温服。

《济生方》葱附丸　治气虚头痛。

附子一只，炮，去皮、脐

上为细末，葱涎为丸，如梧桐子，每服五十丸，空心茶清下。

《济生方》三生丸　治痰厥头痛。

半夏　白附子　天南星各等分

上为末，生姜自然汁浸，蒸饼如绿豆大，每服四十丸，食后姜汤下。

《和剂方》玉真丸　治肾厥头痛不可忍，其脉举之则弦，按之则紧。

生硫黄二两，别研　石膏硬者，不煅　半夏汤洗七次　硝石别研，各一两

上为末，研匀，用生姜汁煮糊丸，如梧桐子，每服四十丸，食前姜汤、米饮任下。虚寒甚者，去石膏，用钟乳粉一两，

《百一选方》都梁丸　治风吹项背，头目昏眩以及脑痛，妇人产前产后伤风头痛，并皆治之。

香白芷大块，择白色洁者，先以棕刷去尘土，用沸汤泡洗四五次，研用

上为末，炼蜜丸如弹子大，每服一丸，细嚼，用荆芥汤点

茶下。

《活人方》**人参顺气散** 治头疼，憎寒壮热，四肢疼痛，因伤寒所致。

麻黄去节，一两半　干葛　甘草炙　白术　人参　桔梗去芦　香白芷各一两　白姜炮，半两

上为末，每服三钱，水一盏，姜三片，葱白二寸同煎，连进取汁。

《活人方》**葛根葱白汤** 治感风热，头痛不止。

葛根　芍药　川芎　葱白一把　干姜各一两　知母半两

上㕮咀，以水三升，煎至一升半，去滓，每服一盏。

《和剂方》**通关散** 治感风发热，头痛鼻塞。

抚芎二两　川芎一两　川乌一两半　细辛半两　白芷　甘草　龙脑　薄荷各一两半

上为末，每服二钱，葱白、茶清调下，薄荷汤亦可。

《杨氏家藏方》**必胜散** 治风寒流注阳经，以致偏正头疼，多年不愈，此药最有神效。

附子大一枚，生，去皮脐，切为四段，以生姜自然汁一大盏浸一宿，火炙干，再于姜汁内蘸，再炙再蘸，以尽为度　高良姜与附子等分

上为末，每服二钱，腊茶清调下，食后连进二服。忌热物少时。

《简易叶氏方》**天香散** 治多年头风不得愈者。

天南星　半夏汤洗，去滑尽　川乌去皮　白芷各等分

上㕮咀，每服四钱，水一盏，煎一半，入姜汁半盏，煎八分，温服。

《本事方》 治伤风感风，一切头痛。

甘菊一两　细辛半两　甘草七钱半　白芷　香附子　羌活

薄荷各二两　荆芥二十支　茵陈五钱　苍术酒浸　川芎各一两

上为末，每服二钱，茶清调下。妇人产后，当归、石膏末调下。

《**本事方**》　治丈夫妇人风虚气虚，一切头痛。

茵陈五两　麻黄　石膏煅存性，各二两

上为末，每服一钱，食后腊茶调下，少卧雯时。

《**本事方**》　治偏正、远年近日一切头痛。

上用薄荷汁一蝉壳许，令病者仰卧，右疼注左鼻，左痛注右鼻，两边皆痛，并注之。

《**本事方**》　治偏正头痛

猪牙皂角去皮、筋　香白芷　白附子各等分

上为末，每服二钱，食后腊茶清调下，右痛右侧卧，左痛左侧卧，两边皆疼仰卧。

《**本事方**》治头风方

香附子一斤，炒　乌头一两，炒　甘草二两

上为末，炼蜜丸如弹子大，每服一丸，葱茶嚼下。

《**济生方**》**一字散**　治头风

雄黄研细　细辛洗去叶，各半两　川乌尖去皮，五个，生

上为末，每一字，姜汁茶芽煎汤，食后调服。

《**仁斋直指方**》**芎芷散**　治风壅头痛。

川芎　白芷　荆芥穗　软石膏煅，各等分

上为末，每服一钱，食后沸汤调下。

秘方　治头痛不可忍者

玄胡索七枚　青黛二钱　猪牙皂角肥实者，刮去皮及子，二斤

上为末，用水调丸成小饼子，如杏仁大，用时令病者仰卧，以水化开，用竹管送入，男左女右，鼻中觉药味至喉少酸。令

病者坐，却令咬定铜钱一个于当门齿上，当见涎出成盆即愈。

《澹寮方》 治偏正头痛

用川芎二两 香附子炒，四两

共为末，以茶清调服，得腊茶清尤好。

秘方 必效散 专治气虚头痛。

上用上春茶末调成膏，置瓦盏内覆转，以巴豆四十粒，作二次，烧烟熏之，晒干，用乳钵研为末，每服一字，别入好茶末，食后点服。

秘方 胡芦巴散 专治头痛。

胡芦巴 干姜炮 三棱各等分

上㕮咀，每服五钱，水一大盏，空心煎服。

《经验秘方》止痛太阳丹

川乌 天南星

上等分为细末，葱白连须捣烂，调末药贴于太阳痛处。

《拔粹方》川芎散 治偏头痛神效。

甘菊花 石膏 川芎各三钱

上为细末，每服三钱，茶清调下。

《拔粹方》 治头痛不可忍。

麻黄去根、节 石膏各一两 何首乌半两 干葛七钱半

上为细末，每服三钱，生姜三片，水煎，稍热服。

《济生方》芎乌散 治男子气厥头疼，妇人气盛头疼，及产后头痛，悉皆治之。

川芎 天台乌药各等分

上为细末，每服二钱，腊茶清调服，或用葱茶汤调服，并食后。

心　痛

　　心为五脏之主，一身之所听命焉，宜处安静，不可使有所伤，伤之则痛。若痛甚，手足青过节者，是名真心痛。旦发夕死，夕发旦死，非药物之所能疗。《脉经》云"脉浮大弦长者死，沉细者生。"凡心痛之疾，医经所载，其种有九。一曰虫痛，二曰疰痛，三曰风痛，四曰悸痛，五曰食痛，六曰饮痛，七曰寒痛，八曰热痛，九曰来去痛。名虽不同，其实皆由外感邪气，内伤生冷，结聚痰饮，停于心胞，伤于经络，重则心膈引痛，轻则怔忡而已。盖心乃藏血之府，忧思劳役太过耗散真血，心帝失辅，亦能令人怔忡，以致胆气虚怯，变生惊悸。或因事闻声，卒然战怯，又梦寐之中，忽堕悬崖，精神恍惚，如有所见。治法宜详其所因，若内外之气相搏，则宜驱散邪气，温利痰饮，心血有所亏损。又当补益其营卫，宁其心志，壮其胆气，如此调之，病无不愈矣。

　　《和剂方》**妙香散**　治男子、妇人心气不足，精神恍惚，虚烦少睡，夜多盗汗。常服补益气血，安镇心神。

　　麝香一钱，别研　山药姜汁炙，一两　人参半两　木香煨，二钱半　茯苓去皮，不焙　茯神去皮、木　黄芪各一两　桔梗半两　甘草炙，半两　远志去心，炒，一两　辰砂三钱，别研

　　上为末，每服二钱，温酒调服，不拘时。

　　《和剂方》**降心丹**　治心肾不交，盗汗遗精及服热药过多，上盛下虚，小便赤白，常服镇心益血。

　　熟干地黄酒洗，焙干，三两　朱砂研飞，半两　茯苓去皮　人参各二两　当归去芦，三两　茯神二两　肉桂去皮，半两　山药二两　天门冬去心，三两　远志甘草煮，去苗、骨，二两　麦门冬去心，二两

上为末，炼蜜丸如梧桐子。每服三十丸，人参汤下。

《和剂方》平补镇心丹　治心血不足，时或怔忡，夜多异梦，如坠崖，常服安心肾，益荣卫。

白茯苓去皮　五味子去枝、梗　熟地黄酒蒸　天门冬　麦门冬　肉桂去皮，各一两二钱半　远志去心，甘草煮　茯神去皮　山药洗，姜汁制，各一两半　酸枣仁去皮，炒，二钱半　车前子　人参去芦，五钱　龙齿二两半　朱砂细研半两，为衣

上为末，炼蜜丸，如梧桐子①大。每服三十丸，空心米饮，温酒任下。

《和剂方》宁志膏　治心气虚耗，神不守舍，恐怖惊惕，恍惚健忘，睡卧不宁，梦涉危险，一切心疾，并皆治之。

乳香二分，以之坐水盆中研　辰砂研细，水飞，半两　酸枣仁炒，去皮，取末　人参取末，各一两

上和匀，炼蜜丸如弹子大，每服一丸，温酒枣汤空心化下。

《和剂方》十四友丸　治心肾虚损，神志不宁。

白茯苓　白茯神去木　酸枣仁炒　人参各一两　龙齿别研，二两　肉桂　阿胶蛤粉炒　远志汤洗，去心，酒焙　当归洗　熟地黄　黄芪　柏子仁别研　紫石英别研，各一两　辰砂别研，一钱

上为末，同别研四味细末，炼蜜丸如梧桐子。每服三十丸，食后枣汤下。

《三因方》茯苓补心汤　治心气虚耗，不能藏血，以至面色黄瘁，五心烦热，咳嗽唾血，及妇人怀妊，恶阻呕吐，亦宜服之。

半夏汤洗七次　前胡　紫苏　白茯苓　人参　枳壳麸炒　桔

---

①　子：原书正文脱，据上下文义补。

梗　甘草炙　干葛各半两　当归一两三钱　川芎各三分　陈皮　白芍药二两　熟地黄一两半

上哎咀，每服四钱，水一盏，姜五片，枣一枚，同煎，食前服。

《杨氏家藏方》灵砂宁志丸　治男子妇人大病后，伤损荣卫，失血过多，精气虚损，心神恍惚，不得眠睡，饮食全减，肌体瘦弱。

辰砂二两，不夹石者，用夹绢袋盛于银、石器内，悬于器内，用椒红三两，取井花水调椒红入于器内，可八分，别用锅子注水飞朱砂器在内，重汤煮，令鱼眼沸，三昼夜为度。取出辰砂，细研，水飞　白术　麂茸燎去毛，酥炙黄　黄芪蜜炙，各三两　石菖蒲二两　茯神去木　人参各三两

上为末，次入辰砂研匀，用枣肉和杵一二千下，丸如梧桐子。每服三十丸，温酒、米饮空心任下。

《简易方》叶氏十补汤　治诸虚不足，安益心肾。

白芍药一两　当归酒浸一宿　黄芪蜜炙　生干地黄洗　茯神去木，各半两　肉桂去皮，四钱　北五味三钱　天台乌药　麦门冬去心　人参　白术各二钱半　酸枣仁炒　陈皮去白，各二钱　木香煨　半夏汤洗七次　沉香不见火，各一两

上哎咀，每服五钱，水一盏，姜五片，枣二枚，煎七分，温服。

《简易方》是斋双补丸　平补精血，不燥不热。

熟地黄半斤，补血　菟丝子半斤，补精

上为末，酒糊丸，如梧桐子，每服七十丸，人参汤下。气不顺，沉香汤下；心气虚，茯苓汤下；心气烦躁不得睡，酸枣仁汤下；肾气动，茴香汤下；小便少，车前子汤下；小便多，益智汤下。

《简易方》**叶氏育神散**　理心气不宁，怔忡健忘，夜梦惊恐，小便白浊。

赤石脂别研细，临时入　白茯苓去皮　甘草　干姜炮　当归酒浸　龙骨别研如粉，临时入　白茯神去木　防风　人参去芦　白术　红芍药　远志去心　紫菀茸　桂心去皮，各等分

上为末，每服二钱，水一盏，姜三片，枣一枚，煎七分，食后服。

《简易方》**龙齿汤**　理心下怔忡，常怀忧虑，神思多惊，如堕险地，小便或赤或浊。

官桂二两半　半夏二两，汤炮　人参去芦　白茯苓去皮　甘草炙　当归　龙齿研　桔梗炒　茯神去木，各一两　远志去心　枳壳去瓤，麸炒，各一两半　黄芪蜜炙，一两

上为末，每服三钱，水一盏，姜三片，枣一枚，粳米百粒煎服。

《简易方》**叶氏定心汤**　理心气不足，荣血衰少，精神恍惚，梦中失精。

人参去芦　白茯苓去皮　茯神去木　黄芪蜜炙，焙，各二两　白术　赤石脂研　川芎　厚朴姜制　官桂去皮　紫菀茸　防风各一两　麦门冬去心，一两半　甘草炙，各一两

上㕮咀，每服三钱，水一盏，赤小豆七十粒，煎七分，食后服。

《简易方》**叶氏玉匮丸**　治心气不足，大补心肾。

大木瓜一个，去皮瓤，作缸子，入附子在内，须留盖子，盖之，竹钉签定，蒸熟，取去竹钉　大附子一个，七八钱重者，用汤浸洗去黑皮，胚作窍子　辰砂一两，研入附子窍内，不尽者留入木瓜内，铺盖附子

一法用人参切片，砌定附子于木瓜内。又用白瓷碗盛木瓜

于甄内，蒸一七日，将于砂钵内烂研如糊。次入干茯神末，拌和丸如梧桐子。每服二十丸。人参汤下，温酒亦可。

《简易方》叶氏雄朱丸　治丈夫妇人，因惊忧失心，或思虑过多，气结不散，积成痰涎，留在心包，窒塞心窍，以至狂言妄语，叫呼奔走。

颗块朱砂一分，研　白附子一钱，为末　雄黄明净者，二钱

上和匀，以猪心血和丸，如梧桐子，别用朱砂为衣，每服三粒，用人参、菖蒲煎汤下，常服一粒，能安魂定魄，补心益气。

《简易方》叶氏人参固本丸　夫心生血，血生气，气生精，精盛则须发不白，容貌不衰，今人滋补血气，多用性热之药，殊非其治。此方盖生地黄能生精血，用天门冬引入所生之地。熟地黄能补精血，用麦门冬引入所补之地，又以人参能通心气，使五味并用，实补益心血一方。又名二黄丸。

生地黄洗　熟地黄洗，再蒸　天门冬去心　麦门冬去心，各一两
人参半两

上为末，炼蜜丸如梧桐子，空心，温酒或盐汤下三十丸。

《简易方》叶氏镇心爽神汤　治心肾不交，上盛下虚，心神恍惚，睡多惊悸，小便频数，遗泄白浊。

石菖蒲去毛，半两　甘草炙，四钱　人参去芦　赤茯苓　酸枣仁　当归酒浸，焙，各三钱　南星炮，一分　陈皮去白　干山药　细辛去苗　紫菀去芦　半夏　川芎不焙　五味子　通草　麦门冬去心
覆盆子各一钱半　柏子仁炒　枸杞子各一钱

上㕮咀，每服四钱，水一盏，蜜一匙，煎五分，去滓，取药汁，入麝香少许，再煎一二沸，温服不拘时。

《本事方》辰砂远志丸　安神镇心，消风化痰。

石菖蒲去毛　远志去心　人参　茯神去木　辰砂各半两　川芎
山药　铁粉　麦门冬去心　细辛　天麻　半夏曲　南星炒黄　白
附子生，各一两

上为末，用生姜五两取汁，入水煮糊丸，如绿豆大，别以
朱砂为衣，每服三十粒，夜卧生姜汤下。

《济生方》益荣汤　治思虑过制，耗伤心血，心帝无辅，怔
忡恍惚，夜多不寐，小便白浊。

当归去芦，酒浸　黄芪去芦　小草　酸枣仁去壳，炒　柏子仁
炒　麦门冬去心　茯神去木　白芍药　紫石英研，各一两　木香不
见火　人参　甘草炙，各半两

上吹咀，每服四钱，水一盏，姜五片，枣一枚，煎七分，
不拘时。

《济生方》龙齿丹　治心血虚寒，怔忡不已，痰多恍惚。

远志去心，甘草煮　当归去芦　熟地黄酒蒸，焙，各半两　紫石
英煅，醋淬七遍　官桂去皮，不见火　琥珀别研　附子炮，去皮、脐，
姜汁煮一钱　酸枣仁去壳，炒，别研　木香不见火　沉香别研　南星姜
汁浸一宿，各一两　龙齿一钱

上为末，炼蜜丸如梧桐子，以朱砂为衣，每服五十丸，枣
汤下。

《济生方》茯苓饮子　治痰饮蓄于心胃，怔忡不已。

赤茯苓去皮　半夏汤洗七次　茯神去木　陈皮去白　麦门冬去
心，各二两　沉香不见火　甘草炙　槟榔各半两

上吹咀，每服四钱，水一盏，姜五片，煎七分，温服，不
拘时。

《济生方》远志丸　治因事有惊，心神不定，夜梦惊堕，小
便白浊。

远志去心,姜汁淹　石菖蒲各二两　茯神去木　白茯苓去皮　人参　龙齿各一两

上为末，炼蜜丸如梧桐子，以辰砂为衣，每服七十丸，热汤下。

《济生方》补心丸　治忧愁思虑过度，心血耗散，故多惊恐，遗精，盗汗。

紫石英煅,研熟　地黄洗　菖蒲　茯神去木　当归去芦　附子炮,去皮、脐　黄芪去芦　远志去心,炒　川芎　桂心不见火　龙齿各一两　人参半两

上为末，蜜丸如梧桐子，每服七十丸，枣汤下，不拘时。

《济生方》心丹　治男子、妇人心气不足，神志不宁，一切心疾并治之。

远志去心,甘草煮　熟地黄酒洗,蒸焙　新罗人参　木鳖仁炒,去壳　朱砂五十两　当归去芦,酒浸焙　麦门冬去心　石菖蒲　石莲肉去心,炒　黄芪去芦　茯神去木　柏子仁拣净　茯苓去皮　益智仁各三两　白术

上加人参等十四味，各如法修制，剉碎拌匀，次将朱砂滚和，以夹生绢袋盛贮，用麻线紧系袋口，却用瓦锅一口，盛水七分，重安银罐一个，于锅内入白沙蜜二十斤，将药袋悬之中心，不令着底，使蜜浸过药袋，以桑柴火烧，令滚沸，勿使火歇，煮三日，蜜焦黑，再换蜜再煮，候七日足，住火，取出，淘去众药，洗净朱砂，令干，入牛心内，仍用银锅于重汤内蒸，如汤干，复以热水从锅弦添下，候牛心蒸烂，取砂，再换牛心，如前法蒸，凡七次，其砂已熟，即用沸水淘净，焙干，入乳钵，玉杵研至十分，米粽为丸，如豌豆大，阴干，每服二十丸，食后，参汤、枣汤、麦门冬汤任下。

《百一选方》　治心气虚损。

猪腰子一只，用水两碗，煮至盏半，将腰子细切，入人参半两去芦、尾，净，当归半两并切。

同煎至八分，吃腰子以汁送下，未尽腰子，同上二味药淬焙干为末，山药糊为丸，如梧桐子，每服五十丸，多服为佳。

《百一选方》引神归舍丹　治心气不足，并治心风。

附子一个，重七钱以上者，炮，去皮、脐　大天南星厚，去皮，取心，一两生用　朱砂一两，水飞

上为末，用猪心血并面糊为丸，如梧桐子，煎萱草根汤下，子午之交，各一服，止十五丸。

《百一选方》补心神效丸

黄芪蜜炙，焙　茯神去木　熟干地黄三两　远志去心，各四两　人参去芦，各四两　柏子仁别研　酸枣仁汤泡七次，去壳，各二两　五味子二两　朱砂一两，别研

上为末，蜜丸如梧桐子，每服五十丸，米饮、温酒任下。盗汗不止，麦麸汤下；乱梦失精，人参龙骨汤下；卒暴心痛，乳香汤下；虚烦发热，麦门冬汤下；吐血，人参汤下；大便下血，地榆汤下；小便出血，茯苓、车前子汤下；中风不语，薄荷、生姜汤下；风痫涎潮，防风汤下。

《和剂方》九痛丸　治九种心疼及冷气攻刺发痛，落马堕车，瘀血停滞，并宜服之。

狼毒半两，炙香①　巴豆去皮、心、膜炒干，取霜　干姜炮　人参去芦　吴茱萸汤洗七次，炒，各一两　附子炮去皮、尖，三两

---

①　香：原作"姜"，元本及大永本均作"姜"，据《金匮要略·胸痹心痛短气病脉证治第九》"九痛丸"改。

上为末，炼蜜丸如梧桐子，每服一丸，空心温酒下，卒然心腹疼痛，口不能言者，服二丸立瘥。

《济生方》愈痛散　治急心痛，胃痛。

五灵脂去沙石　玄胡索炒去皮　蓬莪术煨　良姜炒　当归去芦，洗，各等分

上为末，每服二钱，热醋汤调下，不拘时。

《济生方》加味七气汤　治喜、怒、思、忧、悲、恐、惊七气为病，发则心腹刺痛不可忍及外感风寒，妇人血痛，并宜服之。

半夏汤洗七次，五两　桂心　玄胡索炒去皮，各一两　人参　甘草炙，各半两　乳香三钱

上㕮咀，每服四钱，水一盏，姜三片，煎服不拘时。

《和剂方》二姜丸　治心脾冷痛，暖胃消痰。

干姜炮　良姜去皮，各等分

上为末，面糊丸如梧桐子，每服三十丸，食后橘皮汤下。

《济生方》归脾汤　治思虑过度，劳伤心脾，健忘怔忡。

白术　茯神去木　黄芪去芦　龙眼肉　酸枣仁炒，各一两　人参　木香不见火，各半两　甘草炙，二钱半

上㕮咀，每服四钱，水一盏，姜五片，枣一枚，煎七分，温服。

《杨氏家藏方》却痛散　治心气冷痛不可忍者。

五灵脂去沙　蒲黄炒，各一两半　当归去芦，洗　肉桂去皮　石菖蒲　木香　胡椒各一两　川乌炮，七钱半

上㕮咀，每服四钱，水一盏，入盐醋少许，煎服。

秘方　治心脾卒痛。

上用小乌沉汤一贴，入百草霜烂研，并盐一捻，煎服，

立愈。

《拔粹方》八物定志丸　补益心神，安定魂魄，治痰，去胸中邪热。

人参两半　菖蒲　远志去心　茯苓去心　茯神去皮，各一两
朱砂一钱　白术　麦门冬去心，各半两　牛黄二钱，另研细

上细末，炼蜜为丸，桐子大，米饮下三十丸，不拘时候。

《宣明方》没药散　治一切心肚疼痛，不可忍者。

没药乳香细研　拣乳香各三钱　穿山甲五钱，炙　木鳖子四钱

上为细末，每服半钱至一钱，酒大半盏同煎，温服不拘时候。

《瑞竹方》应痛丸　治心气痛，不可忍者。

好茶末四两　拣乳香三两

上为细末，用腊月兔血和丸，如鸡头大，每服一丸，温醋送下，不拘时服。

眩晕

眩晕之证，发于卒然之间。眼目昏花，如屋旋转，起则眩倒。虽经云：诸风①眩掉，皆属于肝。诸风上攻而致眩晕。然体虚之人，或外为风寒暑湿之气所干，内为七情之气所结，郁而生涎，皆能令人一时眩晕，目暗口噤，头痛项强。临病之际，宜详以脉证辨之，风则脉浮而有汗，寒则脉紧而掣痛，暑则脉虚而烦闷，湿则脉细而重着，加以吐逆。如气郁生涎而晕者，多令人眉棱角痛眼不可开，寸脉多沉，有此为异。至若疲劳过度，上盛下虚，金疮吐衄，便利去血过多及妇人崩伤，皆能眩

---

① 风：原脱，据《黄帝内经素问·至真要大论》补。

晕，各随所因，施以治法。

《和剂方》**姜附汤**方见中寒门　治一时为寒气所中，口不能言，眩晕欲倒。

《和剂方》**顺元散**方见痰气门　治体虚，痰气不顺，头目眩晕。

《本事方》**川芎散**　治风眩头晕。

山茱萸一两　山药　甘菊花　人参　茯神小　川芎各半两

上为末，每服二钱，酒调下，不拘时，日三服，不可误用野菊花。

《本事方》**羚羊角散**　治风邪乘于阳经，上注头目，隧入于脑，又或痰水结聚胸膈，上冲头目，一切眩晕，并宜治之。

茯神各一两　芎劳　羚羊角　甘草各半两　枳壳二钱半　半夏汤洗七次　白芷　防风　附子各一分

上㕮咀，每服四钱，水一盏，姜三片，煎七分，不拘时。

《济生方》**三五七散**　治阳虚风寒入脑，头痛目眩，耳内蝉鸣，应风寒湿痹，脚气缓弱等疾，并能治之。

天雄炮，去皮　细辛洗去土，各三两　干姜炮　山茱萸各五两　防风去芦　山药炒，各七两

上为末，每服二钱，温酒调下。

《济生方》**芎术汤**　治冒雨中湿，眩晕呕逆，头重不食。

川芎　半夏汤洗　白术各一两　甘草炙，半两

上㕮咀，每服四钱，水一盏，姜七片，煎服不拘时。

《济生方》**芎劳汤**　治一切失血过多，眩晕不醒。

芎劳　当归去芦，酒浸，各等分

上㕮咀，每服四钱，水一盏，煎七分，温服不拘时。虚甚加附子。

《济生方》**沉香磁石丸** 治上盛下虚，头目眩晕。

胡芦巴炒 川巴戟去心 阳起石煅，研 附子炮，去皮、脐 椒红炒 山茱萸取肉 山药炒，各一两 青盐别研 甘菊花去梗萼 蔓荆子各半两 沉香别研，半两 磁石火煅，醋淬七次，细研，水飞，一两

上为末，酒煮米糊丸，如梧桐子，每服七十丸，空心盐汤下。仓卒不能辨，此沉香汤下，养正丹亦可。

《仁斋直指方》**芎术除眩汤**方载湿门 治感寒湿，头目眩晕。

《张子和方》**芎黄汤** 治头目眩晕。

大黄 荆芥穗 防风各等分

上为粗末，大作剂料，水煎，去滓服，以利为度。

腰胁痛

夫肾受病则腰滞而痛，故经云："腰乃肾之府，转摇不能，肾将惫矣。"要知腰痛之疾所感不一。有因风寒暑湿伤于肾经，发为腰痛者。又有坠堕险地，闪动腰胁，气血凝滞而痛者。其为痛也，或引于项脊，傍及两胁，不可俯仰。或腰下如有横木，如坐水中，多令人面目黧黑，腹胁胀满。大抵腰痛之脉皆沉弦，又须明沉弦而紧者为寒；沉弦而浮者为风；沉弦而濡细者为湿；沉弦而实者为凝滞，各推其所。因感邪气者驱散之，凝滞者顺其气而调其血。如此治之，病无不愈。又有肾经虚惫，心血耗散不能养其筋脉，以致腰痛。又当补其心肾，筋骨自壮矣。

《和剂方》**五积散**方见伤寒门 治寒湿伤于肾经，腰痛不可俯仰。兼气，加茱萸。妇人血气加桃仁。

《三因方》**独活寄生汤** 治肾气虚弱，为风湿所乘，流注

腰膝；或挛举掣痛不可屈伸；或缓弱冷痹，行步无力，并皆治之。

独活三两　细辛　桂心不见火　川芎　防风去芦　牛膝酒浸白芍药　人参　熟地黄　秦艽去土　杜仲炒，去丝，各二两　当归桑寄生如无以续断代　甘草炙　茯苓各二钱

上㕮咀，每服四钱，水一盏，煎七分，空心服。

《三因方》**牛膝酒**　治肾伤风毒攻刺，腰痛不可忍者。

地骨皮　五加皮　薏苡仁各一两　川芎　牛膝　甘草　生地黄十两　海桐皮二两　羌活一钱

上㕮咀，用绢帛裹药入无灰酒内，冬浸七日，夏三五宿，每服一杯，日三四服，长令酒气不绝。一法加炒杜仲一两。

《三因方》**杜仲酒**　治风冷伤肾，腰痛不能屈伸。

杜仲一斤，切，姜汁制，炒断丝

上用无灰酒三升，浸十日。每服二三合，日四五服。一方为末，用温酒调一钱，空心服。

《三因方》**青娥丸**　治肾经虚冷，腰腿重痛，常服壮筋补虚。

杜仲二斤，炒　生姜十两，炒　破故纸二斤半

上为末，用胡桃肉一百二十个，汤浸去皮，研成膏，入少熟蜜，丸如梧桐子。每服五十丸，盐、酒、姜汤任下。

《三因方》**立安丸**　治五种腰痛，常服补暖肾经，壮健腰脚。

破故纸　续断　干木瓜　牛膝酒浸　杜仲去皮，姜制，去丝，各一两　草薢二两

上为末，蜜丸如梧桐子。每服五十丸，温酒盐汤空心任下。

《济生方》**术附汤**　治湿伤肾经，腰重冷痛，小便自利。

附子炮，去皮、脐　白术各一两　杜仲去皮，炒去丝，半两

上㕮咀，每服四钱，水一盏，姜七片，煎七分，空心温服。

《和剂方》**小七香丸**方见诸气门　治郁怒忧思，或因闪挫颠扑，一切气滞腰痛。

《济生方》**二至丸**　治老人虚弱，肾气伤损，腰痛不可屈伸。

鹿角　麋角镑，各二两　附子炮，去皮，一两　桂心不见火　补骨脂炒　杜仲去皮，炒去丝　鹿茸酒蒸，焙，各一两　青盐别研，半两

上为末，酒糊丸，如梧桐子，每服七十丸，空心嚼胡桃肉，盐酒、盐汤任下。恶热药者，去附子，加肉苁蓉一两，

《百一选方》**补髓丹**　升降水火，补益心肾，强筋壮骨。

杜仲去皮，炒黑色　补骨脂各十两，用芝麻五两同研，以芝麻黑色无声为度，筛去芝麻不用　鹿茸一两，燎去毛，酒炙　没药一两，别研

上将杜仲、补骨脂、鹿茸一处为末，入没药和匀，却用胡桃肉三十介，汤浸去皮，杵为膏，入面少许，酒煮糊丸，如梧桐子。每服一百丸，温酒、盐汤任下。

《本事方》**芎葛汤**　治胁下疼痛不可忍者。

桂枝　川芎　细辛　干葛　防风各半两　芍药　枳壳　麻黄　人参　甘草一分

上㕮咀，每服五钱，水一盏，姜三片，煎七分，温服。

《本事方》**枳实散**　治两胁疼痛。

枳实一两　白芍药炒　雀脑芎　人参各半两

上为末，空心姜枣汤调服二钱，酒亦可。

《本事方》**薏苡仁丸**　治腰胁疼痛，手足枯瘁。

薏苡仁一两　石斛用细者，七钱半　附子半两　牛膝　椒仁各一分　生干地黄各二分　细辛　人参　甘草　枳壳　柏子仁　川芎

当归各半两

上为末，炼蜜丸，如梧桐子。每服四十丸，酒吞下，空心，日三服。

《济生方》推气散　治右胁疼痛，胀满不食。

片子姜黄洗，半两　枳壳去瓤，麸炒　桂心去皮，不见火，各半两　甘草炙，三钱

上为末，每服二钱，姜枣汤调下，酒亦可。

《济生方》枳芎散　治左胁刺痛，不可忍者。

枳实炒　川芎各半两　粉草炙，二钱半

上为末，每服二钱，姜枣汤调下，酒亦可。

《杨氏家藏方》牵牛丸　治冷气流注，腰痛不可俯仰。

延胡索　破故纸炒，各二两　黑牵牛炒，二两

上为末，研煨蒜为丸，如梧桐子。每服三十丸，葱酒、盐汤任下。

《仁斋直指方》分气紫苏汤　治腹胁疼痛，气促喘急。

五味子去梗，汤洗　桔梗剉　紫苏叶　桑白皮炙　草果仁　大腹皮　陈皮洗　茯苓　甘草炙各一两

上㕮咀，每服四钱，水一盏，姜二片，入盐少许，同煎，空心温服。

《仁斋直指方》异香散　治腹胁膨胀，痞闷噎塞，一切气痞，腰胁刺痛。

蓬莪术煨　益智仁　甘草　荆三棱煨，各六钱　青皮　陈皮各三钱　石莲肉一钱　厚朴去皮，姜浸，二钱

上㕮咀，每服三钱，水一盏，姜三片，枣一枚，盐少许，煎服。

《济生方》蓬莪丸　治坠堕闪肋，血气凝滞腰痛。

菴䕡子半两　没药二钱半　乳香二钱半，另研　补骨脂炒　威灵仙洗，去芦　杜仲去粗皮，剉，炒令丝断　官桂不见火　川当归去芦，酒润，焙，切，各半两

上为细末，酒糊为丸如桐子大，每服七十丸，空心盐酒、盐汤任下。

《济生方》立安散　专治腰痛。

杜仲去粗皮，剉，炒令丝断　橘核取仁，炒

上等分为末，每服入盐少许，温酒调服，食前。

脚 气

脚气之疾，虽总之曰气，而古今证治实为多端。故千金论脚气皆由感风毒所致。又经云"地之风寒暑湿皆作蒸气，足常履之，遂成脚气"。古来无脚气之说，黄帝时名为厥，两汉之间名为缓风，宋齐之后始谓之脚气。其名虽不同，其实一也。今之所感，未有不由脾肾两经虚弱，坐卧行动之间为风寒暑温之气所干，流注而成此疾。得病之始，多不令人便觉，会因他病乃始发动。或奄然大闷，经三二日方乃觉之。先从脚起，或缓弱痹痛，行起忽倒；或两胫肿满，足膝枯细；或心中怔悸，小腹不仁，大小便秘涩；或举体转筋，骨节酸痛；或恶闻食气，见食吐逆；或胸满气急，壮热憎寒。其为候也，不一治之，须详审乃可，否则误以为他疾治之，若入腹攻心，鲜不致危矣。大抵脚气之证，发于外者大同而小异，必须以脉辨其风寒暑湿，然后施以治法。若寒气中三阳经者，患处必冷；暑中三阴经者，患处必热。又以其脉浮而弦者起于风，濡而弱者起于湿，洪而数者起于热，迟而涩者起于寒。风者，汗而愈；湿者，温而愈；热者，下而愈；寒者，熨而愈。又当顺四时调理，不可拘一。

春夏疾盛者，宜汗利之；秋冬以后又须量人气体虚实，微加滋补，防其遇寒暄再作。此皆严氏详论及此。又如无汗走注为风胜，挛急掣痛为寒胜，肿满重着为湿胜，烦渴热顽为暑胜，四气兼中者，但推其多者为胜。分其表里，施以治法，亦三因至当之说。古人得脚气之初，多用针灸，最忌用热药蒸泡，恐逼邪气入于经络，为难治也。今之治脚气者，有一方偶合于所患之证，服之得愈，便以为秘方，其后遇病，更不审其脉证所因，又服以前药，证即殊，非徒不能愈，病适足以重病，戒之戒之。

《和剂方》**五积散**方见伤寒门　治风湿流注，两脚酸痛。

《和剂方》**香苏散**　加槟榔、木瓜名槟苏散。　治风湿脚痛，舒通气道。

紫苏　香附子各二两　陈皮　甘草　槟榔　木瓜各一两

上㕮咀，每服四钱，水一盏，姜葱煎服。

《三因方》**加味败毒散**　治三阳经受热毒气流注，脚踝上焮赤肿痛，寒热如疟，自汗恶风，或无汗恶寒。

羌活　独活　前胡　柴胡　枳壳去瓤，麸炒　桔梗　甘草炙人参　茯苓　川芎　大黄蒸　苍术米泔浸，各等分

上㕮咀，每服四钱，水一盏，姜三片，薄荷一捻，煎服。皮肤瘙痒，加蝉蜕煎。

《和剂方》**活血应痛丸**　治风湿客于肾经，血脉凝滞，腰脚重疼，项背拘挛不得转侧，常服活血脉，壮筋骨。

狗脊去毛，四斤　苍术泔浸一宿，去皮，六斤　香附子去毛，炒，七斤半　陈皮去白，五斤　没药十二两，别研　草乌头一斤半　威灵仙洗，二斤

上为末，酒糊丸，如梧桐子，每服二十丸，温酒熟水任下。

《和剂方》**四斤丸**　治肾经虚寒，下攻腰脚，筋脉拘挛，掣痛不

已,履地艰辛,脚心隐痛,应风寒湿痹,脚气缓弱,并宜服之。

宣州木瓜去瓤　天麻去芦　苁蓉洗净　牛膝去芦,各焙干,秤一斤,以上四味,如前事治了,用无灰酒五升浸,春秋各五日,夏三日,冬十日足,取出焙干,再入　附子炮,去皮、尖,三两　虎骨涂酥炙,二两

上为末,用浸药酒打面糊丸,如梧桐子。每服五十丸,空心,煎木瓜酒、盐汤任下。常服补虚除湿,大壮筋骨。

《和剂方》活络丹　治诸般风邪湿毒之气,停滞经络,流注脚间,筋脉挛拳,腰腿沉重,或发赤肿,以及脚筋吊痛,上冲心腹,一切痛风走注,并皆治之。

川乌炮,去皮、脐,六两　乳香研,二两二钱　草乌炮,去皮、脐地龙去土　南星炮,各六两　没药研,二两二钱

上为末,入研药和匀,酒糊丸如梧桐子。每服二十丸,空心冷酒下,荆芥茶亦得。

《和剂方》换腿丸　治足三阴经为风、寒、暑、湿之气所乘,发为挛痹缓弱,上攻胸胁肩背,下注脚膝疼痛,足心发热,行步艰辛。

薏苡仁　南星炮　石楠叶　石斛去根　槟榔二两半　草薢炙川牛膝去苗,酒浸　羌活去芦　防风去芦,各一两　木瓜四两　黄芪去芦,蜜炙　当归去苗,酒浸　天麻去芦　续断各一两

上为末,酒面糊丸,如梧桐子。每服五十丸,温酒、盐汤任下。

一方　服加附子　肉桂　苍术各一两

《和剂方》木瓜丸　治肾经虚弱,下攻腰膝,筋脉拘挛,肿满疼痛,行履艰难,举动喘促,面色黧黑,大小便秘涩。

熟干地黄洗,焙　陈皮去白　乌药各四两　赤芍药一两　黑牵牛炒,三两　杏仁去皮、尖　牛膝酒浸　石楠叶藤　当归酒浸　苁

蓉酒浸 续断 干木瓜各二两

上为末，酒煮面糊丸，如梧桐子，每服五十丸，空心温酒下。

《三因方》大黄左经汤 治风、寒、暑、湿流注足阳明经，使腰脚赤肿痛不可行，大小便秘，或恶闻食气，喘满自汗。

细辛去苗 茯苓 羌活 大黄蒸 甘草炙 前胡 枳壳去瓤，炒 厚朴去皮，炒 黄芩 杏仁去皮、尖，别研，各等分

上㕮咀，每服四钱，水一盏，姜三片，枣一枚，煎七分，空心热服。腹痛，加芍药；秘结，加阿胶；喘急，加桑白皮、紫苏；小便秘结，加泽泻；四肢疮痒浸淫，加升麻并等分。

《三因方》半夏左经汤 治足少阳经为风、寒、暑、湿流注，发热，腰胁疼痛，头目眩晕，呕吐不食。

半夏汤洗七次 干葛 细辛 白术 麦门冬去心，炙，三钱 茯苓 桂心不见火 防风 干姜炮 黄芩 小草 甘草炙 柴胡各等分

上㕮咀，每服四钱，水一盏，姜三片，枣一枚，煎七分，空心服。热闷，加竹沥；喘急，加杏仁、桑白皮。

《三因方》大料神秘左经汤 治风、寒、暑、湿流注三阳经，腰足拘挛，大小便秘涩，喘满烦闷，并皆治之。

半夏汤洗七次 干葛 细辛 麻黄去节 小草即远志 厚朴姜制，炒 茯苓 防己 枳壳去瓤，炒 甘草 桂心 羌活 防风 柴胡 黄芩 白姜各等分

上㕮咀，每服四钱，水一盏，姜三片，枣一枚，煎服。自汗，加牡蛎、白术，去麻黄；黄肿，加泽泻、木通；甚热无汗，减桂，加橘皮、前胡、升麻；腹痛或利，去黄芩，加芍药、附子；大便秘，加大黄、竹沥；喘满，加杏仁、桑白皮、紫苏并

等分，对证加减，尤宜审之。

《和剂方》**养肾散**　治肾气虚损，腰脚疼痛。

草乌头生，去皮、脐　附子炮，二钱　全蝎半两　苍术制，一两
天麻三钱

上为末，空心豆淋，温酒调下。麻痹少时，病亦随去。

《和剂方》**八味丸**方见诸虚门　治肾精虚寒，脚气入腹，腹胀疼痛，上气喘急，此药最能治之。

《和剂方》**经进地仙丹**　治肾气虚惫，风湿流注，脚膝酸疼，行步无力。

川椒去目，及闭口者，微炒出干，四两　菟丝子酒浸　覆盆子
白术一两　白附子　羌活　防风去芦，各二两　人参三两　乌药二两　川乌炮，一两　附子炮，四两　茯苓一两　地龙去土，三两　赤小豆　骨碎补去毛，各二两　甘草一两　木鳖子去壳，三两　萆薢二两　狗脊　苁蓉酒浸，焙，四两　牛膝去芦，酒浸　南星汤洗，姜汁制，各二两　黄芪二两半　何首乌二两

上为末，酒糊丸如梧桐子。每服四十丸，空心温酒下。

《和剂方》**黄芪丸**　治肾脏风虚，上攻头面，下注腰脚，行步艰难，一切风痹，痛痒不定，并皆治之。

川楝子　川乌炮　赤小豆　杜蒺藜炒，去刺　茴香炒　地龙去土，炒　防风去芦，各一两　乌药二两　黄芪一钱

上为末，酒糊丸，如梧桐子。每服五十丸，温酒、盐汤任下。

《三因方》**麻黄左经汤**　治风、寒、暑、湿流注足太阳经，腰足挛痹，关节重痛，憎寒发热，无汗恶寒，或自汗恶风，头疼眩晕。

麻黄去节　干葛　细辛　白术米泔浸　茯苓　防己　桂心不

见火　羌活　甘草炙　防风各等分

上为末，每服四钱，水一盏，姜三片，枣一枚，煎，空心服。自汗，去麻黄，加肉桂、芍药；重着，加白术、陈皮；无汗，减桂，加杏仁、泽泻并加等分。

《三因方》六物附子汤　治四气流注于足太阴经，骨节烦疼，四肢拘急，自汗短气，小便不利，手足或时浮肿。

附子炮，去皮、脐　桂心各四两　白术三两　甘草炙，二两　防己四两　茯苓三两

上㕮咀，每服四钱，水一盏，姜七片，煎服。

《三因方》十全丹　治脚气上攻心腹，足心隐痛，小腹不仁，关节挛痹，疼痛无时，烦渴引饮，大小便或秘或利。

石斛酒浸　狗脊火去毛　萆薢　苁蓉　熟地黄　牛膝酒浸　地仙子　远志去心，炒，各一两　茯苓　杜仲去皮，炒，各等分

上为末，炼蜜丸如梧桐子，每服五十丸，温酒、盐汤任下。

《三因方》乌药平气汤　治脚气上攻，头目昏眩，脚膝酸疼，行步艰苦，诸气不和，喘满迫促，并宜治之。

茯神去木　甘草炙　白芷　当归　白术　川芎　五味子　紫苏子各等分　干木瓜　人参　乌药

上㕮咀，每服四钱，水一盏，姜五片，枣二枚，煎七分，温服。

《三因方》木瓜牛膝丸　治寒湿四气下注，腰脚缓弱无力，肿急疼痛。

木瓜大者，三四个，切开盖，去瓤，先用秫米浆过，盐焙干为末，却将盐末入瓜内令满，仍用盖针定，蒸三次，烂研为膏　川乌大者，去皮尖，用无灰酒一升浸，薄切，酒煮干，研细为膏，三两　巴戟　青盐别研八两　狗脊燎去毛　牛膝酒浸　萆薢　海桐皮九味，各一两　青皮　茴香

炒　羌活各一两

上为末，入青盐拌匀，将前二膏搜和，如硬，再入酒，杵数千下，丸如梧桐子。每服五十丸，空心，盐酒、盐汤任下。

《三因方》茱萸丸　治脚气入腹，腹内不仁，喘急欲死。

吴茱萸汤洗　木瓜去瓤，切片，日干，各等分

上为末，酒糊丸如梧桐子，每服五十丸至百丸，酒饮任下。

《三因方》木通散　治因脚气之疾，服补药太过，小便不通，淋闭胀满。

栀子仁炒　赤芍药　赤茯苓　甘草生，各一两　当归半两

上㕮咀，每服三钱，水一盏，煎七分，温服。

《三因方》胜骏丸　治元气不足，为寒湿气所袭，腰足挛拳，脚面连指走痛无定，筋脉不伸，行步不随。常服益真气，壮筋骨。

附子一个，炮，去皮、脐　当归酒浸一宿　天麻　牛膝并酒浸　木香　酸枣仁炒　熟地黄酒浸　防风去叉，各二两　木瓜四两　羌活　乳香半两，别研　麝香一分，别研　全蝎去毒　没药别研　甘草炙，各一两

上为末，用生地黄三斤，研烂如泥，入无灰酒四升，煮烂如膏，以前药和匀，杵令坚，每两作十丸。每服一丸，细嚼临睡酒下。如冬月无地黄，炼蜜丸如梧桐子。每服五十丸，盐汤、温酒任下。一方加槟榔、草薢、苁蓉、破故纸、巴戟天各一两，当归、地黄各减一两。

《杨氏家藏方》五斤丸　治筋血不足，腰脚缓弱，行步艰辛，一切寒湿脚气，并皆治之。

没药别研　川乌头炮，去皮　山药各四两　大木瓜　天麻　牛膝去芦，用无灰酒浸一宿，控干，切，焙　肉苁蓉酒浸一宿，切焙　虎骨

涂酥炙，尽黄色，各四钱

上将木瓜烂蒸，研作糊，和药末，如不就更用丸浸牛膝酒，打糊搜匀，杵一二千下，丸如梧桐子。每服五十丸，温酒、盐汤任下。

《杨氏家藏方》胡芦巴丸　治一切寒湿脚气，腿膝疼痛，行步无力。

胡芦巴酒浸一宿，焙干　破故纸炒香，各四两

上为末，用大木瓜一枚切顶、去瓤，置药在内，以满为度，复用顶盖之，用竹签签定，蒸熟，烂研，同前未尽药末和为丸，如梧桐子。每服五十丸，空心温酒下。

《杨氏家藏方》趁痛散　治湿攻注，腰脚疼痛，行步少力。

杜仲炒断丝，一两半　延胡索　草薢各二两　没药一两　当归洗，焙　肉桂去皮，各一两

上为末，每服三钱，空心温酒调下。

《济生方》槟榔汤　治一切脚痛，顺气防壅。

槟榔　香附子去毛　陈皮去白　紫苏叶　木瓜去瓤　五加皮　甘草炙，各一两

上㕮咀，每服四钱，水一盏，姜五片，煎七分，温服。妇人脚气，如当归半两，室女脚痛，加赤芍药两半。如大便虚秘，加枳实，热者加大黄。

《济生方》大腹皮散　治诸证脚气肿痛，小便不利。

槟榔　荆芥穗　乌药　陈皮　紫苏叶各一两　萝卜子炒，半两　沉香不见火　桑白皮炙　枳壳去瓤，麸炒，各一两半　大腹皮三两　干宣木瓜去瓤，二两半　紫苏子炒，一两

上㕮咀，每服四钱，水一盏，姜五片，煎服不拘时。

《济生方》神乌丸　治远年日近，干湿脚气。

川乌炮,去皮、脐黄　虎胫骨酥炙　海桐皮　川萆薢各二两
川牛膝去苗,酒浸　肉苁蓉酒浸,各一两半　金毛狗脊燎去毛,半两

上为末,用木瓜膏为丸,如梧桐子,每服七十丸,空心温酒下。

《济生方》加味四斤丸　治肝肾俱虚,精血不足,足膝酸痛,步履不随。如受风寒湿气,以致脚痛者,最宜服之。

虎胫骨酥炙,二两　天麻　宣木瓜一个,去瓤,蒸　肉苁蓉酒浸,焙,各一两　没药别研　乳香别研,各半两　川乌炮,去皮,各一两　川牛膝去芦,酒浸,一两半

上为末,入木瓜膏和酒糊,杵炼为丸如梧桐子,每服七十丸,空心温酒、盐汤任下。

《澹寮方》治脚气入腹,冲心疼,肿满,大小便秘。

沉香　木香　羌活　白芍药　槟榔各五钱　甘草　抚芎　青皮　枳壳各二钱　紫苏叶　木瓜各二钱半　真苏子六钱

上㕮咀。每服四钱,姜三片,同煎温服。

《澹寮方》五兽三匮丹　治因气血耗损,肝肾不足,两脚痿弱。

鹿茸酥炙　麒麟竭即血竭也　虎胫骨解片,酥炙　牛膝去芦,酒浸　狗脊赤草根也,燎去毛,各等分

上修事为末,即五兽丹料也。

辰砂一两,为末　附子大者一个,生去皮脐,剜旋中心空,入辰砂于内　宣木瓜一个,剜去心,刀薄,去皮,入上附子于内,以附子末,盖附子口,正坐于银暖罐中,重汤蒸十分烂,附子自为度,即三匮丹也。

上用三匮丹研成膏,调五兽末子为丸,如鸡头大,木瓜酒或降气汤任下。

《活人方》木瓜散　治脚气。

大腹皮一个　紫苏　干木瓜　甘草炙　木香　羌活各一分

上咬咀，分作三服，每服水二盏，煎至一盏，通口服。

《御药院方》沉香大腹皮散　治湿气郁滞经络，以成脚气，肿满疼痛，筋脉不利。

大腹子连皮，二两　沉香　桑白皮炒　槟榔　茴香炒　白茯苓去皮　木通　荆芥穗　紫苏子炒　苏叶各一两　干木瓜去瓤，二两　枳壳去瓤，麸炒，二两半　甘草炒，各□两　陈皮去白，焙　乌药各一两

上咬咀，每服五钱，水一盏，姜五片，干萝卜五大片，同煎七分，温服。如无萝卜，用萝卜子一钱微炒，捣碎同煎，如觉大便①干燥，即服加减神功丸。

《御药院方》四蒸木瓜丸　治肝肾脾虚，为风、寒、暑、湿之气流注经络，脚膝疼痛，憎寒壮热，或肿或痹，发作不时。

威灵仙　苦葶苈　黄芪　续断　苍术　橘皮　乌药　茯神木各半两

上为末，以大木瓜四枚，去顶瓤，填药在内，却用顶盖盖定，酒洒蒸熟，研为膏，丸如梧桐子，每服五十丸，空心温酒、盐汤任下。世传木瓜丸甚多，此方为是。

《济生方》加减地仙丹　治风冷邪湿，留滞下焦，足膝拘挛，肿满疼痛。

地龙炒，去土　五灵脂去石　石乌药　白胶香别研　五加皮椒红去汗　威灵仙　木瓜去瓤　赤小豆炒　川乌炮　黑豆炒，去皮天仙藤　苍术米泔浸，去皮，炒　木鳖子去壳油，各等分

上为末，酒糊丸如梧桐子，每服七十丸，空心，盐酒、盐

① 便：原脱，元本及大永本均脱，据《御药院方》"沉香大腹皮散"条补。

汤任下。

《本事方》思仙续断丸　治肝肾风虚下注脚膝，痛引腰脊，一切风毒流注，并宜服之。

萆薢四两　防风去芦　薏苡仁　思仙木即杜仲，剉，炒丝断，各五两　牛膝酒浸　川续断　羌活各三两　生地黄　五加皮各三钱

上为末，酒三升化青盐三两、木瓜半斤去皮子，以盐酒煮木瓜成膏，杵丸如梧桐子，每服五十丸，空心温酒、盐汤任下。

《仁斋直指方》不老地仙丹　治肾脏风毒，轻脚壮筋。

苁蓉各酒浸，焙　当归　虎骨酒炙　牛膝　赤小豆　蒺藜炒，捣去刺　川椒去目，出汗　川芎各一两　萆薢盐水，煮干　血竭　白南星炮　白附子炮　何首乌　黄芪　防风　杜仲姜制　羌活　没药别研，各三分　独活七钱半　木鳖子去油　地龙去土　茴香炒　乳香别研，各半两

上为末，酒糊丸如梧桐子，每服四十丸，木瓜陈皮汤下。

《仁斋直指方》木瓜散　治脚气。

大腹皮　紫苏　羌活　木香　茯苓　陈皮　甘草炙，各半两　宣木瓜半钱

上㕮咀，每服三钱，水一盏，姜枣煎服。

秘方　经效立应散　治风湿脚气。

麻黄去节，炒　僵蚕各二两，炒断丝　丁香一钱　没药别研，各五钱　乳香

上为末，每一两用酒一碗调服，取醉，盖覆得汗即愈，曾经蒸泡者，难愈。

秘方　神翁地仙丹　专治风痹脚气。

天仙子一两　川椒三两，去子，并合口者　木鳖子四两　白胶香五两，煮过，别研　五灵脂三两，陈黑色好者，用好酒浸，投水淘去绢，滤

过，晒干 黑牵牛六两 黑豆八两 草乌七两，小而坚实者，净洗，用盐在油中并炒，令色焦黄、坼裂，候冷，以纸布之类揩，令净 赤土九两，即土朱

上为末，同入白胶香、木鳖子末，用隔年好醋，打面糊，杵千百下，丸如梧桐子。每服三十丸，茶清下。病甚者频进。

《广陵欧阳康叔家传方》攒风散 专治寒湿脚气，先用此发散。

麻黄不去节 甘草不去皮 淮乌 川草薢 杏仁不去皮，各等分

上㕮咀，每服四钱，水一盏，煎服。不可多进。

《广陵欧阳康叔家传方》通真丸 专治脚气秘结者，用此通利。

草薢各等分 破故纸 黑牵牛 淮乌半两，用巴豆一两煮熟，去巴豆为末

上为末，面糊丸如梧桐子，每服十丸，空心盐汤下，如利数行欲止之，以冷水洗手即止。

《广陵欧阳康叔家传方》加减至宝丹 专治脚气，止疼痛，除风湿。

石膏水煮三十沸，三两 当归酒浸，二两 骨碎补四两，去皮、毛，炒净三五次 槟榔二两 月宝砂五两，醋煮干 白蒺藜炒赤，去尖刺，各三两 木瓜生用 紫金皮去骨，生用 淮乌三个够一两者，炒赤，二两 白胶香二两，净水煮十数沸，冷水中干

上为末，蜜丸如弹子大。嚼生姜一块，空心以好酒一盏送下，多以酒助药力。服后一时久，用外应散熏蒸淋洗。一方除紫金皮、木瓜，加防风、小黑豆。一方加赤芍药。一方除紫金皮、石膏，加白术、木香、川乌。

《广陵欧阳康叔家传方》外应散 治脚气，用此熏蒸淋洗。

石楠叶　矮樟叶　西红杉片　藿香　紫金皮　藁本　独活　大蓼　白芷　紫苏　羌活各等分

上剉碎，加大椒五六十粒，葱一握，用水二斗，煎七分，置盆内，令病者以足加其上，用厚衣盖覆，熏蒸痛处，候温热可下手时，却令他人淋洗。

《广陵欧阳康叔家传方》搜风散　脚气愈后，可常服之。

白芷　川芎　茯苓　甘草　芍药　当归各两半　陈皮　厚朴　枳壳　白术二两　干姜炮　麻黄去根、节，三两　桔梗两半　苍术十二两，酒浸，去皮　肉桂半两

上㕮咀。每服三钱，水一盏，姜四片，煎服。

《广陵欧阳康叔家传方》透骨丹　专治脚气。

川乌一两，煨　羌活二两　白茯苓二两　乳香别研，各一两　槟榔　木瓜　川芎　木香两半　沉香一钱

上为末，面糊丸如梧桐子，每服六十丸，姜汤下。

《广陵欧阳康叔家传方》黑虎丹　治脚气筋骨软弱，步履不随。

白术　五加皮　肉桂各半两　槟榔　黑小豆半升　川乌　黄芪　白茯苓　赤芍药　杜仲各两半　附子　熟地黄　乌药各一两　生苍术　羌活　当归　川牛膝　虎胫骨　白蒺藜各钱半

上为末，面糊丸如梧桐子，每服五十丸，空心盐酒下。

秘方　梦中神授方　治脚气神效。

上用木鳖子，每个作两边，麸炒，炒毕切碎再炒，用皮纸渗尽油为度。每一两用厚桂一两同为末，热酒调服，以得醉为度，覆盖得汗即愈。

脚气止痛方用草麻子七粒，去壳，研烂如泥，同苏和香丸打和，贴脚心其痛即止。

又方　用草乌一味，以曲酒糟捣烂，贴痛处即止，如无曲糟，生姜汁调草乌末亦可。

五　痹

凡痹疾自有五种：筋痹、脉痹、骨痹、皮痹、肌痹是也。多由体虚之人，腠理空疏，为风寒湿三气所侵，不能随时驱散，流注经络，久而为痹。其为病也，寒多则挛痛，风多则引注，湿多则重着。其病在筋者，屈而不能伸，应于肝，其证夜卧多惊，饮食少，小便数；其病在脉者，则血凝而不流，应乎心，其证令人痿黄，心下鼓气，卒然逆喘不通，嗌干善噫；其病在骨者，则重而不能举，应乎肾，其证手足不遂而多痛，心腹胀满；其病在皮者多寒，遇寒则急，逢热则纵，应乎肺，其证皮肤无所知觉，气奔喘满；其病在肌肉者多不仁，应乎脾，其证四肢懈惰，发咳呕吐，诊其脉大而涩，或来急而紧，俱为痹之候也。治之当辨其所感风寒湿三气注于何部，分其表里，须从偏胜者主以药饵。又有停蓄支饮，亦令人痹，又当随证治之。至如白虎历节，遍身痛者，无非风寒湿三气乘之。巢氏云，饮酒多风汗出，入水遂成斯疾，久而不愈，令人骨节蹉跌，恐为癫痫之病。如有此证，治之宜早为贵。

《和剂方》**五痹汤**方见中风门　治风寒湿之气客留机体，手足缓弱麻痹不仁。

《三因方》**附子八物汤**　治白虎历节，身痛如锤锻，不可忍。

附子炮，去皮、脐　干姜炮　芍药　茯苓　甘草炙　桂心各三两　白术四两　人参三两

上㕮咀，每服四钱，水一盏，煎七分，食前服。一方去桂

心，用干地黄二两。

《三因方》乌头汤　治历节风痛，不可屈伸。

麻黄去节　甘草各等分　黄芪　芍药　乌头五枚，剉，以蜜二升，煎取一升

上㕮咀，每服四钱，水一盏，煎七分，去滓，入蜜再煎一沸，温服。

《本事方》芎附散　治五种痹痛，自腿臂间发作不定者。

小川芎　附子　黄芪　白术　柴胡　防风　熟干地黄　当归　桂心　甘草各等分

上㕮咀，每服四钱，水一盏，姜三片，枣一枚，煎，空心服。

《济生方》蠲痹汤　治手足冷痹，腰腿沉重，及身体烦疼，背项拘急。

当归去芦，酒浸　赤芍药　黄芪去芦　片子姜黄　羌活　甘草炙，半两

上㕮咀，每服四钱，水一盏，姜五片，枣一枚，煎八分，温服不拘时。家藏方，加防风等分。

《济生方》防风汤　治血痹，皮肤不仁。

川当归去芦，洗　赤茯苓去皮　川独活各一两　防风二两　赤芍药　黄芩各一两　杏仁去皮尖，半钱　秦艽去芦，一两　桂心不见火　甘草各半钱

上㕮咀，每服四钱，水一盏，姜五片，煎七分，温服不拘时。

《济生方》茯苓汤　治停蓄支饮，手足麻痹，多睡眩冒。

半夏汤泡七次　赤茯苓去皮　陈皮各一两　枳壳去瓤，麸炒　桔梗去芦　甘草炙，各半两

上㕮咀，每服四钱，水一盏，姜七片，煎服不拘时。

《济生方》羌活汤　治白虎历节，风毒攻注，骨节疼痛，发作不定。

羌活去芦，三两　附子炮，去皮、脐　秦艽　桂心　木香各不见火　川芎　当归去芦　川牛膝去芦，酒浸　桃仁　骨碎补　防风去叉，各一两　甘草炙，半两

上咬咀，每服四钱，水一盏，姜五片，煎七分，温服不拘时。

《济生方》虎骨散　治白虎风，肢节疼痛，发则不可忍。

虎骨酥炙，二两　花蛇酒浸，取肉　天麻　防风去芦　川牛膝去芦，酒浸　白僵蚕炒，去丝　川当归去芦，酒浸　乳香别研　桂心不见火，各二两　甘草炙　全蝎去毒，各半两　麝香一钱，别研

上为末，每服二钱，豆淋酒调服，不拘时。

《本事方》增损续断丸　治寒湿之气痹滞，关节麻木疼痛。

人参　防风　鹿角胶　白术炮，各七两　麦门冬　干地黄三两　黄芪　续断　薏苡仁　山芋　牡丹皮　桂心　山茱萸　白茯苓　石斛各一两

上为末，蜜丸如梧桐子，每服五十丸，温酒空心下。

《本事方》续断丸　治风湿流注，四肢浮肿，肌肉麻痹。

当归炒　川续断　萆薢　川芎七钱半　乳香　天麻各一两　防风　附子　没药半两

上为末，炼蜜丸如梧桐子，每服四十丸，温酒米饮任下。

《济生方》黄芪酒　治风湿痹痛，筋脉挛急，或身体顽麻，并皆治之。

当归去芦　云母粉　茵芋叶　白术　虎骨　萆薢　木香不见火　仙灵脾　川续断　甘草炙　白芍　黄芪去芦　防风去芦　官桂不见火　天麻　石斛去根，各一两

上㕮咀，用绢袋盛，以好酒一斗浸之，春五夏三秋七冬十日，每服一盏，温暖服之，常令酒气相续为佳。

《宣明方》**防风汤**　治行痹，行走无定。

防风　甘草　当归　赤茯苓去皮　杏仁去皮，炒熟　桂已上各一两　黄芩　秦艽　葛根各三钱

上为末，每服五钱，酒水合二盏，枣三枚，生姜五片，同煎至一盏，去滓温服。

《宣明方》**茯苓汤加减**　治痛痹，四肢疼痛，拘挛浮肿。

赤茯苓去皮　桑白皮各二两　防风　官桂　川芎　芍药　麻黄去节，各二钱半

上为末，每服五钱，水一盏，枣一枚，煎至八分，去滓，温服，以姜粥投之，汗泄为度，效矣。

《宣明方》**茯苓川芎汤**　治着痹，留注不去，四肢麻，拘挛浮肿。

赤茯苓　桑白皮　防风　官桂　川芎　麻黄　芍药　当归　甘草炙，已上各等分，

上为末，每服二钱，水二盏，枣三枚，同煎至一盏，去滓，空心温服，如欲吐汗，以粥投之。

《宣明方》**升麻汤**　治热痹，肌肉热极，体上如鼠走，唇口反纵，皮色变，兼诸风皆治。

升麻三两　茯神去皮　人参　防风　犀角镑　羚羊角镑　羌活各一两　官桂半两

上为末，每服四钱，水二盏，姜二片，碎竹沥少许，同煎至一盏，温服不计时候。

卷之六

五　疸

黄疸之疾，诸书所载其证虽繁，究其方治，不过五疸：一曰黄汗，二曰黄疸，三曰谷疸，四曰酒疸，五曰女劳疸是也。黄汗之证，身体俱肿，汗出不渴，状如风水，汗出染衣，黄如芽汁。此由脾胃有热，喜自汗，汗出入水中洗浴，故汗秘热结，其汗黄也。黄疸之证，食已即饥，遍身皮肤及爪甲、面目、小便俱黄，卧时身体又带赤带青者，必发寒热。此由酒食过度，脏腑热极，水谷相并，积于脾胃，复为风湿所搏，结滞不散，热气重蒸所致。若发于阴部其人必呕，发于阳部必振寒而后热。谷疸之证，食毕即头眩，心中怫郁不安而遍体发黄，此由脾胃有热，大饥过为饮食所伤，胃气冲蒸所致也。酒疸之证，身目发黄，心中懊痛，足胫满，小便黄，面发赤斑。此由饥中饮酒，大醉当风入水所致。女劳疸者，其证身目皆黄，发热恶寒，小腹满急，小便不利。此由过于劳伤，又于极热之中房事之后入水所致，如多渴而腹胀者难治，大既五种之病，多是脾胃经有热而后发黄，治法各当究其所因，分利为先，解毒次之。又有时气、伤寒、伤风、伏暑、解散未尽，亦令人发黄如疸状，口淡怔忡，耳鸣脚弱，微寒微热，小便白浊，又当作虚证治之，不可妄投凉药，愈，伤血气，临病之际辨之可也。

《三因方》**白术汤**　治酒疸，因下后变为黑疸，目青面黑，心中如啖韭状，大便黑，皮肤不仁，其脉微而数。

桂心　白术各一两　枳实去白，麸炒　豆豉　干葛　杏仁　甘草各半两上咬咀，每服四钱，水一盏，煎七分，食前服。

《三因方》当归白术汤　治酒疸发黄，结聚饮癖，心胸坚满，不进饮食，小便黄赤，其脉弦涩。

茯苓各三两　当归　白术　黄芩　半夏汤洗七次，二两半　茵陈各一两　甘草炙　枳实去白，麸炒　杏仁去皮尖，麸炒　前胡各二两

上咬咀，每服四钱，水一盏，煎七分，食后温服。

《济生方》加减五苓散　治饮酒伏暑，郁发为疸，烦渴引饮，小便不利。

茵陈　赤茯苓去皮　猪苓去皮　白术　泽泻各等分

上咬咀，每服四钱，水一盏，煎八分，温服不拘时。有用《局方》五苓散加茵陈亦可。

《济生方》黄芪散　治黄汗。

黄芪去芦，蜜炙　赤芍药　茵陈各二两　石膏四两　麦门冬去心　豆豉各一两　甘草炙，半两

上咬咀，每服四钱，水一盏，姜五片，煎八分，温服，不拘时。

《济生方》茵陈散　治黄疸。

瓜蒌一个　石膏一两　甘草炙，半两　茵陈　木通　栀子仁各一两　大黄炒，半钱

上咬咀，每服四钱，水一盏，姜五片，葱白一茎，煎服，不拘时。

《济生方》谷疸丸　专治谷疸。

苦参三两　龙胆草一两　牛胆一个

上为末，用牛胆汁入少炼蜜为丸，如梧桐子，每服五十丸，空心熟水或生姜甘草煎汤送下，兼服红丸子亦可。

《济生方》葛根汤　治酒疸。

枳实去白，麸炒　栀子仁　豆豉各一两　葛根二两　甘草炙，半两

上咬咀，每服四钱，水一盏，煎八分，温服不拘时。

《济生方》滑石散　治女劳疸。

滑石二两半　白矾一两，枯，《得效方》无白矾，有煅石膏

上为末，每服二钱，用大麦粥饮调下，以小便出黄水为度。

《济生方》秦艽饮　治五疸。口淡咽干，发热微寒。

秦艽去芦　当归去芦，酒浸　芍药　白术　官桂去皮，不见火　茯苓去皮　熟地黄酒蒸　陈皮　小草　川芎各一两　半夏汤洗七次　甘草炙，各半两

上咬咀，每服四钱，水一盏，姜五片，煎至七分，去滓温服，不拘时。

《济生方》茵陈汤　治时行瘀热在里，郁蒸不散，通身发黄。

茵陈二两　大黄一两　栀子仁三钱

上咬咀，每服四钱，水一盏，煎八分，温服，不拘时。

《宣明方》金黄丸　治酒积食积诸积，面黄疸积硬块。

荆三棱　牵牛各二两半　巴豆四十九粒，出油　黍米粉　香附子半两　泽泻二钱半

上为末，用栀子煎汤和丸，如绿豆大。每服三丸至五丸。

《拔粹方》嗅药瓜蒂散　治黄疸，遍身如金色，累效。

瓜蒂二钱　母丁香一钱　黍米四十九个　赤小豆半钱

上为极细末，每夜两鼻孔内嗅便睡，明日取下黄水，便服黄连散。

《拔粹方》黄连散　治大小便秘涩，壅热累攻。

黄连二两　川大黄二两，好醋拌炒　黄芩　炙甘草各一钱

上为极细末，每服二钱，食后温水调下，日三服。

蛊　毒

蛊之为毒，医书所载虽有数种，而中土少见之。今古相传，多是闽广深山之人，于端午日以蛇虺、蜈蚣、虾蟆三物同器贮之，听其互相食啖，俟一物独存者则谓之蛊。欲害其人，密取其毒于酒食中啖之。若中其毒者，令人心腹绞痛，如有虫咬，吐下血皆如烂肉，若不即治，食入五脏即死。然此毒中人，有缓有急。急者，中数日便死。缓者，待以岁月，气力羸败，食尽五脏而后死，死则其毒流注于旁人，亦成蛊注。大抵试验蛊毒之法，令病人咳唾水中，沉者是毒，浮者非也。或含一大豆，其豆胀皮脱者，蛊也；豆不胀，皮不脱，又非也。又以鹄皮至病人卧下，勿令知觉，病甚者是，否则非也。治疗之法，必须审而后行，试而后可。今人凡有积聚胀满之病，类乎蛊者，便以为蛊，尤为非也。世说闽广深山之人，专有以蛊行毒于人者，若欲知其姓名，呼唤将去，其病自愈。又一说，病者若①能知原中毒于何物之中，终身不服此物，其毒亦不复作。虽相传如此，俱未之见，谨用，载之以备搜览。

《三因方》解毒丸　治误食诸毒草，并百物毒。救人于必死。

板蓝根生者，四两　贯众去土，二两　青黛别研　甘草生，各一两

上为末，蜜丸如梧桐子，以青黛别为衣。如稍觉精神恍惚、恶心，即是误中诸毒，急取药十五丸，烂嚼，用新汲水下。

---

① 若：原作"善"，据《普济方·诸毒门·蛊毒》改。

《三因方》青黛雄黄散　凡中毒及蛇虫咬伤，即服此药，令毒气不聚。

上好青黛　雄黄各等分

上为末，新汲水调服二钱。

《济生方》丹砂丸　治蛊毒。

雄黄别研　朱砂别研，各半两　藜芦略炒　鬼臼　巴豆去壳、心油，各一分

上为末，蜜丸如大豆。每服三丸，空心干姜汤下，当转下恶物并蛊等。如烦闷，后以鸭为羹食之。

《济生方》雄麝散　治五种蛊毒。

雄黄末　麝香末各等分

上取生羊肺如指大，以刀开，内裹药吞之。

《济生方》矾灰散　治中诸物毒。

晋矾　建茶各等分

上为末，每服二钱，新汲水调下，得吐即效，未吐再服。

经验秘方　治蛊毒　用升麻末三钱，溪水调，服水。

又方　中蛊下血者，用猬皮烧为灰，细研，以水调下二钱，日进三服，立愈。

又方　治五种蛊毒，以马兜铃根三两，捣筛，分为三贴。用一贴，以水一大盏，煎至五分，去滓，空心频服。当时吐蛊出，未快再服之，以快为度。

诸　淋

淋闭之疾，其证有五：气、石、血、膏、劳是也。气淋为病，小便涩，常有余沥。石淋为病，茎中痛，尿不得卒出。膏淋为病，尿似膏出。劳淋为病，劳倦即发，痛引气冲。血淋为

病，遇热即发，甚则溺血。其鼻头色黄者，小便难也。大既此证，多由心肾不交，积蕴热毒，或酒后房劳，或七情郁结，或饮冷逐热，发散不动，结于下焦，小肠膀胱受之则为癃闭、淋闭。其所为病者皆一类也。又有温病后余热不散，当风取凉亦能令人淋闭。故治法当以清心为先，滑利次之，临证用药更须详审。

《和剂方》五淋散　治肾气不足，膀胱有热，水道不通，淋沥不出，或尿如豆汁，或如沙石，或冷淋如膏，或热沸便血，并皆治之。

赤茯苓六两　赤芍药　山栀子仁各二两　当归去芦　甘草生用，各五两

上㕮咀，每服二钱，水一盏，煎八分，空心服。

《和剂方》八正散　治大人小儿心经蕴热，脏腑秘结，小便赤涩，癃闭不通，及热淋血淋，并宜服之。

车前子　瞿麦　萹蓄　滑石　甘草　山栀子仁　木通　大黄面裹，煨，各一斤

上㕮咀，每服三钱，水一盏，入灯心，煎至七分，食后温服。

《和剂方》清心莲子饮　治上盛下虚，心火炎上，口苦咽干，烦渴微热，小便赤涩，或欲成淋，并宜服之。

黄芩半两　黄芪蜜炙　石莲肉去心　白茯苓　车前子　人参各七钱半　麦门冬去心　甘草炙　地骨皮各半两

上㕮咀，每服三钱，水一盏，麦门冬十个煎。发热，加柴胡、薄荷。

《和剂方》五苓散方载中暑门　治伏热，小便赤痛如淋。

《和剂方》石韦散　治肾气不足，膀胱有热，水道不通，淋

沥不出，脐腹急痛，蓄作有时，劳倦即发，或尿如豆汁，或出沙石并皆治之。

芍药　白术　滑石　葵子　当归_{去芦}　瞿麦各二两　石韦_{去毛}　木通各二两　甘草_炙　王不留行各一两

上为末，每服二钱，空心小麦汤调服。

《和剂方》**导赤散**　治心虚蕴热，小便赤涩，或成淋痛。

生干地黄　木通　甘草各等分

上㕮咀，每服三钱，水一盏，竹叶少许，煎六分，温服不拘时。

《三因方》**生附散**　治冷淋，小便秘涩，数起不通，窍中肿痛。

附子_{去皮、脐，生用}　滑石各半两　瞿麦　木通　半夏_{汤洗七次，各三分}

上为末，每服二钱，水一盏，姜七片，灯心二十茎，蜜半匙，煎服。

《济生方》**地肤子汤**　治诸病后体虚触热，热结下焦，遂成淋疾，小便赤涩，数起少出，茎痛如刺，或尿出血。

猪苓_{去皮}　地肤子_{一两}　知母　黄芩　海藻_{洗，各半两}　通草　瞿麦_{去梗、叶}　枳实_{麸炒}　升麻　葵子各半钱

上㕮咀，每服四钱，水一盏，姜五片，煎七分，温服不拘时。

《济生方》**通草汤**　治诸淋。

王不留行　葵子　通草　茅根　蒲黄_炒　当归_{去芦，洗}　桃胶　瞿麦　滑石各一两　甘草_{炙，半两}

上㕮咀，每服四钱，水一盏，姜五片，温服不拘时。

《和剂方》**立效散**　治下焦结热，小便淋闭作痛，有时

尿血。

甘草炙，三两　瞿麦穗一两　山栀子去皮，炒，半两

上㕮咀，每服五钱，水一盏，姜三片，葱三个，灯心三十茎，煎服。

《济生方》**小蓟饮子**　治下焦结热，尿血成淋。

生地黄洗，四两　小蓟根　通草　滑石　山栀子仁　蒲黄炒淡竹叶　当归去芦，酒浸　藕节　甘草炙，各半两

上㕮咀，每服四钱，水一盏，煎八分，空心温服。

《济生方》**鹿角胶丸**　治房室劳伤，小便尿血。

鹿角胶半两　没药别研　油头发灰各三钱

上为末，用茅根汁打糊丸，如梧桐子，每服五十丸，盐汤下。

《三因方》**鹿角霜丸**　治膏淋。多因忧思失志，浊气干清，小便淋闭，黯如膏脂，疲剧筋力，或伤寒湿，多有此证。

鹿角霜　白茯苓　秋石各等分

上为末，面糊丸，如梧桐子。每服五十丸，空心米汤下。

《本事方》**火府丹**　治心经蕴热，小便赤少，及五淋涩痛。

木通　黄芩各一两　生干地黄二两

上为末，炼蜜杵丸如梧桐子。每服五十粒，木通煎汤煎下。

《三因方》**发灰散**　治小便尿血，并治肺痿，心衄吐血。

上用发烧灰，每用二钱，以米醋二合汤一盏调服。

《简易方》**叶氏治血淋方**

阿胶二两，麸炒　木猪苓　赤茯苓　滑石　泽泻各一钱　车前子半钱

上㕮咀，每服三钱，水一盏，煎七分，五更时服。

《澹寮方》**五淋散**　治膀胱有热，水道不通，淋沥不宣，脐

腹急痛。或尿如豆汁，便如砂石，淋膏尿血，并宜服之。

山茵陈二两，去根　淡竹叶四两　木通去节　滑石　赤茯苓去皮，各半斤　甘草炙，各六两　山栀仁炒，十四两　赤芍药半斤

上㕮咀，每服三钱，水一盏，煎服。一方加当归，除木通、滑石。

《仁斋直指方》琥珀饮　治尿血。

上用琥珀为细末，每服二钱，灯心薄荷煎汤下。

《徐同知秘方》 治血淋，诸热淋疾。

山茵陈　淡竹叶　山栀子　滑石　甘草　木通　猪苓　瞿麦各半两

上为剉，每服五钱，水一盏半，灯心少许同煎，去滓，空心服。如大便秘涩，加大黄两半同煎。

消　渴

人身之有肾，犹树木之有根，根肾受病，先必形体憔悴，虽加以滋养，不能润泽，故患消渴者，皆是肾经受病，由壮盛之时不自保养，快情恣欲，饮酒无度，食脯炙及丹石等药，遂使肾水枯竭，心火燔炽，三焦猛烈，五脏干燥，由是渴利生焉。医经所载，有消渴、内消、强中三证。消渴者，多渴而利；内消者，由热中所作，小便多于所进饮食，而反不渴，虚极短气；强中者，虚阳强大不交而精气自泄。大概消渴之疾，上盛下虚，心脉多浮，肾脉必弱，故经云：脉洪大阴不足阳有余则为热中，即消中也。又云：肾实则消而不渴，小便自利，名曰消肾，即内消也，其治宜抑损心火，摄养肾水，消渴之人，津液枯竭，服刚剂过多，防发痈疽之疾，尤忌房事并饮酒咸食实面之物，切不可用金石之药，临证慎之。

《和剂方》黄芪六一汤　治男子妇人诸虚不足，胸中烦悸，时常消渴，或先渴而欲发疮，或病痈疽而后渴者，并宜服之。

黄芪去芦，蜜涂炙，六两　甘草炙，一两

上㕮咀，每服三钱，水一盏，枣一枚，煎七分，温服不拘时。

《和剂方》五苓散方载中暑门　治伏暑发渴，引饮无度。

《和剂方》清心莲子饮方载五淋门　治心经蕴热作渴，小便赤涩。

《和剂方》玄菟丹方载诸虚门　治肾水枯竭，心火上炎，消渴引饮。

《和剂方》八味丸方载痰气门　治心肾不交，消渴引饮。一方除附子，加五味子，名肾气丸。

《三因方》珍珠丸　治心虚蕴热，或内积七情，醋饮过多，皆致烦渴，引饮无度，小便或利或不利。

知母一法一两一分　川连去毛，一法一两　苦参一两　玄参一法铁胤粉一两一分，研　牡蛎煨，一两一分　朱砂别研，二两　麦门冬去心　天花粉各半两　金箔　银箔各三百片，一法白扁豆煮去皮一两

上为末，炼蜜入生瓜蒌根汁少许，丸如梧桐子，以金银箔为衣，每服三十丸，瓜蒌根麦门冬煎汤任下。

《三因方》苁蓉丸　止消渴，补心肾。

黄芪盐汤浸　苁蓉酒浸　巴戟酒浸　泽泻　龙骨　菟丝子酒浸　磁石煅碎　牛膝酒浸　桂心　草薢　鹿茸去毛，醋炙　山药炒　熟地黄　附子炮，去皮、脐，一个，六钱重者　远志去心，炒　破故纸炒　五味子　杜仲去皮，姜汁制，炒去丝，各半两　石斛　覆盆子　山茱萸　茯苓各等分

上为末，蜜丸如梧桐子，每服五十丸，空心米饮下。

《三因方》**黄连猪肚丸**　治强中消渴。

黄连去须　粱米　瓜蒌根　茯神各四两　知母　麦门冬去心，各二两

上为末，用大猪肚一个，洗净入药末于内，以麻线缝合口，置瓶中，炊极烂取出，药别研，以猪肚为膏，再入蜜搜和前药，杵数千下，丸如梧桐子，每服五十丸，参汤下，一方加人参、熟地黄、干葛。《济生》除知母、粱米，用小麦。

《三因方》**六神汤**　治三消渴疾。

枇杷叶　瓜蒌根　干葛　莲房　甘草　黄芪各等分

上㕮咀，每服四钱，水一盏，空心煎服，小便不利加茯苓。

《三因方》**鹿茸丸**　治失志伤肾，肾虚消渴，小便无度。

鹿茸去毛，炙，三分　麦门冬去心，二两　熟地黄　黄芪　五味子　鸡胜胵麸炒　苁蓉酒浸　山茱萸　破故纸炒　茯苓　地骨皮各五钱　人参三分　牛膝酒浸，七钱半　玄参五钱

上为末，蜜丸如梧桐子，每服三十丸，米汤下。

《简易方》**卫生天花丸**　治三消渴疾。

黄连去须，三两，童子小便浸三宿，焙干　白扁豆炒，二两　辰砂别研　铁艳粉别研，各一两　牡蛎煅　知母　苦参　天花粉各半两　芦荟一分　金箔　银箔各二十片

上为末，取生瓜蒌根汁和蜜丸，如梧桐子，每服五十丸，空心麦门冬汤下。

《简易方》**地黄饮子**　治消渴咽干，面赤烦躁。

人参去芦　生干地黄洗　熟干地黄　黄芪蜜炙　天门冬去心　麦门冬去心　泽泻　石斛去根，炒　枇杷叶去毛，炒　枳壳去瓤，麸炒　甘草炙，各等分

上㕮咀，每服三钱，水一盏，煎七分，食后温服。

《济生方》**加减肾气丸** 治肾水不足，心火上炎，口舌干燥，多渴引饮，肢体消瘦，并宜服之。

山茱萸取肉　白茯苓　牡丹皮　熟地黄酒蒸　沉香不见火　五味子　泽泻　鹿角镑　山药炒，各一两　官桂不见火，各半两

上为末，炼蜜丸如梧桐子，每服七十丸，盐汤米饮任下，弱甚者加附子一两，兼进黄芪汤。

《济生方》**朱砂黄连丸** 治心虚蕴热，或因饮酒过多，发为消渴。

朱砂一两，别研　宣连三两　生地黄二两

上为末，炼蜜丸如梧桐子。每服五十丸，灯心、枣子煎汤送下。

秘方　乌梅五味子汤 专治消渴，生津液。

五味子　巴戟酒浸，去心　百药煎　乌梅　甘草各等分

上㕮咀，每服四钱，水一盏，空心煎服。

秘方　茯苓丸 治三消渴疾，累有奇效。

五倍子去瓤，四两　莲肉一两　龙骨煅，两半　左顾牡蛎火煅，二两

上用茯苓二两为末，煮糊丸如梧桐子，每服五十丸，空心盐汤下，仍兼服灵砂黑锡丹。

《仁斋直指方》**加味钱氏白术散** 治消中，消谷善饥。

人参　白术　白茯苓　甘草炙　枳壳去瓤，麸炒，各半两　藿香叶一两　干葛二两　木香　北五味子　柴胡一钱

上㕮咀，每服三钱，水一盏，煎服。

《宣明方》**大黄甘草饮子** 治男子、妇人一切消渴不能止者。

大豆五升，先煮三沸，出，淘，苦水再煮　大黄一两半　甘草大粗

卷之七

健　忘

健忘者，陡然而忘其返也。虽曰此证皆由忧思过度损其心胞，以致神舍不清、遇事多忘。然过思伤脾，亦能令人健忘。治之须兼理心脾，神凝意定，其证自除。

《和剂方》宁志膏方载心痛门　治心神恍惚，一时健忘。

《和剂方》定志丸　治心气不定，恍惚多忘。常服安神定志。

远志去苗、心，二两　人参去芦，三两　菖蒲二两　白茯苓去皮，三两

上为末，炼蜜丸如梧桐子，以朱砂为衣。每服二十丸，米饮下。

《和剂方》寿星丸方载中风门　治心胆被惊，神不守舍或痰迷心窍，恍惚健忘。

《济生方》归脾汤　治思虑过制，劳伤心脾，健忘怔忡。

白术　茯神去木　黄芪去芦　龙眼肉　酸枣仁炒，去壳，各一两　人参　木香不见火，各半两　甘草炙，二钱半

上㕮咀，每服四钱，水一盏，姜五片，枣一枚，同煎，温服，不拘时。

《百一选方》朱雀丸　治心神不定，事多健忘，心火不降，肾水不升。

茯神二两，去皮　沉香半两，并为细末

上炼蜜丸如小豆大。每服三十丸，食后人参汤下。

癫痫

癫痫之疾，诸方所载，并作一证治之。愚谓癫与痫难以一概而论，故癫者全归于心，痫者归乎五脏。所谓癫者，神不守舍，狂言妄语，如有所见，动经年岁，不得即愈。若心经有损，是为真病。如心经蓄热，则当清心除热；如痰迷心窍使然，又当下痰而宁其心志。妇人因血气迷心，或因产后恶露上冲而语言错乱、神志不守者，各当随其证治。所谓五痫者，马痫、羊痫、鸡痫、猪痫、牛痫是也。其为证也，卒然之际，旋晕颠倒，口眼相引，手足搐搦，背脊强直，口吐涎沫，食倾乃苏。原其所因，五脏之间，或为七情之气郁结，或为六淫之邪气所伤，闭塞诸经，一时痰涎壅并心膈致有此证。马痫作马嘶者，应乎心；羊痫作羊叫者，应乎脾；鸡痫作鸡叫者，应乎胃；猪痫作猪叫者，应乎肾；牛痫作牛吼者，应乎肺。此又以五行合五脏而言，须详考其因，施以治法。大抵当以祛痰顺气为先，然后辨其有无风寒暑湿之气，方可补其五脏。又有在母腹中受惊，及幼小时有所感触，而成此证，又当辨之。

《和剂方》碧霞丹　治痰涎壅塞，牙关紧急，目睛①上视，时作搐搦，并五种痫疾，并皆治之。

石绿细研九度，飞过，十两　附子尖七十个　乌头尖七十个　蝎梢七十个

上为末，入石绿令匀，面糊丸如鸡头大。每服用薄荷汁半盏化下一丸，更以酒半合温服之，须臾吐出痰涎，然后随证治

---

①　睛：原作"精"，元本及大永本均作"精"，据《太平惠民和剂局方·治诸风》"碧霞丹"条改。

之。如牙关紧急，斡开灌之。

《和剂方》**牛黄清心丸**方载中风门　治心气不足，神志不定，惊恐悸怖，虚烦少睡，常发狂癫，言语错乱。

《三因方》**六珍丹**　治风痫卒然晕倒，或作牛吼、马嘶、鸡鸣、羊叫、猪噪等声，腑脏相引，气争掣纵，吐沫流涎，久而方苏。

通明雄黄　叶子雌黄　未钻真珠各一两　铅二两，熬成屑　丹砂半两　水银一两半

上为末，研令极细，蜜和，杵三二万下，方丸如梧桐子。每服五丸，姜枣汤吞下。

《杨氏家藏方》**五痫丸**　治癫痫发作，不问久年新日，并宜服之。

全蝎二钱，去毒，炒　半夏二两，汤洗七次　雄黄一钱半，别研　蜈蚣半条，去头、足，炙　天南星炮，一两　乌蛇一两，酒浸一夕，去皮、骨，焙干　麝香三钱，别研　白矾一两　白附子半两，炮　皂角四两，捶碎，水半升，将汁与白矾一同熬干，研　白僵蚕一两半，炒，去丝　朱砂一分，别研

上为末，姜汁煮面糊，丸如梧桐子。每服三十丸，姜汤下。

《杨氏家藏方》**虎睛丸**　治痫疾发作，涎潮搐搦，精神恍惚，时作谵语。

犀角屑　虎睛一对，微炒　大黄　远志去心　栀子仁半两

上为末，炼蜜丸如绿豆大。每服二十丸，温酒食后送下。

《济生方》**控涎丹**　治诸痫久不愈者，顽涎结聚，变生诸证，并宜治之。

生川乌去皮　半夏　僵蚕三味，不炒，到碎，生姜汁浸一夕，各半两　全蝎去毒，十个　铁粉三钱　甘遂二钱半

上为末，姜汁打糊，丸如绿豆大，朱砂为衣。每服十五丸，食后用姜汤下。忌甘草。

《百一选方》**归神丸**方载心痛门　治心气不足，作事多忘，癫痫乱语，并皆治之。

《和剂方》**金露丸**　治痰迷心窍，恍惚狂言，妇人痰血上冲，或歌或笑，言语狂乱，并皆治之。

生干地黄焙　贝母去心，各一两　巴豆去心膜，醋煮三十沸，焙干，取一两，过其数无力　黄连洗，焙，二两　桔梗去芦　柴胡去芦　吴茱萸汤洗七次　防风去芦　紫菀去苗　菖蒲米泔浸一夕　干姜炮　白茯苓去皮　蜀椒去目，出汗　厚朴去皮，姜制　枳壳去白，麸炒　鳖甲米醋煮黄　人参去芦　甘草炙　甘松净洗，各一两　草乌头炮，用二两　芎䓖去芦　桂心不见火

一方用甘遂。

上为末，以面糊丸如梧桐子。每服五丸。心中痰患，姜汤下。心痛，酸石榴皮汤下。口疮，蜜汤下。头痛，石膏汤、葱茶下。一切脾气，橘皮汤下。水泻、气泻，陈皮汤下。赤白痢，甘草干姜汤下。胸膈噎闷，通草汤下。妇人血气，当归酒下。疝气、岚气、小肠气及下坠，附子汤下。伤冷腹痛、酒食所伤、酒疸、黄疸、结气、痞塞、鹤膝，并用盐汤、盐酒下。

《三因方》**控涎丹**方载痰气门　治痰涎内伏，胸背、手脚、颈项、腰胯突然痛不可忍，内连筋骨，牵引钓痛，坐卧不宁，走易不定，或头痛不可举，昏倦多睡，饮食无味，痰唾稠黏，夜间喉中多有锯声，及手脚沉重，腿冷痹麻，气脉不通等。

甘遂去心　紫大戟去皮　白芥子真者，各等分

上为细末，煮糊为丸，如梧桐子大，晒干。

《济生方》**八珍散**　治产后血迷心窍，言语不正，状如

癫狂。

人参　石菖蒲　生地黄　川芎各一两　朱砂别研　防风去芦,各半两　细辛净洗,一钱　甘草炙,半两

上为末,每服一钱,薄荷汤下,不拘时。地黄多恋膈,脾胃不快者,以当归代之。

《济生方》黑龙丹　治产后败血冲心,不省人事,狂言如癫。

当归去芦,酒浸　生地黄　五灵脂　川芎　高良姜三两

以上剉,入沙锅内,纸筋盐泥固济,炭火煅,令通红,火冷取出,细研,入后药:生硫黄、花蕊石、百草霜、乳香、琥珀。上五味,一两一钱细末,同前药和匀,米醋煮面糊丸,如弹子大。每服一丸,服时再入炭火煅药通红,入姜汁内浸碎,以无灰酒合童子小便顿服,神效不可述。

阴　癫

阴癫之证,其种有四:一曰肠癫,二曰气癫,三曰外肾浮胀,四曰水癫是也。究其所因,皆是肾经虚寒,或为劳役所伤,或为风湿之气所侵,结而不散,久则肾气虚惫,而成此证。外肾肿胀者,偏有小大,或坚硬如石,或脐腹绞痛,甚则肤囊肿胀成疮,时出黄水,病而至此,未易治也,肠癫亦然。惟气癫、水癫,关元灸之可愈。又有小儿,自生以来,外肾偏坠者,此又宿疾,不必医疗可也。

《和剂方》茱萸内消丸方载诸气门　治肾虚为邪气所搏,结成寒疝,伏留不去,阴囊偏坠,痛连膀胱,小肠气刺,奔豚疝癖,疼不可忍者,并皆治之。

《和剂方》麝香大戟丸　治阴癫肿胀,并小肠气。

胡芦巴炒，四两　　大戟去皮，炒黄，半两　　麝香别研，一钱　　槟榔刮去底，细切，不见火各—①两　　川楝子六两　　附子炮，去皮、尖　　诃子炮，去核，酒浸，蒸，焙　　茴香舶上者，八两　　木香—两

上为末，独留川楝子，以好酒二升，葱白七枚，长四寸，煮川楝子，去核取肉，和药杵，丸如梧桐子。空心姜、酒下十丸。

《济生方》橘核丸　　治四种癫病，卵核肿胀有小大，或坚硬如石，痛引脐腹，甚则肤囊肿胀成疮，时出黄水，或成痈溃烂。

橘核炒　　海藻　　昆布　　海带各洗　　川楝子取肉，炒　　桃仁麸炒，各一两　　厚朴去皮，姜炒　　木通　　枳实麸炒　　玄胡索炒，去皮　　桂心不见火　　木香不见火，各半两

上为末，酒糊丸如梧桐子。每服七十丸，空心盐酒、盐汤任下。虚寒甚者，加熟川乌一两，坚胀久不消者，加卤砂二钱，醋煮，旋入。

《济生方》牡丹散　　治小儿外肾偏坠。

防风去芦　　牡丹皮去木，各等分

上为末，每服二钱，温酒调服。如不饮酒，盐汤点亦可。

《活人书》竹皮汤　　疗交接劳后，阴囊肿胀，痛入腹中。

刮竹青皮一升，以水三升，煮一半，去滓分服，立愈。

《百一选方》三茱丸　　治小肠气并外肾肿痛。

石茱萸各二两　　破故纸一两七钱，炒香　　青盐　　青皮　　山茱萸　　茴香微炒，各三两　　黑牵牛一两，炒　　吴茱萸　　川楝子一两，用斑蝥

---

① 一：原缺，元本及大永本均缺，据《太平惠民和剂局方·治杂病》"麝香大戟丸"条补。

十四个去翅嘴，同炒令赤色，去斑蝥不用

上为末，醋煮面糊丸如梧桐子。每服五十丸，先吃炒桃仁十五个，却以温酒、盐汤送下，或茴香酒更佳。

痼　冷

人之一身，贵乎阴阳升降，平和无偏，若有偏胜，是即为病。痼冷之证，皆以人身真阳耗散，脾胃虚弱，加以食啖冷物，有伤其脾肾，痼结其冷于脏腑不散，以致手足厥逆，畏冷憎寒，饮食不化，呕吐涎沫，或大腑洞泄，或小便频数，其为证也。尤多治之，须暖下元，兼理脾胃。若又有脾虚而畏寒者，令人咳嗽，又当于咳嗽门求之。

《和剂方》**姜附汤**方载中寒门　治一切沉寒痼冷诸证。

《和剂方》**沉香毕澄茄散**　治内挟积冷，脐腹弦急，痛引腰背，面色萎黄，脏腑自利，小便滑数，小肠一切气痛，并治之。

附子炮，去皮、脐　毕澄茄　沉香　胡芦巴炒　肉桂去皮　补骨脂炒　茴香炒　巴戟天去心　木香　川楝子炮，去核，各四两　川乌炮，去皮、脐，半两　桃仁去皮、尖，双仁，炒，二两

上咬咀，每服三钱，水一盏，入盐少许，煎八分，空心热服。

《和剂方》**三建汤**方载自汗门　除痼冷，扶元气。

《济生方》**洞阳散**　治阳虚阴盛，手足厥冷，暴吐大下，脉细羸瘦，伤寒阴证，悉皆治之。

附子炮，去皮、脐　钟乳粉各二两　天雄炮，去皮，三两　川乌炮，去皮，四两　阳起石火煅　朱砂火煅，别研，各一两

上为末，酒煮神曲糊，丸如梧桐子。每服五十丸，空心盐

汤下。

《和剂方》椒附丸_{方载诸虚门} 治内挟积冷，脐腹弦急，痛引腰背，时有盗汗，小便滑数，心腹胀满。

《澹寮方》附子茴香散 治气虚积冷，心腹绞痛。

肉豆蔻_煨 茴香_炒 白术_炒 木香 人参 白茯苓 干姜_{炮，一两} 附子_{大者，一枚，炮，去皮、脐} 丁香 甘草_{炙，各半两}

上咬咀，每服三钱，水一盏，盐少许，煎七分，空心服。

《和剂方》紫沉煎丸 治虚寒积冷，伏滞阴气，心腹膨胀，两胁疼痛。

巴豆霜_{一分，酒半升，先入银石器内煮之} 硫黄_{滴水，研极细} 青皮 胡椒 硇砂_{各一两，酒半升煮，去石，入巴豆酒内，熬如稀糊，入沉香，前项药作一处，熬成膏} 人参 丁香 阿魏_{酒半升，研，化尽} 没药_{捣碎，酒半升，化尽，入匕酒} 槟榔 官桂_{不见火，各一两} 干姜_{三分} 良姜_{二两，水煮六七沸，日干} 沉香_{一两，使炼蜜一斤，别研} 朱砂_{半两，别研} 木香_{不见火，二两}

上为末，次入硫黄、朱砂二味研匀，入前膏于臼内杵三千下，丸如梧桐子。每服三十丸，陈皮汤下。

《百一选方》雄朱丹 治宿寒痼冷，饮食呕逆，久则羸弱，变为痨瘵。

朱砂 雄黄_{各二两}

以上用沙合一个，先以牡丹皮二两内外熏黄，入药于内，以酽醋和腊茶作饼，盖定合口，以赤石脂固济合缝，又用赤石脂泥裹合于一重，再用黄泥纸筋又裹一重。先以草火烧，令干，次以炭火五斤，渐渐添至一秤，候火力稍消取出，掘地坑一尺，埋一宿，去火毒，取出，研入后药。

附子_{炮制为末} 胡椒 赤石脂 官桂 丁香 荜拔 木香

沉香　白术各一两　乳香半两，与前赤石脂同研取出

上为末，入前药研匀。以清酒二升三分，熬去二分，入附子末，煮糊丸如梧桐子。每服十丸，空心温酒、盐汤任下。

积　热

积热者，热毒蕴积于其内也。夫人固有体气素实，一时感触热毒之气，或郁积脏腑之间，或在心肺之内，令人口苦咽干，涎唾稠黏，眼涩多泪，口舌生疮，大小便秘结。又有阴盛血衰，三焦已燥，服饵酒炙之物并丹石之药，愈助其热，结滞于内，亦能令人变生诸证，治之须详其脉证。若在心膈者清之，结于脏腑者荡涤之。更量人气体虚实轻重用药。

《和剂方》**三黄汤**　治积热结滞脏腑，大便秘结，心膈烦躁。

黄连去芦、须　黄芩去芦　大黄煨，各十两

上㕮咀，每服四钱，水一盏，煎七分，空心服。

《和剂方》**荆黄汤**　治风热结滞，或生疮疖。

荆芥四两　大黄一两

上㕮咀，每服三钱，水一盏，煎六分，空心服。

《和剂方》**凉膈散**　治大人、小儿脏腑积热，口舌生疮，痰实不利，烦躁多渴，肠胃秘涩，便溺不利，一切风热，并皆治之。

连翘二斤半　甘草炙　川大黄　朴硝各二十两　薄荷叶去梗　黄芩　山栀子仁各十两

上㕮咀，每服三钱，水一盏，入竹叶七片、蜜少许同煎，食后服。

《和剂方》**洗心散**　治风壅痰滞，心经积热，口苦唇燥，眼

涩多泪，大便秘结，小便赤涩。

白术一两半　麻黄和节　当归去苗，洗　荆芥穗　芍药　甘草炙　大黄面裹煨，去面，切，焙，各八两

上为末，每服二钱，水一盏，生姜、薄荷各少许，同煎，温服。

《和剂方》八正散方载五淋门　治大人、小儿心经蕴热，咽干口燥，目赤睛疼，脏腑秘结，小便赤涩。

《和剂方》三黄丸　治丈夫、妇人三焦积热，咽喉肿闭，心膈烦躁，小便赤涩，大便秘结，并宜服之。

黄连去芦、须　黄芩去芦　大黄煨，各十两

上为末，炼蜜丸如梧桐子。每服四十丸，热水吞下。一方用脑、麝为衣，丸如大豆，夜间含化一两丸亦好。

《和剂方》龙脑饮　一治蕴积邪热，咽喉肿痛，心烦鼻衄，及痰热咳嗽，中暑烦躁，伤寒余毒发热，并宜服之。

缩砂仁　瓜蒌根各三两　藿香叶二两四钱　石膏四两　甘草蜜炙，十六两　大栀子仁微炒，十二两

上为末，每服二钱，用新水入蜜调下。伤寒余毒，潮热虚汗，除蜜入竹青煎服。

《和剂方》龙脑鸡苏丸　消烦渴，凉上膈，解酒毒，除邪热。并治咳嗽唾血，鼻衄吐血，诸淋下血，胃热口臭，肺热喉腥，脾疸口甜，胆疸口苦，并宜服之。

柴胡银川者，二两，和木通，以汤半升浸一二宿，取汁后入膏　生干地黄六两，末　黄芪去芦，一两　麦门冬去心，四两　阿胶炒　蒲黄炒，各二两　甘草炙，一两半　人参去芦，二两　木通二两，同柴胡浸　鸡苏净叶，一斤，即薄荷

上除别研药外，并捣为衣，将好蜜二斤先炼一二沸，然后

下生干地黄末，不住手搅，令匀，取木通、柴胡汁，慢火熬成膏，勿令焦，然后将其余药末同和为丸，如豌豆大。每服二十丸，嚼破，热水下。虚寒烦热，消渴惊悸，人参汤下；咳嗽唾血，鼻衄吐血，麦门冬煎汤下；惟诸淋，用车前子煎汤下。

《和剂方》**甘露饮**　治胃中客热，牙宣龈肿，咽膈干燥，吐气腥臭，或胃经受湿，伏热在里，身黄如疸，亦能治之。

枳壳去白，面炒　石斛去芦　甘草炙　枇杷叶曲，去毛　干熟地黄　黄芩　麦门冬去心　天门冬去心，焙　山茵陈　生干地黄等分

上咬咀，每服三钱，水一盏，煎七分，食后温服。

《和剂方》**消毒犀角饮**　治大人、小儿内蕴邪热，痰涎壅滞，或腮项结核，遍生疮疖，已出未出，并宜服之。

防风去苗，八两　鼠粘子炒，十四两　荆芥穗　甘草炙，各十六两

上咬咀，每服三钱，水一盏，煎七分，食后温服。

《和剂方》**碧雪**　治一切积热，口舌生疮，心烦喉闭。

芒硝　青黛　寒水石　石膏煅，各研　朴硝　消石　甘草煎汤二升　马牙硝各等分

上将甘草汤入诸药再煎，用柳木篦不住手搅，令消溶，入青黛和匀，倾砂盆内，候冷，结凝成霜，研为末，每用少许，含化咽津。如喉闭不能咽下，用竹筒吹药入喉中。

《和剂方》**薄荷煎**　治口舌生疮，痰涎壅塞，咽喉肿痛。

薄荷一斤，取头末二两半　缩砂仁半两，取末二钱　脑子半钱，别研　川芎半两，取末二钱　甘草半两，取末二钱半

上为末，入脑子和匀，炼蜜成剂，任意咽嚼。《和剂方》无脑子，有桔梗。

《御药院方》神芎丸　治心经积热，风痰壅滞，头目赤肿，或有疮疖，咽膈不利，大小便闭涩，一切风热之证，并宜服之。

大黄生　黄芩各二两　牵牛生　滑石各四两　黄连　薄荷叶　川芎各半两

上为末，滴水丸如梧桐子。每服五十丸，温水食后下。

《御药院方》酒蒸黄连丸　治膈热，解酒毒，厚肠胃。

黄连半斤，净用酒二升浸，以瓦器置瓶上累蒸至烂，取出晒干

上为末，滴水丸如梧桐子。每服五十丸，食前温水吞下。

《御药院方》玄明粉　以朴硝煎过，澄滤五七遍，至夜于星月下露至天明，自然结作青白块子，用瓷罐子按实于炭火内，从慢至臀，自然成汁，煎沸，直候不响，再加顶火，一煅便取出，于净地上倒下，用盆合盖了，以去火毒，然后研为细末，每二斤，入甘草，生熟二两，为末，一处搅匀，临睡斟量用之。或一钱、二钱，以桃花煎汤，或葱白汤下。此药大治邪热所干，膈上气滞，五脏秘涩。此朴消本性寒，烧过性温无毒。

《本事方》清气散　治风壅痰涎，上膈烦热。

枳壳　川芎　柴胡　前胡　茯苓　甘草　独活　羌活　青皮　白术　人参各等分

上为末，每服二钱，水一盏，荆芥一穗，煎七分服。

《经验方》天竺散　治脏腑积热，烦躁多渴，口舌生疮，咽喉肿痛。

山栀子去壳　连翘各三钱　甘草三两二钱　瓜蒌根一两六钱　鸡冠雄黄半钱　郁金用皂角水煮，切片，焙干，三钱

上为末，每服一钱，食后临卧，新汲水调服。

《拔粹方》润肺汤《发明》内　治大肠燥结不通。

升麻　当归尾　生甘草　煨大黄　桃仁　麻黄　熟地黄各一

钱　生地黄二钱　红花三分

上件剉如麻豆大，都作一服，水三盏，先伴药，温煎至一盏，热服食前。

《拔粹方》滋肾丸《发明》内　治不渴，小便闭，邪热在血分也。

黄柏三两，细剉，酒拌，阴干　知母二两，酒浸，阴干　肉桂一钱半

上前二味，气俱阴，以同肾气，故能补而泻下焦火也。桂与火邪同体，故曰寒因热用。凡诸病在下焦，皆不渴也。熟水为丸，百沸汤下。

吐血_{附咳血、衄血}

人身之血，犹水行地中，百川皆理，则无壅决之患。一身之间，荣卫失调，七情四气相干，气血逆乱，然后变生吐血、咳血诸证。夫血之妄行，固由积热所致，然其证多端，难以一概而论。有因饮食过饱，负重伤胃而吐者。有思虑伤心，并积热而吐血、衄血者。有劳伤心肺，又为七情所干而咳血、吐血者。心主血，肝藏之，而脾为之统，过思伤脾，亦能令人吐血。治之须究其因。伤胃者，调胃安血。劳心者，补益其心志。热则清之，气郁则顺之，伤脾则安之。吐血之脉，宜沉细，不喜浮数。吐而不咳者易治，唾中带红线者难医，为其有所损故也。病之浅者，惟有早灸膏肓而已。致若肺生疽疮，从高坠下，一应伤折，皆能吐血。伤寒汗后不解，郁结经络，随气涌泄，吐血、衄血，又当从各类求之。

《和剂方》大阿胶丸　治肺虚客热，咳嗽咽干，多唾涎沫，或有鲜血，劳伤肺胃，吐血呕血，并宜服之。

麦门冬去心，半两　干山药　熟干地黄各两　五味子　杜仲去皮，炒，各半两　远志去心，一分　丹参　防风去芦、叉，各半两　贝母炒　茯苓去皮，一两　阿胶炒，一两　茯神去木　百部根　柏子仁各半两　人参去芦，二钱半

上为末，炼蜜丸如弹子大。每服一丸，水一盏，煎六分，和滓服。

《和剂方》**龙脑鸡苏丸**方载积热门　治膈热咳嗽，或吐血衄血。

《和剂方》**必胜散**　治男子、妇人血妄流溢，或吐或咳，衄血，并治之。

小蓟并根用　人参去芦　蒲黄炒　当归去芦　熟干地黄　川芎　乌梅去核，各一两

上㕮咀，每服四钱，水一盏，煎七分，温服，不拘时。

《和剂方》**枇杷叶散**方载中暑门　治暑毒攻心，呕吐鲜血。

《和剂方》**硼砂散**　治大人、小儿喉闭生疮，风痰热毒，鼻衄出血。

山药六斤，生　脑子七两，别研　甘草二十两　牙硝一十四两　硼砂二十两，生，别研　麝香四两，研

上为末，每服半钱，如茶点服。

《和剂方》**三黄丸**方载积热门　治积热吐血，咽膈不利。

《三因方》**龙骨散**　治鼻衄过多。

用龙骨，不拘多少，研为末，用少许吹入鼻中。凡九窍出血，皆可用此药吹之。一方用栀子，如前法。

《三因方》**茯苓补心汤**方载心痛门　治心虚为邪气所伤，吐血。

《御药院方》**麝香散**　治鼻衄不止。

白矾枯过，别研　白龙骨黏舌者，别研，各半两　麝香别研，半字

上三味拌和匀。每用一字，先将冷水洗净鼻内血涕，然后吹药于鼻中，或以湿纸蘸药鼻内，尤妙。

《本事方》茜梅丸　治衄血无时。

茜草根　艾叶各一两　乌梅肉焙干，半两

上为末，炼蜜丸如梧桐子。每服三十丸，乌梅汤下。

《本事方》天门冬丸　治吐血、咯血。大能润肺止嗽。

天门冬一两　甘草　白茯苓　阿胶各半两　杏仁炒　贝母半两

上为末，炼蜜丸如梧桐子。每服一丸，咽津含化，日夜可十丸。

《简易方》是斋白术散　治积热吐血、咳血。若因饮食过度，负重伤胃而吐血者，最宜服之。惟忌食热面、煎煿、一切发风之物。

白术三两　人参去芦　白茯苓去皮　黄芪蜜浸，各一两　山药百合去心，三分　甘草炙，半两　前胡去芦　柴胡去芦，二钱半

上㕮咀，每服三钱，水一盏，姜三片，枣一枚，煎六分，温服。

《简易方》王医师固荣散　治吐血、便血。

白芷半两　真蒲黄炒，一两　甘草炙，三分　地榆去芦，一两

上㕮咀，每服二钱，温酒调服。如气壮人，加石膏半两。

《简易方》选奇黄芪散　治咳血成劳，肌体消瘦。常服能解肌热。

黄芪蜜炙　麦门冬去心　熟地黄　桔梗炒　白芍药各一两　甘草炙，一分

上㕮咀，每服四钱，水一盏，姜三片，煎七分，温服。

《济生方》归脾汤方载健忘门　治思虑伤脾，不能统摄心

血，以此致妄行，或吐血、下血。

《济生方》犀角地黄汤　治伤寒汗下不解，郁于经络，随气涌泄，为衄血。或清道闭塞，流入胃脘，吐出清血。如鼻衄，吐血不尽，余血停留，致面色萎黄，大便黑者，更宜服之。

犀角镑　生地黄　白芍药　牡丹皮去木，各等分

上㕮咀，每服四钱，水一盏，煎八分，温服。如潮热发狂，加黄芩、大黄。腹满，脉大而迟，只依本方，不须加减。

《济生方》茜根散　治鼻衄不止。

茜根　侧柏叶　阿胶蛤粉炒　黄芩　生地黄各一两　甘草炙，半两

上㕮咀，每服四钱，水一盏，姜三片，煎八分，温服，不拘时。

《济生方》天门冬汤　治思虑伤心，吐血衄血。

远志去心，甘草水煮　白芍药　天门冬　麦门冬各去心　黄芪去芦　藕节　阿胶蛤粉炒　没药　当归去芦　生地黄各一两　人参　甘草炙，各半两

上㕮咀，每服四钱，水一盏，姜五片，煎八分，温服，不拘时。

《济生方》大蓟散　治饮啖辛热，伤于肺经，呕吐出血，名曰肺疽。

大蓟根洗　犀角镑　升麻　桑白皮炙　蒲黄炒　杏仁去皮、尖，各一两　甘草炙，半两　桔梗炒，一两

上㕮咀，每服四钱，水一盏，姜五片，煎八分，温服，不拘时。

《济生方》加味理中汤　治饮酒伤胃，遂成吐血。

干姜炮　人参　白术各一两　干葛　甘草炙，各半两

上咬咀，每服三钱，水一盏，煎七分，温服，不拘时。

《济生方》鸡苏散　治劳伤肺经，唾内有血，咽喉不利。

鸡苏叶　黄芪去芦　生地黄洗　阿胶蛤粉炒　贝母去心　白茅根各一两　桔梗去芦　麦门冬去心　蒲黄炒　甘草炙，各半两

上咬咀，每服四钱，水一盏，姜三片，煎七分，温服，不拘时。

《济生方》藕汁饮　治吐血、衄血不止。

生藕汁　生地黄汁　大蓟汁各三合　生蜜半匙

上件药汁，调和令匀。每服一小盏，不拘时。

《济生方》赤芍药汤　治瘀血蓄胃，心下胀满，食入即呕，名曰血呕。

赤芍药二两　半夏一两半　陈皮一两

上咬咀，每服四钱，水一盏，姜七片，煎七分，温服，不拘时。

《大全良方》四生丸　凡吐血、衄血，阳乘于阴，血热妄行，宜服此药。

生荷叶　生艾叶　生柏叶　生地黄各等分

上烂研，丸如鸡子大。每服一丸，水三盏，煎一盏，滤过，温服。

《活人书》黄芩芍药汤　治鼻衄。

黄芩　芍药　甘草各等分

上咬咀，每服三钱，水一盏，煎六分，温服。

《百一选方》四物汤　治鼻衄。用《局方》四物汤，加侧柏叶，煎服。

《拔粹方》门冬饮子　治脾胃虚弱，气促气弱，精神短少，衄血吐血。

人参五分　黄芪一钱　五味子五个　芍药　甘草一钱　紫菀一钱半　当归身　麦门冬各五分

上㕮咀，分作二服。水煎，食后。

《拔粹方》黄芩芍药汤　治虚家不能饮食，衄血、吐血。

黄芩　白芍药　甘草

一法加生姜、黄芪。

上二药治伤寒、衄血、吐血、呕血。

《拔粹方》云岐子犀角地黄汤　寸芤，血在上焦。

生地黄二两　黄芩一两半　黄连一两　大黄半两

上㕮咀，水二盏，秤一两，煎至一盏，去滓，食后服。

《拔粹方》生地黄汤　治鼻衄昏迷不省。

生地黄三五斤，如不暇取汁，使患者生吃，吸汁。又以其滓①塞鼻，须臾血止，取服汁尤佳。

下　血

人之滋养一身，惟气与血。血为荣，气为卫，荣行脉中，卫行脉外，故心主血，肝藏之，而脾为之统，贵于气顺则血调。若内因七情并酒食所伤，外为四气相干，则血气逆乱，荣卫失度，皆能令人下血。若风入肠胃者，其脉浮，下血必在粪前，是名近血；停积于大肠者，其脉沉滞，血在粪后，又名远血；脏寒者，其脉沉微，下血无痛；积热者，其脉洪数，纯下鲜血，甚则兼痛；伤湿者，脉沉而迟，下血如豆汁。又有因气郁结，酒色过度，并过食炙脍，因毒生虫，亦能令人下血。又当以五

---

① 滓：原作"冲"，元本及大永本均作"冲"，据《普济方·诸血门·鼻衄》"生地黄汤"条改。

脏所伤，辨其证治，风湿则祛之，寒则温之，热则清之，停滞则疏涤之，气则调之，有毒者解利之。下血之证，非止一端，大概血得热而行，遇黑而止，用药当审之。

《和剂方》**败毒散**<small>方载伤寒门</small>　治风热流入大肠经，下血不止。若因酒食毒，加巴豆炒黄连，去巴不用。

《和剂方》**胃风汤**<small>方载下痢门</small>　治风温乘虚入于肠胃，或下瘀血者。

《和剂方》**肠风黑散**　治肠风下血，或在粪前粪后，并皆治之。

荆芥<small>二两，烧</small>　乱发　槐花　槐角<small>各一两，烧</small>　枳壳<small>去白，二两，烧一两</small>　甘草<small>炙</small>　猬皮<small>炒，各两半</small>

上将所烧药同入瓷瓶内，黄泥固济，烧存三分性，出火气，同甘草、枳壳捣罗为末，每服三钱，水一盏，煎七分，空心服。

《和剂方》**黄连香薷散**<small>方载中暑门</small>　治伏暑纯下鲜血。

《和剂方》**黑玉丹**　治肠风积热，下血不止。

刺猬皮<small>十六两，剉</small>　猪悬蹄<small>一百个</small>　败棕<small>剉，八两</small>　苦楝根<small>五两</small>　雷丸　牛角腮<small>十二两，剉</small>　槐角<small>六两</small>　脂麻<small>四两</small>　乱发<small>皂角水洗净，焙，八两</small>

上剉碎，用瓷罐内烧存性，研为细末，入乳香二两，麝香八钱，研和令匀，用酒打面糊，丸如梧桐子。每服二十粒，先细嚼胡桃一枚，空心以温酒吞下，多进得效。

《和剂方》**香连丸**<small>方载下痢门</small>　治冷热不调，下血如痢。

《和剂方》**槐角丸**　治五种肠风下血，痔瘘脱肛下血，并宜服之。

槐角<small>去枝梗，炒，一两</small>　地榆　黄芩　当归<small>去芦，酒浸一宿，焙干</small>　防风<small>去芦</small>　枳壳<small>去白，麸炒，各半斤</small>

上为末，酒糊丸如梧桐子。每服三十丸，空心米饮下。

《和剂方》**三黄丸**方载积热门　治三焦蕴热，下瘀血者。

《三因方》**伏龙肝汤**　治先粪后血，谓之远血。兼治吐衄。

伏龙肝半斤　甘草炙　白术　阿胶　黄芩　干地黄各三两，《千金》作干姜

上㕮咀，每服四钱，水一盏，煎，空心服。虚者，加附子。

《本事方》**槐花散**　治肠风脏毒下血。

槐花炒　柏叶烂杵，焙　荆芥穗　枳壳各等分

上为末，每服二钱，空心米饮调下。

《本事方》**槐角散**　治肠胃不调，胀满下血。

苍术　厚朴　陈皮　当归　枳壳各一两　槐角二两　甘草炙　乌梅各半两

上㕮咀，每服五钱，水一盏，煎服。

《杨氏家藏方》**聚金丸**　治肠胃积热，或因酒毒，大便下血，腹中热痛，作渴，脉来弦数。

黄连四两，一两水浸晒干，一两炒，一两灰火炮，一两生用　黄芩　防风去芦，各一两

上为末，煮面糊丸如梧桐子。每服五十丸，米泔浸枳壳，水下，不拘时。冬月宜入大黄一两。

《济生方》**蒜连丸**　治脏毒下血。

鹰爪黄连，去须，不拘多少，为末，用独头蒜一个，煨香熟，研和入臼，杵极烂，丸如梧桐子。每服四十丸，空心陈米饮下。

《济生方》**乌梅丸**　治大便下血不止。

乌梅三两，烧存性，为末，用好醋打米糊，丸如梧桐子。每服七十丸，空心米饮下。

《济生方》**加减四物汤**　治肠风下血不止。

侧柏叶　生地黄洗　当归去芦，酒浸　川芎各一两　枳壳去白，炒　荆芥穗　槐花炒　甘草炙，各半两

上㕮咀，每服四钱，水一盏，姜三片，乌梅少许，同煎，空心温服。

《济生方》**香梅丸**　治肠风脏毒下血。

乌梅同核烧灰存性　香白芷不见火　百药煎烧灰存性，各等分

上为末，米糊丸如梧桐子。每服七十丸，空心米饮下。

《济生方》**断红丸**　治脏腑虚寒，下血不止，面色痿黄，日久羸瘦。

侧柏叶炒黄　川续断酒浸　鹿茸火去毛，醋煮　附子炮，去皮、脐　黄芪去芦　阿胶蛤粉炒成珠①子　当归去芦，酒浸，各一两　白矾枯，半两

上为末，醋煮米糊，丸如梧桐子。每服七十丸，空心米饮下。

《宣明方》**黄连散**　治肠风下血，疼痛不止。

黄连　鸡冠花　贯众　川大黄　乌梅各一两　甘草三分，炙

上为末，每服二钱，用温米饮调下，日三服，不计时候。

《张子和方》**黄连贯众散**　治肠风下血。

黄连　鸡冠花　贯众　大黄各二两　乌梅二两　甘草三钱，炙　枳壳炮　荆芥各一两

上为细末，二大钱，温米饮下，食前。

《拔粹方》**当归和血散**　治肠澼下血，湿毒下血。

槐花　青皮各六分　当归身　升麻各二分　荆芥穗六分　川芎

四分　熟地黄　白术各六分

上为细末，每服二三钱，清米饮调下，食前。

《拔粹方》**升阳去热和血汤**　治肠澼下血作劳①，其血唧出②，有力而远射，四散如筛春③。二月中，下二行，腹中大作痛，乃阳明气冲热毒所作也，当去湿毒和血而愈。

生地黄　牡丹皮　生甘草各半钱　熟甘草　黄芪各一钱　当归身　熟干地黄　苍术　秦艽　肉桂各三分　橘皮二分　升麻七分白芍药一钱半

上㕮咀，都作一服，水四盏，煎至一盏，去滓，稍热服，空心。

《拔粹方》**结阴丹**　治肠风下血，脏毒下血，诸大便血疾。

枳壳麸炒去瓤　威灵仙　黄芪　陈皮去白　椿根白皮　何首乌荆芥穗以上各半两

上为末，酒糊为丸，桐子大。每服五七十丸，陈米饮入醋少许煎过，放温送下。

《拔粹方》**阿胶汤**　治伤寒热毒入胃，下利脓血。

黄连炒，二两　栀子仁半两　阿胶炙，令燥　黄柏去粗皮，炙，各一两

上为粗末，每服四钱，水一盏，煎服无时。

《经验方》**地骨皮散**　治肠风痔瘘，下血不止。

地骨皮　凤眼根皮并用悬崖中者好，去土不用

上二味各等分，同炒微黄色，捣为细末，每服三钱，空心

---

① 劳：原作"㽞"，元本及大永本均作"㽞"，据《普济方·大肠腑门·肠风下血》"升阳去热和血汤"条改。

② 唧出：喷射而出。

③ 筛春：斟酒。

温酒调服。忌油腻食物。

痔　漏

痔之五种，牡痔、肠痔、血痔、牝痔、脉痔是也。究其所因，皆是素蕴热毒，或过食烧炙新酒，久坐血脉不流，或因七情之气郁结于脏腑之间，其毒不能消散，发而为痔。或藏于肛门之内，或突出于外，大者如莲花、鸡冠、核桃之状，小者如牛奶、鸡心、鼠尾、樱桃之类，名状更多。其实皆由脏毒所致，故蕴毒深者，其状大；蕴毒小者，其形小。或流脓水，或出鲜血，行坐之间，病者殊为之苦。久而不治，血气衰弱，必然成漏。今之治法，多用刀线割剔其痔，虽有药可以封固，然其毒在内，无由而去，必有再作之理，否则成漏，转而为难治之证。诸方多有服食、敷贴之药，今人用之，少见有效。揆度其理，其病既有形于外，非服药之能愈，必须用去毒消痔之药点之，俟其毒尽痔消，方可为愈。切不可用砒霜等毒药，恐致人奄忽，慎之慎之。又有无痔者，肛门左右别有一窍，流出脓血，名为单漏。治之须用温暖之药补其内，又以生肌肉之药敷于外。其窍在皮肤者易愈，脏腑有损而生窍者，未易治也。医者详审。

《和剂方》**槐角丸**方载下血门　治五种痔疮，远年近日，并皆治之。

《和剂方》**槐白皮膏**　治内外诸痔，久年不愈者。

槐白皮　楝实各五两　赤小豆二合　桃仁六十枚　当归三两甘草　白芷各二两

上㕮咀，以煎成猪膏一斤，微火煎至黄色，药可成膏，以贴疮。

《御药院方》**楛藤子丸**　治肠风下血，痔漏结核疼痛。

茴香炒　樯藤子一个，重七钱者，酥炙，和皮用　皂角刺烧存性
枯白矾　枳壳去白，麸炒　樗皮焙干，各半两　白附子炮　乳香二钱
半　猬皮烧存性，五钱

上为末，醋面糊丸如梧桐子。每服五十丸，空心温酒下。
如痔疮痛，醋研五七丸，涂患处。

《三因方》五灰散　治五种痔，不问内外并宜服之。

鳖甲治牡痔　猬皮牝痔　蜂房脉痔　蛇蜕气痔　猪左足悬蹄甲
治肠痔，各等分

上烧存性，随证倍用一分，为末，井花水调二钱，空心卧
时服。

《济生方》熏洗痔方　枳壳不拘多少，为末，每服二钱，水
一大盏，沙瓶内煎，百沸，先以熏蒸，而后洗之。

《济生方》猬皮丸　治五种痔漏。

猪左足蹄　黄牛角腮　猬皮一枚，同上烧灰存性　防风去芦
贯众　槐角子炒　鳖甲醋煮，各半两　枳壳去白，生用　鸡冠花
槐花炒　黄芪去芦　雷丸　黄连　香白芷　当归去芦，酒浸　油发
灰　玄参各半两①　麝香别研，半钱

上为末，米糊丸如梧桐子。每服百丸，空心以米饮汤送下。
年高并虚弱者，不宜服。

《济生方》蜗牛膏　敷痔有效。

蜗牛一枚，麝香少许，用小砂合子盛蜗牛，以麝香掺之，
次早取汁，涂痔处。

《经验方》五灰膏　治脏腑一切蕴毒，发为痔疮，不问远
年近日，形似鸡冠、莲花、核桃、牛乳，或内或外，并皆治之。

---

① 各半两：原脱，元本及大永本均脱，据《严氏济生方·五痔肠风脏
毒门》补。

此方亲传之，专科刘叔茂累试皆验，不敢自秘。

荞麦灰半斗许　荆柴　老杉枝　山白竹　蓟柴

以上四般柴竹，截作二尺许长，以斧劈破成片，各取一束，晒干，于火上烧过，置坛内为炭，防为风所化。俟烧尽，却以水于锅①内煮出炭汁。又用酒漏，以花帛实其窍，置荞麦灰于酒漏内，以所煮四般炭汁淋之。然后取汁于锅内，慢火熬汁，约取一小碗，候冷，入石灰、国丹，稠和成膏，以瓦瓶贮之。上用石灰傅面，不令走气。临用时，却去石灰，以冷水调开，令病者以水洗，洗净痔疮，仰卧，搭起一足，先以湿纸于疮四围贴护，却用竹篦挑药涂痔上，须臾痛息，用纸揩去药，再涂，如此三四遍，要痔疮如墨样黑方止，以水洗净。每日常置冷水一盆，以葱汤和之，日洗三五遍，六七日后，脓秽出尽，其疮自消。

《经验方》**黑丸子**　专治久年痔漏下血，用之累验。

干姜　百草霜各一②两　木馒头二两　乌梅　败棕　柏叶油发各五钱

以上七味各烧存性，却入后件。

桂心三钱　白芷五钱，各不见火

上九味为末，醋糊丸如梧桐子，空心米饮下三十丸。

《得效方》**宽肠丸**　五灰膏涂痔疮之后，或脏腑秘结不通者，用此药宽肠。

黄连　枳壳各等分

---

① 锅：原作"窝"，元本及大永本均作"窝"，据《济阳纲目》"五灰膏"条改。

② 一：原脱，元本及大永本均脱，据《黄帝素问宣明论方·痔门》"黄芪葛花丸"条补。

上为末，面糊丸如梧桐子。每服五十丸，空心米饮下。

《宣明方》香壳丸　治湿热内甚，因而饱食，肠癖为诸痔，久而成瘘。

木香　黄柏各三钱　枳壳去瓤，炒　厚朴各半两　黄连一两　猬皮一个，烧灰　当归四钱　荆芥穗三钱

上为末，面糊为丸，如桐子大。每服二三十丸，温水下，食前，旦服。

《宣明方》黄芪葛花丸　治肠中久积热，痔瘘下血疼痛。

黄芪　葛花　生地黄焙　黄赤小豆花各一两　大黄　赤芍药　黄芩　当归各三分　猬皮一个　槟榔　白蒺藜　皂角子仁炒，各半两

上为末，炼蜜和丸，如桐子大。每服二十丸至三十丸，煎桑白皮汤下，食前。槐子煎汤下亦得。

《拔粹方》蒲黄散　治下部痔漏。

蒲黄一两　血蝎半两

上为细末，每用少许，贴患处。

脱　肛

肺与大肠为表里，故肺脏蕴热则肛门闭结，肺脏虚寒则肛门脱出，此《三因》之论。又有妇人产育用力过多，及小儿久痢后脏寒，皆能使肛门突出。治之必须温肺脏、补肠胃，久则自能收矣。

《和剂方》钓肠丸　治内外诸痔及肛门肿痛，或下脓血，肠风下血，以致肛门脱出，并宜服之。

瓜蒌二个，烧存性　胡桃仁十五个，不油者，就罐内烧存性　绿矾煅　白附子　鸡冠花炒，五两　枳壳去白，麸炒　附子去皮、尖，生

诃子煨，去核，各二两　白矾枯　半夏　天南星各一两　猬皮两个，罐内烧存性

上为末，以醋煮面糊，丸如梧桐子。每服三十丸，空心温酒下。

《和剂方》**乳香丸**　治诸痔，并肠风下血，肛边或生结核，肿痛，或已成疮，大便艰难，肛肠脱出。

枳壳去白，麸炒，半两　牡蛎煨，半两　乳香研　白丁香各一分　荜澄茄　大黄蒸，焙　鹤虱　芫青去头、足，糯米炒，各半两

上为末，粟米糊丸如梧桐子。每服二十丸。肠气，腊茶清下；诸痔，煎薤白汤下。诸漏，煎铁屑汤。并空心下。

《三因方》**猬皮散**　治①肛门或因洞泄，或因用力太过，脱出不收。

猬皮一个，烧存性　磁石煅等分　桂心各半两

上为末，每服二钱，米饮空汤调下。《肘后方》治女人阴脱，加鳖头一枚，烧灰研入。

《三因方》**香荆散**　治肛门脱出，大人、小儿悉皆治之。

香附子　荆芥穗各等分

上为末，每服三匙，水一大碗，煎热淋洗。又方，用五倍子为末，每用三钱，入白矾一块，水二碗，煎洗立效。又方，用木贼不以多少，烧存性，为细末，掺肛门上，按入即愈。

《三因方》**圣散子**　治小儿脱肛不收。用浮萍草不以多少，杵为细末，干贴患处。

《百一选方》**脱肛方**　治脱肛。以槐花、槐角各等分，炒黄，为末，用羊血蘸药，炙热食之，以酒送下，以猪膘去皮，

---

①　治：原作"或"，元本及大永本均作"或"，据《世医得效方·大方脉杂医科·失血》"猬皮散"条改。

蘸药灸服亦可。

紫蕺膏 治脏热肛门脱出。以紫背蕺一大握，又名鱼腥草，擂烂如泥。先用朴硝水洗净肛门，用芭蕉叶托入，却用药于臀下贴坐，自然收入。

遗尿失禁

人之漩尿，藉心肾二气之所传送。盖心与小肠为表里，肾与膀胱为表里，若心肾气亏，阳气衰冷，传送失度，则必有遗尿失禁之患。故经云膀胱不利为癃，不约为遗是也。治之宜补暖下元，清心寡欲。又有产蓐不顺，致伤膀胱，及小儿胞冷，俱能令人遗尿失禁，又当随证施治。

《和剂方》**二气丹** 治内虚里寒，膀胱积冷，阳气渐微，小便不禁。

硫黄细研 肉桂去皮，为末，各一分 干姜炮，为末 朱砂研为衣，各二钱 附子一枚，大者，炮，去皮、脐，为末，半两

以面糊为丸，如梧桐子。每服五十丸，盐汤空心下。

《御药选方》**秘元丹** 治内虚里寒，自汗时出，小便不禁。

白龙骨三两 诃子十个，去核 缩砂一两，去皮 灵砂一两

上为末，煮糯术粥，丸如梧桐子。每服五十丸，空心盐酒下。

《三因方》**家韭子丸** 治大人、小儿下元虚冷，小便不禁，或成白浊。常服补养元气，进美饮食。

家韭子六两，炒 鹿茸四两，酥炙 苁蓉酒浸 牛膝酒 熟地黄 当归各二两 巴戟去心 菟丝子酒浸，各一两半 杜仲去皮，炒 石斛去苗 桂心 干姜炮，各一两

上为末，酒糊丸如梧桐子。每服一百丸，空心盐汤、温酒

任下。小儿须作小丸服之。

《三因方》茯苓丸　治心肾俱虚，神志不守，小便淋漓不禁。

赤茯苓　白茯苓各等分

上为末，以新汲水援洗，澄去新沫，控干，别取地黄汁，与好酒同于银石器内熬成膏，搜和，丸如弹子大。空心盐酒嚼一丸。

《三因方》鸡内金散　治遗尿失禁。

鸡膍胵一具，并肠净洗，烧为灰，男用雌者，女用雄者

上研为末，每服二钱，酒饮调服。

《济生方》菟丝子丸　治小便多，或致失禁。

菟丝子淘净，酒蒸，一两　牡蛎煅，取粉　附子炮，去皮　五味子　鹿茸酒炙，各一两　肉苁蓉酒浸，二两　鸡膍胵炙　桑螵蛸酒炙，各半两

上为末，酒糊丸如梧桐子。每服七十丸，空心盐汤、盐酒任下。

《澹寮方》　治小便遗失。

阿胶炒珠子　牡蛎煅　鹿茸酒炙　桑螵蛸酒炙，各等分

上为末，糯米糊丸如梧桐子。每服五十粒，空心盐酒下。

《澹寮方》桑螵蛸散　治男子小便频数，如稠米泔色，此由劳伤心肾得之。有服此药不终剂而愈。大能安神定志。

桑螵蛸盐水炙　远志去心　菖蒲盐炙　龙骨　人参　茯神当归　鳖甲醋炙，各等分

上为末，每服二钱，临卧时，人参汤调服。

咽喉附重舌

咽喉者，为一身之总要，与胃相接，呼吸之所从出。若胸

膈之间蕴积热毒，致生风痰，壅滞不散，发而为咽喉之病，喉内生疮。或状如肉窬，为肿为痛，窒塞不通，吐咽不下，甚则生出重舌。治之尤宜先去风痰，以通咽膈，然后解其热毒，迟则有不救之患。又有热毒冲于上腭而生疮，谓之悬痈。及腑寒亦能令人咽闭，吞吐不利。临病须详审其证，施以治法。

《和剂方》**甘桔汤**　治风痰上壅，咽喉肿痛，吞吐如有所碍。

　苦桔梗二两　甘草炒，二两

　上㕮咀，每服三钱，水一盏，煎七分，食后温服。

《和剂方》**如圣胜金铤**　治咽喉急闭，腮颔肿痛，并单娥、双娥、结喉、重舌、木舌，并皆治之。

　硫黄细研　川芎　腊茶　薄荷去枝梗　川乌炮　硝石研　生地黄各二两

　上为末，烈生葱汁搜和为铤。每服先用新汲水灌漱，次嚼生薄荷五七叶，却用药一铤，同嚼极烂，以井水咽下。甚者，连进三服，并以一铤安患处，其病随药便消。

《和剂方》**荆黄汤**方载积热门　治脏腑实热，咽喉肿痛，大便秘结。咽喉之证，多是风热上壅，然后成之，非实热不可服。

《和剂方》**五香散**　治咽喉肿痛，毒气结塞不通，急宜胀之。

　木香　沉香　鸡舌香各一两　麝香三分，别研　熏陆香各一两
　上为末，入麝香研匀。每服二钱，一盏，煎服，不拘时。

《御药院方》**碧玉丸**　治心肺积热，上攻咽喉，肿痛闭塞，水浆不下或生疮疖，重舌、水舌，并宜服之。

　青黛　盆硝　蒲黄　甘草末各一两

　上同研匀，用沙糖丸，每两作五十丸。每服一丸，噙化，

或用干药末掺咽膈内亦好。

《御药院方》麝香朱砂丸　治咽喉肿闭，或作疮疖，或舌根胀痛。

马牙硝生用，七钱　铅白霜三钱　硼砂三两　龙脑三钱　烧寒水石拣净者，一斤　麝香二钱　朱砂一两半　甘草二十两，熬成膏

上研极细，用甘草膏和丸，如梧桐子，朱砂为衣，噙化一二丸。

《御药院方》如圣散　治风痰壅盛，咽喉肿痛，水谷不下，牙关紧急。

雄黄细研　白矾飞过　藜芦厚去皮、去心，不可生用　猪牙皂角去皮，炙黄

上为末，用一字搐入鼻内，吐痰为愈。

《三因方》玉钥匙　治风热喉闭及缠喉风。

焰消一两半　硼砂半两　脑子一字　白僵蚕一分

上研匀，以竹管吹半钱许入喉中，立愈。

《三因方》蜜附子　治腑寒咽闭，吞吐不利。

用大附子一只，去皮、脐，切作大片，蜜涂，炙令黄。含咽津，甘味尽，更以附子片涂蜜，炙用。

《三因方》解毒雄黄丸　治缠喉风及上膈壅热，痰涎不利，咽喉肿痛。

雄黄飞　郁金各一分　巴豆去皮，出油，二七个

上为末，醋糊丸如绿豆大。茶清下七丸，吐出顽涎即愈。

《杨氏家藏方》一字散　治喉闭气塞不通，饮食不下者。

雄黄一分，别研　蝎梢七枚　白矾生研　藜芦各二钱　猪牙皂角七梃

上为末，每用一字吹入鼻中，即时吐出顽涎为愈。

《简易方》乌犀膏　治咽喉肿痛，及一切结喉、烂喉、遁虫缠喉、闭喉、急喉、飞丝入喉、重舌、木舌等证。

皂荚两条，捶碎，用水三升浸一时久，授[1]汁去滓，入瓦器内熬令成膏　好酒一合　硇砂　百草霜研，一钱，同皂角膏搅匀，令稠　人参一钱，为末　焰消　白梅霜少许，并研入膏中

上拌合前药，用鹅毛点少许于喉中，以出尽顽涎为度。却嚼甘草二寸，咽汁吞津。若木舌，先以粗布蘸水，揩舌令软，次用姜片擦之，然后用药。

《本事方》利膈汤　治脾肺有热，虚烦上壅，咽喉生疮。

鸡苏叶　荆芥穗　防风　桔梗　人参　牛蒡子隔纸炒　甘草各一两

上为末，每服二钱，沸汤点服。如咽痛、口疮甚者，加僵蚕一两，

《济生方》二圣散　治缠喉风、急喉痹。

鸭嘴胆矾一钱半　白僵蚕炒去丝嘴，半两

上为末，每用少许，以竹管吹入喉中。

《济生方》白矾散　治缠喉风，急喉闭。

白矾三钱　巴豆三枚，去壳，分作六片

上将白矾于铫内慢火熬化为末，置巴豆其内，候干去巴豆，取白矾研为末，每用少许，以竹管吹入喉中，立愈。《本事方》去巴豆，用乌鸡子清调白矾，灌入喉内。

《济生方》绛雪散　治咽喉肿痛，咽物妨碍，及口舌生疮。

龙脑半字　硼砂一钱　朱砂三钱　马牙硝半钱　寒水石一钱

上研匀。每用一字，掺于舌上，津咽之。

---

① 授：原作"援"，元本及大永本均作"援"，据《医方类聚·咽喉门·简易方》"乌犀膏"条改。

《百一选方》　治咽喉肿闭，以山豆根洗净，新汲水浸少时，用一块入口中噙之，咽下苦汁。未愈，再用又方，用甘草、白矾为末，每以半钱许入口中，津液咽下。

《澹寮方》**牛蒡子汤**　治风热上攻壅，咽喉肿痛，或生痈疮，有如肉窬。

牛蒡子　玄参　升麻　桔梗_{去芦}　犀角_镑　黄芩　木通_{去节}甘草_{各等分}

上㕮咀，每服四钱，水一盏，姜三片，煎八分，温服，不拘时。

治喉痹痛

用射干，即扁竹根也，旋取新者，不拘多少，擂烂取汁吞下，或动大腑即解。或用酽醋同研，取汁噙，引出涎痰妙。

治咽喉肿痛方

用嫩艾叶，旋取研汁，逐时吞下亦佳。

《经验方》　治喉闭用鼓槌草、土牛膝，以二味生捣烂，取汁灌下，否则灌鼻中，得吐即为愈。

《经验秘方》　治咽喉用土乌药，即矮樟根，以酸醋两盏煎一盏，先噙后咽，俟吐出痰涎为愈。

《经验秘方》　治咽喉牙关紧闭。用巴豆去壳，以纸包巴豆肉，用竹管压出巴豆油在纸上，以此纸作捻子点灯，吹灭，以烟熏入鼻中，即时口鼻流涎，牙关开矣。

《拔粹方》**备急如圣散**　治时气缠喉风，渐入咽塞，水谷不下，牙关紧急，不省人事。

雄黄_{细研}　藜芦_{生用}　白矾_飞　猪牙皂角_{去皮，炙黄}

上等分为细末，每用一豆大，鼻内搐，立效。

《张子和方》　治走马咽痹。

上用巴豆去皮，以绵子微裹，随左右塞于鼻中，立透。如左右但有者，用二枚。

眼　目

人之有两眼，犹天之有两曜，视万物，察纤毫，何所不至。日月有一时之晦者，风云雷雨之所致也；眼之失明者，四气七情之为害也。大抵眼目为五脏之精华，一身之至要，故五脏分五轮，八卦名八廓。五轮者，肝属木，曰风轮，在眼为乌睛。心属火，曰血轮，在眼为二眦。脾属土，曰肉轮，在眼为上下胞。肺属金，曰气轮，在眼为白睛。肾属水，曰水轮，在眼为瞳子。至若八廓，无位有名，胆之腑为天廓，膀胱之腑为地廓，命门之腑为水廓，小肠之腑为火廓，肾之腑为风廓，脾胃之腑为雷廓，大肠之腑为山廓，三焦之腑为泽廓。此虽为眼目之本根，而又藉血为之包络。五脏或蕴积风热，或有七情之气郁结不散，上攻眼目，各随五脏所属而见，或肿而痛，羞涩多泪，或生障膜，昏暗失明，其证七十有二。治之须究其所因，风则驱散之，热则清凉之，气结则调顺之。切不可轻用针刀点割，偶得其愈，出乎侥幸，倘或不然，为终身之害。又且不可过用凉剂，恐冰其血脉，凝而不流，亦成痼疾。当量人老少、气体虚实用药。又有肾虚者，亦能令人眼目无光，或生冷翳，止当补暖下元，益①其肾水。北方之人患眼最多，皆是日冒风沙、夜卧热炕，二气交蒸使然，治之多用凉药，北方禀受与南方不同故也。疹痘之后，毒气郁于心肝二经，不能自已，发于眼目，

---

① 益：原作"溢"，元本及大永本均作"溢"，据《明目至宝》"明目赋"条改。

伤于瞳仁者，素无治法。

《和剂方》**明目流气饮**　治肝经不足，内受风热，上攻眼目，视物不明，常见黑花，当风多泪，隐涩难开，或生障翳。妇人血风，时行暴赤，一切眼疾，并皆治之。

大黄炮　牛蒡子炒　川芎　菊花去枝　白蒺藜炒，去刺　细辛去苗　防风去苗　玄参去芦　山栀去皮　黄芩去芦　甘草炙　蔓荆子　荆芥去梗　木贼去根节，各一两　草决明一两半　苍术米泔浸，炒，二两

上为末，每服二钱，临卧用冷酒调下。

《和剂方》**七宝洗心散**方载积热门　治风壅痰滞，心经积热，邪气上冲，眼涩睛痛，或肿或赤，迎风多泪，怕日羞明，并皆治之。

《和剂方》**洗肝散**　治风毒上攻，暴作赤目，肿痛难开，隐涩眵泪。

薄荷去梗　当归　羌活　防风各去芦　山栀子仁　甘草　大黄　川芎各二两

上为末，每服二钱，食后熟水调下。

《和剂方》**密蒙花散**　治风气攻注，两眼昏暗，眵泪羞明，并暴赤肿痛。

密蒙花拣净　石决明用盐同东流水煮一伏时，出研粉　杜蒺藜炒，去尖　木贼　羌活去芦　菊花去枝，各等分

上为末，每服一钱，腊茶清食后调下。

《和剂方》**菊睛丸**　治肝肾不足，眼目昏暗，常见黑花，多有冷泪。

枸杞子三两　苁蓉酒浸，炒，二两　巴戟去心，一两　甘菊花拣，四两

上为末，炼蜜丸如梧桐子。每服五十丸，温酒、盐汤食后下。《杨氏家藏方》加五味子三两，

《和剂方》拨云散　治男子、妇人风毒上攻，眼目昏暗，翳膜遮睛，怕日羞明。一切风毒眼疾，并皆治之。

羌活　防风　柴胡　甘草炒，各一斤

上为末，每服二钱，水一盏煎，食后温服。薄荷清调茶，并菊花苗煎汤，皆可服。忌诸毒物。

《和剂方》蝉花散　治肝经蕴热，毒气上攻，眼目赤肿，多泪羞明。一切风毒伤肝者，并宜服之。

谷精草去土　菊花去梗　蝉蜕净洗，去土　羌活　甘草炒　白蒺藜炒，去刺　草决明炒　防风去芦　山栀子去皮　川芎不见火　密蒙花去枝　木贼净洗　荆芥穗去梗　黄芩去土　蔓荆子各等分

上为末，每服二钱，食后用茶清调服，或荆芥汤调亦可。

《和剂方》菊花散　理肝受风毒，眼目赤肿，昏暗羞明，多泪涩痛。

菊花去梗，六两　羌活去芦　白蒺藜炒，去尖　木贼去节　蝉蜕去头、足、翅，各三两

上为末，每服二钱，食后用茶清调服。

《和剂方》蝉花无比散　治大人、小儿风毒伤肝，或为气攻，一切眼目昏暗，渐生翳膜，及久患头风，牵搐两眼，渐渐细小，连眶赤烂。小儿疮疹入眼，白膜遮睛，赤涩隐痛，并皆治之。

茯苓　甘草炙　防风去芦，各四两　石决明盐水煮，研如粉　川芎　羌活　当归洗，焙，各三两　芍药赤者，十三两　蒺藜炒，去皮、尖，半斤　蝉蜕去头、足、翅，二两　苍术去皮，炒，十二两　蛇蜕炙，一两

上为末，每服三钱，食后米泔调服，茶清亦得。忌毒食等物。

《和剂方》**明眼地黄丸**　治男子、妇人肝虚积热，上攻眼目，翳膜遮睛①，羞涩多泪。此药多治肝肾两经俱虚，风邪所乘，并治暴赤，热服。

牛膝去芦，酒浸，三两　石斛去苗　枳壳去白，面炒　杏仁去皮、尖，炒，去油，研细　防风去芦，各四两　生地黄　熟干地黄洗，焙，各一斤

上为末，炼蜜丸如梧桐子。每服三十丸，食前盐汤、温酒任下。

《和剂方》**汤泡散**　治肝经不足，风热上壅，眼目赤涩，睛疼多泪。

赤芍药　当归洗，焙　黄连去须，各等分

上为末，每服二钱，用极滚汤乘热熏洗，冷即再温，日三五次。

《和剂方》**四生散**方载中风门　治肝肾风毒上攻，眼赤痒痛，不时羞明多泪。

《御药院方》**白龙散**　去翳膜，明眼目。

用川芒硝五两，取真白如雪者，置销金银锅子内，以新瓦盖，用熟炭火于砖外慢慢熬镕清汁，以铁钳钳出锅，倾药汁在别器中，凝洁如玉色者，方好。研令极细，入龙脑各等分，用点退翳膜，或吹入鼻中，立有神效。

《御药院方》**芎劳丸**　治远视不明，常见黑花。久服明目有功。

---

①　睛：原作"清"，元本及大永本均作"清"，据《医方选要》"明目地黄丸"条改。

芎䓖　菊花　荆芥　薄荷　甘草各一两　苍术二两，米泔浸

上为末，炼蜜丸如梧桐子。每服五十丸，食后茶清下。

《御药院方》荆芥散　治肝经蕴热，眼目赤肿。

荆芥穗　当归　赤芍药各一两半　黄连一两

上㕮咀，每服三钱，水一盏，煎三沸，滤去滓，洗病眼。

《三因方》千金神曲丸　明眼目，百岁可读细书，常服有功

神曲四两　磁石二两，煅，醋重淬　光明朱砂一两

上为末，炼蜜丸如梧桐子。每服二十丸，食后米饮下。

《杨氏家藏方》卷帘散　治久新病眼，昏涩难开，翳膜遮睛，或成胬肉，或暴发赤眼肿痛，并皆治之。

炉甘石四两，碎　黄连七钱，捶碎，以一碗煮数沸，除去滓　朴硝半两，细研

以上先将炉甘石末入甘锅内，开口煅，令外有霞色为度。次将入黄连、朴消，水中浸，飞过，候干。又入黄连半钱，水飞过，再候干，次入白矾三钱，生用一半，飞过一半　腻粉别研，一字　黄连末，半两　青盐　胆矾各半钱　白丁香别研　乳香别研　铅白霜各研一字　铜青两半　硇砂别研，一字　上为末，同前件药合和令匀。每用少许点服。

《杨氏家藏方》黄连散　治肝受风热，眼弦赤烂。

乳香一钱半，别研　黄连去须，半两　荆芥去百穗　灯心一百茎

上㕮咀，每用二钱，水二盏，煎至一盏，滤去滓，热洗。

《简易方》加减驻景丸　治肝肾气虚，两目昏暗，视物不明。

车前子炒，二两　熟地黄洗　当归去尾，各五两　楮实子无翳膜，则勿用　川椒炒出火毒，各一两　五味子　枸杞子各二两　菟丝子酒制，半斤

上为末，蜜糊丸如梧桐子。每服三十丸，食前温酒、盐汤任下。

《本事方》**地黄丸**　治肝经风热，上攻眼目，涩痛不可用补药者。

熟干地黄_{两半}　黄连　决明子_{各一两}　没药　光明朱砂_{各半两}甘菊花　防风　羌活　桂心_{各半两}

上为末，炼蜜丸如梧桐子。每服三十丸，食后熟水下。

《本事方》　治肾经虚冷，水候不升，不能上荫肝木，致令眼目昏暗，或赤或涩，痛痒无时。

川芎　荆芥　天麻　茯苓　金钗石斛　川乌　乌药　牵牛当归_{各等分}

上为末，炼蜜丸如豆大，朱砂为衣。每服一丸，薄荷茶嚼下。

《济生方》**决明子散**　治风毒上攻，眼目肿痛，或卒生翳膜，或赤涩胬肉，或痒或痛，羞明多泪。

黄芩　甘菊花_{去皮、梗}　木贼　决明子　石膏　赤芍药　川芎　川羌活_{去芦}　甘草　蔓荆子　石决明_{各一两}

上为末，每服三钱，水一盏，姜五片，煎至六分，食后服。

《济生方》**桑白皮散**　治肺气①壅塞，毒气上攻眼目，白睛肿胀，日夜疼痛。

玄参　桑白皮　枳壳_{去白，麸炒}　川升麻　杏仁_{去皮、尖，炒}旋覆花_{去梗}　防风_{去芦}　赤芍药　黄芩　甘菊花_{去梗}　甘草_炙甜葶苈_{炒，各等分}

---

① 气：原脱，元本及大永本均脱，据《严氏济生方·眼门》"桑白皮散"条补。

上㕮咀，每服四钱，水一盏，姜三片，煎至八分，食后温服。

《济生方》**补肾丸**　治肾气不足，眼目昏暗，瞳仁不明，渐生内障。

磁石煨，醋淬七次，水飞过　菟丝子酒蒸，各一两　五味子　熟地黄酒蒸　枸杞子　楮实子　覆盆子酒浸　肉苁蓉酒浸　车前子酒蒸　石斛去根，一两　沉香别研　青盐别研，半两

上为末，炼蜜丸如梧桐子。每服七十丸，空心盐汤下。

《济生方》**养肝丸**　治肝血不足，眼目昏花，或生眵泪。

当归去芦，酒浸　车前子酒蒸，焙　防风去芦　白芍药　蕤仁别研　熟地黄酒蒸，焙　川芎　楮实各等分

上为末，炼蜜丸如梧桐子。每服七十丸，熟水送下，不拘时。

《济生方》**羊肝丸**　治肝经有热，目赤睛疼，视物昏涩。

羊肝一具，生用　黄连去须，别研为末

上先将羊肝去筋膜，于沙盆内捣烂，入黄连末杵，和丸如梧桐子。每服五十丸，用熟水送下，不拘时。《和剂方》用白羊子肝。

《经验方》治烂眩风，眼目痒痛，时常出泪。

黄连　淡竹叶各一两　柏树皮二两，一半生，一半干

上㕮咀，水二升，煎五合，稍冷，用滴洗两目烂处。

《经验方》治烂眩风。

用覆盆子叶，不拘多少，日干，捣烂如粉，以绵裹之。须用男孩乳汁浸少时，点眼中。

《经验方》　治暴赤眼初发。

用升麻葛根汤三贴，每贴加蝉蜕七个，作三服。如未退，

用败毒散加大黄。又不退，却用五膈宽中散，酒调，坠下气，气顺则平矣。

《曾帅干家藏杞苓丸》 专治男子肾脏虚耗，水不上升，眼目昏暗，远视不明，渐成内障。

白茯苓八两，去皮　真枸杞四两，酒浸，蒸　当归二两，酒洗青盐一两，别研　菟丝子酒浸，蒸

上为细末，炼蜜丸如梧桐子。食前汤下七十丸。

《曾帅干家传导赤散》 治心脏积热，上攻眼目，两眦浮肿，血侵白睛，羞明洒泪。

牛蒡子炒　榆①子　槐子炒　生干地黄　黄芩各等分

上为末，食后麦门冬汤调二钱服。

《曾帅干家传车前散》 治肝经积热，上攻眼目，逆顺生翳，血灌瞳仁，羞明多泪。

密蒙花去枝、叶　羌活　菊花去枝、叶　白蒺藜炒，去刺　粉草　草决明　车前子各炒　黄芩　龙胆草净洗，各等分

上为细末，每服二钱，食后饭汤调服。

《曾帅干家传五味子丸》 治心肝二经蕴积风邪，并肾脏虚耗，眼目昏暗，或生翳膜。

阿胶蚌粉炒　熟地黄洗，各一两　白茯苓去皮　麦门冬去心，各半两　山药　五味子炒，各二两　贝母炒　柏子仁　人参　百部茯神去皮、木　远志去苗，取根上皮　防风去芦，各一两　杜仲去皮，二两，姜汁浸，炒，去丝

上为细末，炼蜜丸如弹子大。食前姜汤嚼下一丸。

《宣明方》黄连膏 治一切眼目瘀肉攀睛，风痒泪落不止。

---

① 榆：原作"揄"，元本及大永本均作"揄"，据《普济方·眼目门·五脏风热眼》"导赤散"条改。

朴硝一斗，以水半瓶淘去土，焙干用　白丁香五升，以水一罐淘净，去土，搅细用　黄连半斤

上取水、朴硝，香釜内熬至七分，淘出，令经宿，水面浮牙者，取出控干，以纸袋子盛，风中悬至风化。将黄连细末熬清汁，晒干硝，用猪羊胆和，加蜜点之，效矣。

《宣明方》碧霞丹　点一切恶眼风赤者。

龙脑　麝香　硇砂各二钱　没药　血竭　乳香　铜青各一钱　硼砂三钱

上为末，滴水和丸，如梧桐子大。用一丸，新水化开，点之立效。

卷之八

五脏内外所因证治

人身之有形于外者必有诸内，故五脏之受病于内而发于外者，必见之眼、耳、鼻、舌、口、牙之间。心经蕴热则口舌生疮，唇口裂拆；脾与胃相通，故受热则噫气臭秽；肾受冷则耳不能听，或兼风则牙痛颔肿；肺受风邪则皮毛瘙痒，积毒则发为痈疽；肝受病则目不能视；发乃血之余，焦枯者血不足也。此皆病在内而应乎外也。凡有其证，必须考其所自来，辨其冷热虚实治之。

《三因方》**枳壳煮散**　治悲哀伤肝气，痛引两胁。

防风去芦　川芎　细辛　枳壳麸炒　桔梗炒，各四两　甘草炙，二两　干葛一两半

上㕮咀，每服四钱，水一盏，姜三片，煎七分，空心服。

《三因方》**枳实散**　治肝气不足，两胁疼痛。

枳实一两　白芍药炒　雀脑芎　人参各半两

上为末，每服二钱，姜盐汤、酒任下。

《三因方》**泻胆汤**　治胆实热，恶寒腹满，胁下坚硬，口苦咽干。

半夏三两，汤洗七次　酸枣仁二两半　生地黄五两　黄芩一两　远志去心，姜汁合炒　茯苓各二两　甘草炙，一两

上㕮咀，每服四钱，水一盏，炒糯米一捻，姜七片，煎服。

《三因方》**泻心汤**　治心经实热，痞满发渴，烦闷喘急。

黄连去须，二两　半夏三两，汤洗七次　黄芩　甘草炙　人参　干姜炮，各一两

上㕮咀，每服四钱，水一盏，枣三个，煎七分服。

《济生方》**柏子仁汤**　治肺气虚寒，两胁胀满。

柏子仁炒　白芍药　茯神去木　防风去芦　桂心不见火　当归去芦，酒浸　芎䓖　细辛洗去土、叶　附子炮，各一两　甘草炙，各半两

上㕮咀，每服四钱，水一盏，姜五片，煎七分，温服，不拘时。

《济生方》**酸枣仁丸**　治胆气实热，烦闷不睡。

茯神去木　酸枣仁炒　远志去心，炒　柏子仁炒，别研　防风去芦，各一两　生地黄洗　枳壳去白，各半两　青竹茹二钱半

上为末，炼蜜丸如梧桐子。每服七十丸，不拘时，熟水下。

《济生方》**茯神汤**　治胆气虚冷，头痛目眩，心神恐畏，遇事多惊。

茯神去木　黄芪去芦　五味子　柏子仁炒，各一两　人参　酸枣仁炒　白芍药　熟地黄洗　桂心不见火　甘草炙，各半两

上㕮咀，每服四钱，水盏半，姜五片，煎八分服，不拘时。

《济生方》**柴胡散**　治肝气实热，头疼目眩，眼赤心烦。

柴胡去芦　地骨皮去木　玄参　羚羊角镑　甘菊花去梗　赤芍药　黄芩各一两　甘草炙，半两

上㕮咀，每服四钱，水一盏，姜五片，煎八分，温服，不拘时。

《济生方》**玄参升麻汤**　治心脾壅热，舌上生疮，腮颊肿痛。

玄参　赤芍药　升麻　犀角　桔梗去芦　贯众洗　黄芩　甘草炙，各等分

上㕮咀，每服四钱，水一盏，姜五片，煎八分，温服。

《济生方》葶苈散_{方载咳嗽门} 治肺痈，咳唾脓血，喘急。

《济生方》玄参汤 治肾脏实热，心下烦闷，耳听无声，腰背强痛。

五加皮_{去木} 生地黄 玄参 黄芩 羚羊角 石菖蒲 赤茯苓 通草 甘草_炙 麦门冬_{去心，各等分}

上咬咀，每服四钱，水一盏，姜五片，煎八分，不拘时服。

《济生方》桔梗汤_{方载咳嗽门} 治肺痈咳唾脓血，咽干多渴。

《济生方》排脓散 治肺痈得吐脓后，以此药排脓补肺。

用绵黄芪二两，生，为末，每服三钱，水一盏煎，温服。

《本事方》 治肝积气滞在右胁下，遇病作则右边手足头面昏痛。

干葛_{一两} 麻黄_{三分} 侧子_{一个} 川芎 甘草 羌活 防风 枳实 芍药 桂枝 当归_{各四两}

上咬咀，每服四钱，水一盏，姜三片，煎七分，热服。有汗，避风。

《本事方》升麻汤 治肺痈，吐脓血，作臭气。

升麻 桔梗 薏米 地榆 黄芩 牡丹皮 芍药_{各五钱} 甘草_{七钱半}

上咬咀，每服五钱，水一盏煎，日三服。

《本事方》治心脾壅热，生木舌肿胀。

玄参 升麻 大黄 犀角_{各七钱半} 甘草_{半两}

上为末，每服三钱，水一盏，煎五分，温服。

《本事方》桂枝散 治因惊伤肝，两胁疼痛。

枳壳_{一两，小者} 桂枝_{半两}

上为末，每服二钱，姜枣汤下。

《本事方》椒附丸　治肾气上攻，头项不能转移。

以大附子一枚，炮，去皮、脐，为末，每用二钱，以椒二十粒，用白面填满椒口，水盏半，姜七片，煎七分，去椒入盐，空心点服。

《本事方》治脾疼不可忍。

陈茱萸二两　蚌粉炒赤　浮椒各一两

上为末，醋糊丸如梧桐子。每服二十丸，温酒、盐汤任下。

《本事方》治脾疼。

用荔枝核为末，每服二钱，熟醋汤调下。

《本事方》东京王先生治脾①疼方

巴豆瓦盖内炒黄　杏仁炒黄　牵牛各半两，炒黄　陈皮一两，去白，炒黄

上为末，醋糊丸如绿豆大。每服十丸，生姜汤下。妇人血气，醋汤下；产后气痛，艾汤下五丸；酒食伤，随物下。

《本事方》枣膏丸　治肺积在右胁下，大如杯，发为痈疽。

陈皮　桔梗　葶苈别研，各等分

上前二味为末，入葶苈研匀，煮枣肉和丸，如梧桐子。每服五七丸，米饮送下。

《仁斋直指方》桂花散　治脾积气痛。

香附子五两，炒，去毛　蓬术醋煮，焙　良姜　桂花一两　甘草炙，各三两

上为末，每服二钱，空心沸汤盐点服。

《仁斋直指方》良姜拈痛散　治脾疼。

良姜切片，先用吴茱萸慢火炒，次入东畔向日壁土不经雨者同炒，再以

① 脾：原作"痹"，元本及大永本均作"痹"，据《普济方·脾脏门·脾痛》"治脾疼方"条改。

米醋曲炒，至茱萸黑为度

上只用良姜为末，每服一钱，空心米饮调服。

《简易方》**叶氏清心丸** 心受邪热，精神恍惚，狂言叫呼，睡卧不宁。

人参 蝎梢 郁金 生地黄 天麻 天南星为末，入黄牛胆内，令满，挂当风处吹干，腊月造，要用旋取，各等分

上为末，汤浸蒸饼，和丸如梧桐子。每服三十丸，人参汤下。

耳

《三因方》**补肾丸** 治肾虚耳聋。

山茱萸 芍药 干姜炮 巴戟 羊肾二枚 泽泻 桂心 菟丝子酒浸 远志去心 茯苓半两 黄芪 细辛 石斛 干地黄 防风一两半 附子炮 蛇床子 当归 牡丹皮 甘草 苁蓉酒浸 人参各二两 菖蒲一两

上为末，以羊肾研细，酒煮面糊丸如梧桐子。盐酒下五十丸。

《三因方》**菖蒲丸** 治耳内卒痛，聋塞不闻。

菖蒲 附子炮，去皮、脐，各等分

上为末，醋糊丸如杏仁大。绵裹置耳中，日二易之。

《简易方》**久聋方** 治耳聋久不闻者。

全蝎黄色，全小者，四十九个 生姜切如蝎大，四十九片

上用铜铁器炒姜干，为细末，只作一服，临卧温酒调下。

《本事方》**红绵散** 治聤耳出脓及黄水。

白矾煨，一钱 胭脂一字 麝香少许

上入胭脂一字，研匀，用绵杖子缠，去耳中脓水尽，即用

别绵杖子送药入耳中，令到底，掺之即干。《直指方》加国丹、龙骨。

《本事方》黄芪丸 治肾虚耳鸣，夜间睡着如打战鼓。

黑附子大者，一个 羖羊肾一双，焙干 黄芪独茎者，去芦，一两 白蒺藜炒，去刺 羌活去芦，各半两

上为末，酒糊丸如梧桐子。每服四十丸，食后煨葱汤送下。

《济生方》苁蓉丸 治肾虚耳聋，或风邪入于经络，耳内虚鸣。

肉苁蓉酒浸，切，焙 山茱萸去核 石龙芮 石菖蒲 菟丝子酒浸，蒸，焙 川羌活去芦 鹿茸火去毛，可蒸，焙 石斛去根 磁石煅，醋碎末，飞过 附子炮，去皮，各一两 全蝎去毒，七个 麝香一字，旋入

上为末，炼蜜丸如梧桐子。每服一百丸，空心盐酒、盐汤任下。

《济生方》犀角饮子 治风热上壅，两耳聋闭，内外肿痛，脓水流出。

犀角镑 菖蒲 木通 玄参 赤芍药 赤小豆炒 甘菊花去枝、梗，各一两 甘草炙，半两

上吹咀，每服四钱，水一盏，姜五片，煎八分，温服，不拘时。

《济生方》通耳法 治耳聋久不闻者。

紧磁石一块，如豆大 穿山甲烧存性，为末，一字

上用新绵子裹了，塞于所患耳内，口中衔少生铁，觉耳内如风雨声即愈。

《澹寮方》蜡弹丸 治两耳虚聋。

白茯苓二两 山药炒，三两 杏仁炒，去皮、尖，两半 黄蜡

二两

上以前三味为末，研匀，熔蜡为丸，如弹子大，盐汤嚼下。

《仁斋直指方》 治耳热出汗。

滑石　煅石膏　天花粉　防风各一钱

上用脑子少许，同研为末，掺耳中。

《经验方》 治聤耳有脓出不止。

用五倍子焙干一两，及全蝎烧灰存性三钱，为末，掺耳中。

治百虫入耳。

一方 用香油灌入耳即出。

一方 用鸡冠血滴入耳即出。

一方 驴牛乳最良，灌入耳即出。

鼻

《御药院方》嚼化荜澄茄丸 专治鼻塞不通。

荜澄茄半两　薄荷叶三钱　荆芥穗一钱

上为末，炼蜜丸如樱桃大。每服一丸，嚼化津咽。

《御药院方》人参汤 治肺气上攻，鼻塞不通。

人参　白茯苓去皮　黄芩　陈皮去白　麻黄去根、节　羌活去

芦　蜀椒去目及闭口者，炒出汗，各半两

上㕮咀，每服三钱，水一盏，煎服。

《御药院方》菖蒲散 治鼻内窒塞不通，不得喘息。

菖蒲　皂角各等分

上为末，每用一钱，绵裹塞鼻中，仰卧少时。

《御药院方》辛夷膏 治鼻生息肉，窒塞不通，有时疼痛。

辛夷叶二两　细辛　木香　木通　白芷　杏仁汤浸，去皮、

尖，研，各半两

上用羊髓、猪脂二两，和药于石器内，慢火熬成膏，取赤黄色放冷，入龙脑、麝香一钱为丸，绵裹塞鼻中，数日内脱即愈。

《简易方》千金细辛膏　治鼻塞脑冷，清涕常出。

黑附子去皮　川椒　川芎　细辛　吴茱萸　干姜各三分　桂心一两　皂角屑半两

上将猪脂六两煎油，先一宿以苦酒浸前八味药，取入猪脂内同煎，以附子黄色为止。用绵蘸药塞鼻孔。

《简易方》黄白散　治鼻齆、息肉、鼻痔等证。

雄黄　白矾　细辛　瓜蒂各等分

上为细末，搐入鼻中。

《三因方》羊肺散　治肺虚上壅，鼻生息肉，不闻香臭。

羊肺一具，洗　白术四两　肉苁蓉　木通　干姜　川芎各一两，除羊肺炒，五件为细末

上以水调前药，稀稠得宜，灌入肺中，煮熟细切，焙干为末，每服二钱，食后米饮调服。

《三因方》苍耳散　治鼻流浊涕不止，名曰鼻渊。

辛夷仁半两　苍耳子炒，二钱半　香白芷一两　薄荷叶半钱

上并日干为末，每服二钱，用葱茶清食后调服。

《本事方》　治鼻塞流涕，为脑冷所致。

通草　辛夷各半两　细辛　甘遂　桂心　川芎　附子各一两

上为末，炼蜜丸如杏子大。绵裹入鼻中，密塞勿令气泄。或以生姜自然汁为丸亦可。

《济生方》辛夷散　治肺虚为四气所干，鼻内壅塞，涕出不已，或气息不通，或不闻香臭。

川芎　木通去节　防风去芦　甘草炙　辛夷仁　细辛洗去土、

叶　藁本去芦　升麻　香白芷各等分

上为末，每服二钱，食后茶清调服。

《澹寮方》　治久患鼻疮，脓极臭者。

用百草霜，研细，冷水调服，三钱，

《宣明方》活命散　治胆受热血，妄行鼻中，衄□并血汗不止。

朱砂　水银　麝香各等分

上为末，每服半钱，新汲水调下，不计时候。

《李治中方》　治鼻赤如瘤。

硫黄　轻粉　细辛　乳香

上为细末，井花水调搽。

口　舌

《和剂方》吹喉散　治三焦有热，口舌生疮，咽喉肿塞。

蒲黄一两　盆硝八两　青黛一两半

上用生薄荷汁一升，将盆硝、青黛、蒲黄一处瓷罐盛，慢火熬干，细研。用一字或半钱掺口内，良久吐出痰涎。如喉中痛，用竹管吹药半钱入咽膈内，立效。

《御药院方》消毒散　治口舌生疮，两唇肿裂。

晚蚕蛾　五倍子　密陀僧各一两

上同为末，每用少许，干敷疮上，有津吐去。

《御药院方》柳花散　治口舌生疮。

玄胡索　黄连　黄柏　青黛　密陀僧三钱，别研

上为末，每用敷贴口疮上，有津液，吐出再用。

《三因方》菊花丸　治脾肺气虚，上盛痰壅，唇口折裂，舌上生疮。

甘菊花　枸杞子　肉苁蓉　巴戟去心，各等分

上为末，蜜丸如梧桐子。每服五十丸，米饮下。

《三因方》龙石散　治上膈蕴热，口舌生疮，咽膈肿痛。

寒水石煅，三两　辰砂二钱半，别研　生脑子半钱

上为末，每以少许掺患处。如小儿疮毒攻口，先用五福化毒丹，然后用此药，立效。

《三因方》兼金散　治蕴毒上攻，口舌生疮。

细辛　黄连各等分

上为末，先以布巾蘸水揩净患处，掺药其上，涎出即愈。

《三因方》绿云膏　治疮臭烂，久而不瘥。

黄柏半钱　螺青二钱

上研细，临卧置一字在舌下，不妨咽津。一法以铜绿易螺青。

《简易方》治口疮。

用缩砂不拘多少，火煅为末，渗疮即愈。一方又用槟榔，烧灰存性，为末，入轻粉。

《本事方》治上膈热极，口舌生疮。

腻粉二匕　杏仁七粒，不去皮、尖

上二味，临睡时细嚼，令涎出再用。

《本事方》治虚壅上攻，口舌生疮。

草乌一个　南星一个　生姜一块

上焙干为末，每用三钱，临睡时以好醋调作掩子，贴手脚心。

《济生方》升麻散　治上膈壅毒，口舌生疮，咽喉肿痛。

升麻　赤芍药　人参洗　桔梗去芦　干葛各一两　甘草生用，半两

上咬咀，每服四钱，水二盏，姜五片，煎八分，温服，不拘时。

《济生方》泻黄饮子　治风热蕴于脾经，唇燥拆裂，口舌生疮。

白芷　升麻　枳壳去白，麸炒　黄芩　防风去芦　半夏汤洗七次　石斛各一两　甘草生用，半两

上咬咀，每服四钱，水一盏，姜五片，煎八分，温服，不拘时。

《济生方》丁香丸　治口内臭气。

丁香三钱　甘草炙，一钱　川芎二钱　白芷半钱

上为末，炼蜜丸如弹子大。绵裹一丸，嚼化。

《百一选方》治口内生疮。

朴硝一钱　寒水石火煅过，一两，南人谓之软石膏

上同研，入少朱砂如桃红色，敷患处，咽下不妨。味苦加甘草。

《澹寮方》赴筵散　治口疮痛。

五味子新者，一两　滑石半两，研　黄柏半两，蜜炙

上为末，每服半钱，干掺疮上，良久便可饮食。

《澹寮方》冰柏丸　专治口疮。

硼砂疮甚者，加脑子，研　黄柏日干　薄荷叶各等分

上为末，生蜜丸如龙眼大。每服一丸，津液嚼化。

《张子和方》治口疮。

白矾一两，飞至半两　黄丹一两，炒红色，放下再炒，紫色为度

上为细末，掺于疮上立愈。

牙　齿

《和剂方》赴筵散　治风牙、虫牙攻注疼痛不可忍者。

良姜去芦　草乌去皮　细辛去土、叶　荆芥去梗，各等分

上为末，每用少许，于痛处擦之，有涎吐出，不得吞咽，良久用盐水灌漱，其痛即止。用腐炭末一半相和，常使揩牙。

《和剂方》细辛散　治风蚛①牙疼或牙龈宣烂，腮颌浮肿悉皆主之。

荆芥去梗，一两　缩砂去壳，半两　细辛去苗，一两　白芷二两　红椒　鹤虱　牙皂　荜拨各半两　草乌二两

上为末，每用少许，于痛处频频擦之，有涎吐出，仍用水灌漱。

《御药院方》丁香散　治牙齿疼痛。

丁香　荜拨　蝎梢　大椒各十枚

上为末，每用少许，以指蘸药擦于牙痛处，有津即吐。

《御药院方》定痛散　治牙风疼痛，立效。

细辛半两，生　白芷一两，生　川乌头一两，生　乳香三钱

上为末，每用少许，擦牙痛处，引涎吐之，须臾以盐水灌漱。《济生方》除白芷、川乌，用全蝎、草乌。

《御药院方》独活散　治风毒，攻主牙根肿痛。

川芎　独活　羌活　防风各半两　细辛　荆芥　薄荷　生地黄各二钱

上㕮咀，每服三钱，水一盏，煎八分，温服。

《御药院方》陈希夷刷牙药

猪牙皂角　生姜　熟地黄　升麻　荷蒂并剉　木律　旱莲　细辛　槐角子　青盐各等分

上用新瓦罐盛药，合口，以麻系定，盐泥固济，日干，穿

① 蚛：虫咬。

一地炕，先放新砖，后放药，以罐口向下，用炭火烧，令青烟出，稍存性，去火，经宿，取为末，每用刷牙，温水漱去。

《御药院方》荜薢散　治牙齿疼痛。

荜薢　良姜　胡椒　细辛各等分

上为末，每用少许，噙温水随痛处，鼻内搐。

《三因方》金沸草散方见伤寒门　治风寒伤于心脾，令人增①寒发热，齿浮舌肿。

《杨氏家藏方》雄黄定痛膏　治牙齿疼痛。

盆硝别研，二钱　雄黄一钱，别研　大蒜二枚　细辛二钱　皂角四铤

上为末，同大蒜一处捣为膏，丸如梧桐子大。用一丸，将绵子裹药，左边牙疼，放在左耳，右边牙疼，放在右耳内，良久痛止。取出药丸，可治数人。

《杨氏家藏方》透关散　治牙疼。

蜈蚣头　蝎梢去毒　草乌头尖如麦粒大者　川乌头底如钱薄，各七枚　胡椒七粒　雄黄七粒，如米大，别研

上为细末，用纸捻子蘸醋，点药少许，于火上炙干，塞丑耳内，闭目少时，即可取效。

《本事方》治一切牙痛。

川升麻　当归　川郁②金　细辛　荜拨　白芷　荆芥各等分

上为末，用瓦合子贮之，紧闭合口，勿令泄气。每用少许，揩在牙痛处，以温荆芥汤灌漱，立效。

《本事方》　取牙落不犯手。

① 增：通"憎"。《论衡》："不惧季风增邑不隐讳之患，独长笞懿子极言之罪，何哉？"下同

② 郁：原作"乙"，元本及大永本均作"乙"，据《普济方·牙齿门·牙齿疼痛》改。

草乌　荜拨各两半　川椒　细辛各三两

上为末，每用少许，揩在患牙处内外，其牙自落。

《济生方》香盐散　牢牙，去风冷。

大香附子炒令极黑，三两　青盐半两，别研

上为末，匀和，用如常法。乃铁瓮先生良方。

《澹寮方》双枝散　牢牙去风，蛀龋宣露，一切齿疾，并皆治之。

槐枝　柳枝各截四十七茎，切碎　皂角不蛀者，七茎　盐四十文重

上同入磁瓶内固济，糠火烧一夜，候冷取研，揩牙，用如常法。

《张子和方》治牙宣药。

荜拨　胡椒　良姜　乳香　麝香　细辛　青盐　雄黄

上各等分，为细末，先以温浆水刷净，后用药末于痛处擦，追出顽涎，休吐出药，漱数十次，痛立止。忌油腻一二日。

《张子和方》地龙散　治牙齿疼痛，宣露出血。

地龙去土　玄胡索　荜拨各等分

上为细末，每用绵子裹，随左右痛处，于耳内塞之。

发　鬓

《御药院方》犀皮汤　治髭发干燥，能令润泽。

小麦麸半升　半夏汤洗　沉香半两　生姜一两，和皮

上用水二碗，生姜一两，和皮细切，同煎，去滓取清汁，入脑、麝少许搅匀，洗髭发，自然润泽。

《御药院方》洗发菊花散

甘菊花二两　蔓荆子　干柏叶　川芎　桑白皮去了皮，生用
白芷　细辛去苗　旱莲根茎花叶，各一两

上哎咀，每用药二两，浆水三碗，煎至两碗，去滓，洗发。

《御药院方》三圣膏　治髭发脱落，能令再生。

黑附子　蔓荆子　柏子仁各半两

上为末，乌鸡脂和，捣研，干置瓦合内，封固百日取出，涂在髭发脱处，三五日即生，自然牢壮不脱。

《御药院方》巫云散　治发鬓黄白不黑。

胆矾　五倍子　百药煎　诃子　细辛　青胡桃皮　醋石榴皮　木瓜皮　牙皂角　何首乌各等分

上为末，炼蜜丸如小钱大，常于木炭灰内培养，勿得离灰。如要乌髭时，用热酒化开，涂髭鬓上，好热醋亦可。

《本事方》治髭鬓黄赤，一染即黑。

生姜半斤　生地黄一斤，各净洗，研自然汁，留滓

上用不蛀皂角十茎，去黑皮并筋，将前药汁蘸皂角，慢火炙黄用，药汁尽为度。前药滓同入罐内，用火煅，存性为末，用铁器盛药末三钱，汤调，停三日，临睡将药蘸髭鬓即黑。

痈疽疮疖

凡疮之痛痒，自属虚实寒热，故痛而实者为热，虚而痒者为寒。经云：诸疮痛痒，皆主于心。以心主血而行气，气血凝滞而为痈疽疮疖。阔大一寸以上曰痈疽，一寸以下曰疮疖。诸疮之中，惟背疽丁疮最为急证。其初发也，使身体或先热而后恶寒，或先痒而后痛，若其不痛，最为恶证。且如背疽始生，如黍粟粒大，才有觉时，便用艾于痛处灸之，痛则灸至痒，痒则灸至痛，使毒气随火而散。若失之于初，疮势已成，又当审其虚实寒热。热实则清之，虚寒则温之。后毒消脓溃，方为可治之证。丁疮者，必发于手足之间，生黄泡，其中或紫黑色，

有一条如红线直上，仓卒之际，急宜以针于红线所至之处刺出毒血，然后以蟾酥乳香膏等于正疮上涂之，针时以病者知痛出血为好，否则红线入腹攻心，必致危困。至若瘰疬、颈疽、豚痛之类，皆毒气郁积于内，发而为此，治之皆须解毒溃脓。若气血弱者，又须生之，此一定之法。疮疖疥癣之类，随其脏腑所受冷热，调之所贵气血宣流，自失其痛痒矣。如脚外臁疮，久年不愈者，多是肾水流注。又有脾水溃溢，治各有方，随证选择。

《和剂方》黄芪建中汤加附子方载自汗门　治气体虚弱之人患背疮、颈疽，不知痛痒，疮势不作急，宜服此以生血溃脓。有热者，不可服。

《和剂方》内补十宣散　治一切痈疽疮疖。未成者，自然消之。已成者，能令速溃。凡疮痒者，多是血虚，此药最能消风生血。

人参去芦　黄芪盐汤浸，焙　当归洗，焙，各二两　厚朴姜制　甘草生用　桂心不见火　桔梗去芦　川芎　防风去芦　白芷各一两

上同为末，每服三钱，热酒调下；不饮者，木香汤调服。

《和剂方》五香连翘散　治一切积热、结核瘰疬、痈疽疮疖。

沉香不见火，一分　连翘去蒂　射干　桑寄生无则以升麻代　丁香去枝、梗，不见火　独活羌活亦可　木通去节　升麻　大黄蒸，各三分　甘草生，一分　乳香研，一分　麝香一钱半，研　舶上青木香不见火，一分

上㕮咀，每服四钱，水一盏，煎七分，空心热服，以利下恶毒为度。本方有竹沥、芒硝，随热轻重，当自添减。

《和剂方》何首乌散　治脾肺风毒，遍身癣疥瘙痒，或致

肌肉顽麻，并紫癜、白癜风，并皆治之。

荆芥穗　蔓荆子去皮　蚵蚾草去土　威灵仙洗　何首乌　防风去芦　甘草炙，各等分

上为细末，每服二钱，食后温酒调下。

《和剂方》如圣散　治肺脏风毒，发于皮肤，变生疮癣，瘙痒不常。

蛇床子半两　黄连去须，三分　胡粉一两，结砂子　水银一分，同胡粉点水，研黑尽

上为末，用清油调稀。每用药时，先以盐浆水洗疮令净，后以此药涂之，干即换，不过三五度，瘥。

《和剂方》升麻和气饮　治疮疥发于四肢，痛痒不常，甚至憎寒发热，阴下湿痒，并皆治之。

干姜半钱　干葛一两　大黄蒸，半两　熟枳壳半钱　熟苍术　桔梗　升麻各一两　芍药七钱半　白芷　陈皮　甘草各两半　熟半夏　当归　茯苓各半钱

上㕮咀，每服四钱，水一盏，生姜、灯心同煎，食前服。

《和剂方》排脓托里散　治一切疮疖痈毒，已破未破，悉皆治之。

地蜈蚣　赤芍药　当归　甘草各等分

上为末，每服二钱，温酒调下，不拘时。

《御药院方》玉粉散　治热汗浸渍成疮，肿痒焮痛。

定粉一两　蛤粉九两半　石膏　白石脂各半两　滑石八两半　白龙骨半两　粟米粉　寒水石烧出毒，各二两

上为末，研令极细。每用少许，干擦患处。

《御药院方》牛蒡子丸　治风毒结核，瘰疬肿痛。

牛蒡子微炒　何首乌各二两　干薄荷　雄黄各一两　麝香　牛

黄各二钱半　皂角七梃，水二斤，捣汁熬膏

上为末，以皂角膏丸如梧桐子。每服二十丸，煎黄芪汤下。

《御药院方》苦参丸　治肺受热毒，遍身生疮。

用苦参为末，粟米饭和丸如梧桐子。每服五十丸，空心米饮下。

《三因方》远志酒　用远志一味，洗净去心，焙干为末，酒调二钱，澄清服之，以滓敷患处。治一切痈疽发背，疔毒恶候。

《三因方》白花蛇散　治九漏瘰疬发于项腋之间，痒痛，增寒发热。

白花蛇酒浸软，去皮、骨，焙干，秤二两　黑牵牛半两，一半生用，一半炒　生犀镑，半钱　青皮

上为末，每服二钱，腻粉半钱研匀，五更糯米饮调下，以利下恶毒为度。十余日再进一服，可绝根源。

《三因方》四圣散　治瘰疬。用花蛇取利后，用此补之。

海藻洗　石决明煅　羌活　瞿麦穗各等分

上为末，每服二钱，米汤调下。

《三因方》加味羌活饮　治四气外传肌肤，发为瘾疹，增寒发热，身瘙。

羌活　前胡各一两　人参　桔梗　茯苓各半两　甘草炙　枳壳麸炒　川芎　天麻　蝉蜕　薄荷各三钱

上㕮咀，每服三钱，水一盏，姜三片，煎七分服。

《三因方》　治丁疮。

用苍耳根茎苗子一色者烧灰为末，用醋泔调，涂疮上，毒根即出，或蓝靛调尤好。有用前药滤酒吃，以滓敷疮。

《简易方》消肿毒方　专用涂诸疮疽。

川乌　蚌粉　草乌　海金沙　赤小豆　天南星

上为末，用生地黄汁调，涂患处。

《简易方》九珍散　治一切痈疽疮疖，肿毒因气壅血热而生者。

赤芍药　白芷　当归　川芎　大黄　甘草　生干地黄　瓜蒌　北黄芩各等分

上㕮咀，每服四钱，水二盏，酒一盏，煎至两盏，去滓热服。兼治妇人乳痈等疮。

《简易方》越桃散　洗诸痈疖。

越桃一名栀子　黄芩　甘草　当归　羌活　白芷各等分

上㕮咀，每用一两，水五碗，煎至四碗，去渣温洗。

《济生方》狗宝丸　专治痈疽发背、附骨疽、诸般恶漏等疮。

金头蜈蚣七个，头尾脚足炙黄色，研如泥　乌金石即石炭，袁州萍乡县有之，二钱　鲤鱼胆七个，干者，用之去皮，腊月者尤佳　狗胆一个，干者，用之去皮，纯黑狗，腊月者尤佳　狗宝一两，生用，癞狗腹中得之　蟾酥二钱　乳香别研，一钱　雄黄　没药别研　硇砂　轻粉　麝香　黄蜡三钱　粉霜各一钱，别研　铅白霜　头首孩儿乳一合

上先将头首儿乳、黄蜡放在铫内，文武火化开，用前药末和成剂，要用旋丸如麻子大。每服二丸至五丸，用白丁香七个，直者以新汲水化开，送下狗宝丸。腰以下病食前服，腰以上病食后服。如人行五里，用热葱白粥投之，即以衣被盖定，汗出为度，已后只吃白粥。常服十奇散，留头与四边，以乌龙膏贴。

《济生方》乌龙膏　治一切肿毒痈疽，收赤晕。

木鳖子去壳　半夏各二两　水粉四两　草乌半两

上于铁铫内慢火炒，令转焦，为末，出火毒再研，以水调，

敷疮。

《济生方》乳香膏　追脓血，消恶毒。

木鳖子去壳，细剉　当归各一两　柳枝二八寸，寸剉之

以上以清油四两，慢火煎令黑色，次用乳香、没药各半两，白胶香明净者，四两，共研细，入油煎化，以绵滤之，以两柳枝搅极匀，再上火煎，不住手搅，候油沸起，住搅，直待注上再治净铁铫，又倾前药油蜡在内，候温，入黄丹一两半，以在水中成珠，不散为度。秋冬欲软，春夏欲坚，倾在水盆中，出火毒，搜成剂收之，遇用贴开。

《济生方》追毒丹　治痈疽丁漏、诸恶疮黑陷者。先服狗宝丸，次贴以乌龙膏收肿散毒、去赤晕，然后用针刀开疮，纳追毒丹，使之溃，然后去败肉、排脓，随证治之。

巴豆七粒，去皮、心膜，不去油，研如泥　白丁香一钱　雄黄　黄丹各二钱　轻粉一钱，加蟾酥尤神速

上研和，加白面三钱，滴水为丸，如麦状。针破疮，纳之，上覆以乳香膏，追出脓血毒物。漏疮四壁，死肌不去，不可治者，亦以此法追毒，去死肌，生新肉。疾小者用一粒，大者加用之。

《济生方》当归饮子　治心血凝滞，内蕴风热，发见皮肤，遍身疮疥，或肿或痒，或脓水浸淫。

当归去芦　白芍药　川芎　生地黄洗　甘草炙，各半两　防风去芦　白蒺藜炒，去尖　荆芥穗各一两　何首乌　黄芪去芦，各半两

上㕮咀，每服四钱，水一盏，姜五片，煎服，不拘时。

《济生方》竹茹膏　治黄泡热疮。

清油二两　青木香半两　青竹茹一小团　杏仁二七粒，去皮、尖

上用药入清油内，慢火煎令杏仁色黄，去滓，入松脂末半

两，熬成膏子。每用少许，擦疮上。

《济生方》胡粉散 治一切疮癣，瘙痒甚者。

胡粉一分 砒半分 大草乌一个，生用 蝎梢七枚 雄黄 硫黄各别研，一分 斑蝥一枚 麝香少许

上为末，先用羊蹄菜根蘸醋擦动，次用少许药擦患处。

《济生方》破结散 治石瘿、气瘿、筋瘿、血瘿、肉瘿等证。

海藻洗 龙胆 海蛤 通草 贝母去心，各二分 昆布洗 矾石枯 松萝各三分 麦曲四分 半夏

上为末，每服二钱，酒调服。忌甘草、鲫鱼、鸡肉、五辛、生果等物。

《济生方》南星膏 治皮肤项面上生疮瘤，大者如拳，小者如栗，或软或硬，不疼不痛，宜用此药，不可辄用针灸。

用生南星大者一枚，细研稠黏，滴好醋五七滴为膏。如无生者，则以干者为末，醋调如膏。先将小针刺痛处令气透，却以药膏摊纸上象瘤大小贴之，觉痒则频贴取效。

《济生方》三圣丸 治瘰疬。

丁香五十个 斑蝥十个 麝香一钱，别研

上为末，用盐豉五十粒，汤浸烂如泥，和前药令匀，丸如绿豆大。每服五七丸，食前温酒送下，日进三服。至五七日，外觉小便淋漓，是药之效，便加服，或便下如青筋膜之状，是病之根也。忌湿面毒食。

《济生方》连翘丸 治瘰疬结核或破未破者。

薄荷新者，二斤，制汁 皂角一铤，水浸，去皮，裂，取汁

以上二味一处，于银石器内熬成膏，次入

青皮一两，不去白 连翘半两 陈皮一两，不去白 黑牵牛一两

半，半生半炒　皂角子慢火炮，去皮，取皂子仁，捣罗为末，两半

上五味为末，用前膏子为丸，如梧桐子。每服三十丸，煎连翘汤，食前送下。

《百一选方》　治一切恶疮，医所不识者。

水银　甘草　黄柏　黄连　松脂黄明者　腻粉　土蜂巢以泥做着壁上者，南方多有之

上取水银放在掌上，以唾擦为泥，入瓷器中，以清油和匀，生绢滤如稀饧，和药末，再研如稠饧。先以温水洗疮，以帛拭干涂之。一切无名疮，或痛或痒，并有黄水者，涂即愈。治疥尤妙。

《澹寮方》漏芦汤　治痈疽发背，及一切热毒成疮赤肿者。

漏芦　黄芩　白及　麻黄去节，各二①两　大黄三两　白薇升麻　枳壳去白，麸炒　芍药　粉草炙，各二两

上㕮咀，每服四钱，水一盏，煎七分，空心热服。本方有芒硝，今去之。若见热而实者，加大黄五两，或加芒硝皆可。

《澹寮方》忍冬丸　治渴疾既愈之后，须预防发疖疽之患。

用忍冬草不以多少，根茎花叶皆可用，置饼内，用无灰好酒浸，以糠火煨一宿，取出晒干，入甘草少许，碾为细末，以所浸酒打麸糊丸，如梧桐子，每服一百丸，不拘时，酒饮任下，一方用忍冬草水浸，煎服。

《澹寮方》乌头丸　治宿患风癣，遍身黑色，肌体麻木，痹痛不当。

草乌头一斤，刮洗去皮，令极净，摊干，用清油四两，盐四两，同药入铫内，炒令深黄色，倾出剩油，只留盐并药，再

---

①　二：原脱，元本及大永本均脱，据《三因极一病证方论·痈疽证治》"漏芦汤"条补。

炒令黑色，烟出为度。取一枚劈破，心内如米一点白者恰好，白多再炒，趁热杵罗为末，醋糊丸如梧桐子。每服三十丸，空心温酒下。然草乌性差热，难制，五七日间，以乌豆煮粥解毒。

《本事方》治虚壅上攻，满口生疮。

草乌　南星各一个　生姜一大块

上为末，每服二钱，临睡时，用醋调作掩子，贴手心脚心。

《本事方》治患风屑，极痒。

用藜芦根，不拘多少，为末，先洗头，须避风，候未至十分干时，却用药掺定，须要药入发至皮，方可更。宜紧缚两日夜。

《本事方》乳香散　治发背肉溃及诸恶毒冲心，痛不可忍，多令人呕吐。应干毒疮，并皆治之。

绿豆粉四两　乳香好者，二两

上同研极细。每服二钱，新汲水浓调，食后服。

《杨氏家藏方》一醉膏　治发背、脑疽，一切恶疮。

甘草半两，为粗末　没药一分，研　大瓜蒌一枚，去皮

上用无灰酒三升，熬至一升，放温顿服。如一服不尽，作三次。

《杨氏家藏方》治瘰疬。

荆芥穗　僵蚕　黑牵牛各二钱　斑蝥二十八只，去头、翅、足，用糯米炒

上为末，临睡时先将滑石末一钱用米饮调服，半夜时再一服，五更初却用温酒调药一钱服讫。如小便无恶物行，次日早再进一服。又不行，第三日五更初，先进白糯米稀粥汤，却再进前药一服，更以灯心汤调琥珀末一钱，重服之，以小便内利去恶毒为愈。

《仁斋直指方》蜀葵膏　治痈疽肿毒。

以黄蜀葵花，用盐掺，收入磁器，密封，经年不坏。每用患处敷之，若无花，根、叶皆可。

《经验方》　治外肾痈疮。

用抱鸡卵壳、鹰爪黄连、轻粉各等分为末，煎过清油调涂。

《经验方》　治积年疥癞不愈者。

水银三钱，及茶末少许于瓦器，用津液擦化作末　轻粉三合　狼毒一两，置水中，取沉者，以一半炒为末，一半生用

上用清油出药面一寸高，浸药三日，候药沉油清，遇夜不见灯火，只点清油涂疮上，仍以口鼻于药盏上吸入药气。

秘方　治丁疮最有功效。

用蝉蜕、僵蚕为末，酸醋调，涂四围，留疮口，俟根出稍长，然后拔去，再用药涂疮。

秘方　治丁疮出新。

黄连　羌活　白僵蚕　青皮　独脚茅　防风　赤芍药　独活　蝉蜕　细辛　甘草节各等分

上咬咀，每服五钱，先将一服入泽兰叶少许、姜十钱重，同擂烂，热酒和服。然后用酒水各半盏，姜三片，煎服。病势退减后，再加大黄少许煎服。略下一两场，荡去余毒。更用白梅、苍耳子研烂，贴疮上，拔去根脚。此方以药味观之，甚若不切，然效验神速，累试之验。

秘方　治鱼脐丁疮。

丝瓜叶即虞刺叶　连须葱　韭菜

上入石钵内，捣烂如泥，以酒和服，以滓贴腋下。如病在左手，贴左腋下；右手，贴右腋下；在左脚，贴左胯；右脚，贴右胯；如在中，则贴心脐，并用布帛缚住，候肉下红线处皆

白，则可为安。如有潮热亦用此法，却令人抱住，恐其颤倒，倒则难救矣。

秘方 治发背已溃未溃者，最有神效。

厚朴二钱，姜汁制 陈皮三钱，去白 苍术五钱，米泔浸 甘草二钱，炙

上入桑黄菇五钱同为末，疮溃则干掺之，未溃则油调涂之。

秘方 治外臁脚疮。

用累经烧过窑笼黄土，研极烂，入黄柏、赤石脂、黄丹、轻粉拌匀，以清油调稀，用油绢盛药敷疮上，却以布绢缚定药，纵痒，不可以手开动，直俟十数日后，疮愈，却去之。

《宣明方》桃花散 治一切疮，生肌药。

白及 白蔹 黄柏 黄连 乳香别研 麝香别研 黄丹各等分

上为细末，掺于疮上，三二日生肌平满。

《宣明方》如意散 治疥癣无时痛痒，愈发有时，不问①久新者。

吴茱萸 牛蒡②子 荆芥各等分 牡蛎半两 轻粉半钱 信砒二分

上为细末，研匀。每临卧，抄一钱油调，遍身搓摩上一半。如后痒不止，更少旋涂之股髀之间，闻香悉愈。

《瑞竹方》十全内托散 托里成脓，服之。

人参二两 当归二两 黄芪二两 官桂一两 白芷一两 甘草

---

① 问：原作"已"，元本及大永本均作"已"，据《黄帝素问宣明论方·杂病门·药证方》"如意散"条改。

② 蒡：原作"李"，元本及大永本均作"李"，据《黄帝素问宣明论方·杂病门·药证方》"如意散"条改。

一两　制厚朴一两　桔梗一两　川芎一两　防风一两

上为哎咀，每服三五钱，水二盏，生姜五片，煎至八分，去滓，通口服。

《瑞竹方》透脓散　治诸痈疮及贴骨痈不破者，不用针刀，一服不移时自透，累有效验。

蛾口茧用出了蛾儿茧儿

上将茧儿一个烧灰，用酒调服即透，切不可两个、三个茧儿烧服。若服一个，只一个疮口，若服两个、三个，即两个、三个疮口，切勿轻忽。

《拔粹方》复元通气散　治诸气涩耳聋、腹痛便痈、疮疽无头，止痛消肿。

青皮　陈皮各四两　甘草三两，生熟各半　穿山甲炮　瓜蒌根各三两　加金银花一两　连翘一两

上为细末，热酒调下。

《张子和方》悬蒌散　治发背恶疮。

悬蒌一个　大黄一两　当归半两　金银花一两　皂角刺一两

上到碎，用酒一碗，煎至七分，去滓温服。如有头者，加鼠粘子。

膏　药

《经验方》玄武膏　治痈疽发背一切疮疖，已溃未溃悉皆治之。大能排脓血、生肌肉。

大巴豆去壳膜，二两，净　木鳖子去壳，二两　国丹四两，净，飞过，研细　清油十两　槐柳嫩枝各七寸长，七条，到细

上将木鳖子、巴豆、槐柳枝用磁器或铜铁铫盛，油浸药一宿，慢火煎熬诸药黑色，用生绢帛滤出滓，复将所滤油于慢火

上再熬，却将国丹入油内，用长条槐柳枝不住手搅，候有微烟起，即提出点药，滴在水面上，凝结成珠，不散方成膏矣。倾在磁器内收贮，置新汲水内，三日出火毒，然后用之。

秘方　善应膏　治一切疮疽及伤折损痛。

巴豆去皮、心，七十个　僵蚕去丝、嘴　赤芍药　白芷各五钱　五倍子二钱　黄连一钱　乱发如鸡子大　桃柳枝各七寸　蓖麻子去壳，三十粒　猪膏一指面大

上用清油半斤浸药三日，慢火煎熬，令乱发焦烂，出火候冷，用绢滤去滓，再澄，却入铫内，上火再熬，次入飞过黄丹四两，以桃柳枝不住手搅，青烟微出为度，要滴在水上，不散方成膏。却出火，搅令温，再入乳香末五钱，没药末五钱，桂心末三钱，略上火，再搅令匀，却以净磁器收贮，任意使用。

《张子和方》神圣膏　治一切恶疮。

当归半两　没药三钱　白及二钱半　乳香三钱　藁本半两　琥珀三钱半　铅丹四两　木鳖子五个，去皮　胆矾一两　粉霜一钱　黄蜡三两　白胶三两　巴豆二十五个，去皮　槐柳枝一百二十条　清油一斤

上件一处先将槐柳枝下油内煮焦取出，次后下其余药物，煮得极焦亦捞①出，却将油澄清，再熬成膏子，用绯绢上摊。

折　伤

折伤者谓其有所伤于身体者也，或为刀斧所刃，或坠堕险地，打扑身体，皆能使血出不止。又恐瘀血停积于脏腑，结而不散，去之不早，恐有入腹攻心之患。治疗之法，须外用敷贴

① 捞：原作"涝"，元本及大永本均作"涝"，据《儒门事亲·疮疡痈肿第一》"神圣膏药"条改。

之药散其血、止其痛，内则用花蕊石散之类化利瘀血，然后款款调理生肌。或因折伤而停郁其气，又当顺之。或因汤火所伤，并具一二方，以备搜讨。

《和剂方》花蕊石散 治一切金刃所伤，打扑伤损。身体血出者，急于伤处掺药，其血自化为黄水。如有内损，血入脏腑，热煎童子小便，入酒少许，调一钱，服之立效。若牛抵肠出不损者，急送入，用细丝、桑白皮尖茸为线，缝合肚皮，缝上掺药，血止立活。如无桑白皮，用生麻缕亦得，并不得封裹疮口，恐作脓血。如疮干，以津液润之，然后掺药。妇人产后，败血不尽，恶血奔心，胎死腹中，胎衣不下，并用童子小便调下。

硫黄上色明净者，四两，捣为粗末 花蕊石一两，捣为粗末

上二味相拌和令匀，先用纸筋和盐泥固济瓦罐子一个，候泥干，入药于内，再用泥封口，候干，安在四方砖石上，书八卦五行字，用炭一秤，笼叠周匝，目已午时，从下着火，令渐渐上彻，直至经宿，火冷炭消，又放经宿，罐冷，取出细研，以绢箩子箩至细，瓮合内盛，依前法服。

《和剂方》没药降圣丹 治打扑闪肭，筋断骨折，挛急疼痛，不能屈伸。

自然铜火煅，醋淬七次，为末，水飞过，焙，一两 川乌头生，去脐 骨碎补炙，去毛 川芎 没药别研 当归洗，焙 乳香别研 生干地黄各一两半 白芍药一钱

上为末，令匀，以生姜汁与炼蜜等分和丸，每一两作四丸。每服一丸，水酒各半盏，苏木少许，同煎八分，去苏木，空心热服。

《和剂方》接骨散 治从高坠下及马上折伤筋骨碎痛不可

忍者。此药能接骨续筋，止痛活血。

淀粉　当归各一钱　硼砂一钱半

上为末，每服二钱，煎苏木汤调下。服后，时时进苏木汤。

《和剂方》补损当归散　疗坠马落车，打伤身体，呼吸疼痛，连进此药，其痛即止，筋骨接续。

泽兰炒　附子炮，去皮，各一分　当归炒　蜀椒炒，出汗　甘草炙　桂心各三分　川芎炒，六分

上为末，每服二钱，温酒调下，日三服。忌生葱、猪肉、冷水、菘菜。

《御药院方》淋泄顽荆散　治从高失坠及一切伤折，筋骨瘀血结痛。

顽荆叶两半　蔓荆子　白芷　细辛去苗　防风去芦　川芎桂心　丁皮　羌活各一两

上为末，每服一两，盐半匙，葱白连根五茎，浆水五升，煎五七沸，去滓，通手淋泄痛处，冷即再换。宜避风。

《御药院方》没药乳香散　治打扑伤损，痛不可忍者。

白术炒，五两　当归炒　甘草炒　白芷　没药别研　肉桂去皮乳香别研，各一两

上为末，入研药，再研令匀。每服二钱，温酒调下，不拘时。

《三因方》加味芎劳汤　治打扑伤损，败血流入胃脘，呕黑血如豆汁。

当归　白芍药　芎劳　荆芥穗　百合水浸半日，各等分

上㕮咀，每服四钱，水一盏，酒半盏，同煎七分，不拘时候。

《三因方》鸡鸣散　治从高坠下及木石所压。凡是伤损，

血瘀凝积，痛不忍，并以此药推陈致新。

大黄一两，酒蒸　杏仁三七粒，去皮、尖

上研细，酒一碗，煎至六分，去滓，鸡鸣时服至晓，取下瘀血即愈。若使便觉气绝不能言，取药不及，急掰开口，热小便灌之。

《杨氏家藏方》紫金散　治打扑伤折，内损肺肝，呕血不止，或有瘀血停积于内，心腹胀闷。

紫金藤皮二两　降真香　续断　补骨脂　无名异煅红，醋淬七次　琥珀别研　蒲黄　牛膝酒浸一夕　当归洗，焙　桃仁去皮、尖，炒，各一两　大黄纸裹煨　朴消别研，各一两半

上为末，每服三钱，浓煎苏木当归酒调下，并进三服，利即安。

《杨氏家藏方》内托黄芪丸　治针灸伤经络，流脓不止。

黄芪八两　当归三两，洗　肉桂去皮　木香　乳香别研　沉香各一两

上为末，用绿豆粉四两，姜汁煮糊，丸如梧桐子。每服五十丸，热水送下，不拘时。

《治打损接骨方》

接骨木半两　乳香半钱　赤芍药　川当归　川芎　自然铜各一两

上为末，用黄蜡四两溶药末，搅匀候温，众手丸如龙眼大。如止打伤筋骨及闪拗疼痛者，用药一丸，好旧酒一盏，浸化药，乘热服之。若碎折筋骨，先用此药贴之，然后服食。

《本事方》　治打扑内损，筋骨疼痛。

没药　乳香　芍药　川芎　川椒去子及闭口者　当归各半两
自然铜三钱半，炭火烧

上为末，用黄蜡二两熔开，入药末，不住手搅匀，丸如弹子大。每服一丸，用好酒煎开，乘热服之。随痛处卧，霎时连进有效。

《济生方》夺命散　治刀刃所伤及从高坠下，木石压损，瘀血凝积，心腹疼痛，大小便不通。

红蛭用石灰慢火炒，令干黄色，半两　大黄　黑牵牛各二两

上为末，每服二钱，用热酒调下。约行四五里，再用热酒调牵牛末二钱催之。须下恶血成块，以尽为愈。

《百一选方》　治打扑伤损骨折。此药专能接骨。

夜合树俗谓之萌葛，即合欢花，越人谓之乌颗树，去粗皮，炒黑色，四两　芥菜子炒，一两

上为末，酒调二钱，澄清，临卧服之，以粗滓罨疮上，札缚之。又方，用葱白、砂糖二味相等，烂研敷之，痛立止，仍无瘢痕。

《百一选方》　救急。疗坠马落车，伤腕折臂。

当归炒　桂心　甘草炙　蜀椒去汗，各七钱半　川芎两半　附子炮　泽兰炒，各一两

上为末，酒服二三钱，立效。忌海藻、菘菜、生葱、冷水等物。

《百一选方》　治手足皲裂。

用滴青二两，黄蜡一两共熬，搅匀，瓦罐盛贮。先以热汤洗，令皮软，拭干，将药于慢火上略炙溶，敷之。

《百一选方》　治冻疮用茄子根浓煎汤洗，并以雀儿脑髓涂之。

《百一选方》　治脚趾缝烂疮。

捋鹅时取鹅掌黄皮，焙干，烧灰存性，为末，湿则掺之。

《仁斋直指方》茴香酒　治打坠肢体，凝滞瘀血，腰胁疼痛。

破故纸炒　茴香炒　辣桂各等分

上为末，每服二钱，食前热酒调服。

《澹寮方》　治从高坠下或打扑伤损，腰胁心痛。

木香调气散加红曲末少许，童子小便同酒调，空心热服。如无红曲，红酒亦好。

《澹寮方》　治打扑伤折手足。

用绿豆粉新铁铫内炒令紫色，用新汲井水调稀，厚敷损处，贴以纸，将杉木片缚定，立效。

《澹寮方》四黄散　治汤泼火烧，热疮肿痛。

大黄　黄连　黄柏　黄芩　白及各等分

上为末，水调成膏，以鸡翎①时涂疮上。

《澹寮方》　治汤火疮。

用螺蛳壳多年干白者，火煅为末，如疮破，用干药掺之。如不破，入轻粉，清油调傅之。

《澹寮方》　治手足皲裂春夏不愈者。

生姜汁　红糟　盐　猪膏腊月者

上研烂，炒热，擦入皲内，一时虽痛，少顷便皮软皲合，再用即安。

《经验方》应痛丸　治折伤后为四气所侵，手足疼痛。

生苍术一斤半　破故纸一斤，一半炒，半生　舶上茴香十二两，炒　骨碎补一斤，去毛　穿山甲去膜，去皮，炒胀为度，柴灰亦可　生

---

①　翎：原作"翅"，元本及大永本均作"翅"，据《世医得效方·疮肿科·诸疮》"四黄散"条改。

草乌一斤，剉如麦大

上除草乌一斤，用生葱二斤，连皮生姜二斤，擂烂，将草乌一处淹两宿焙干，连前药一处焙为末，酒煮面糊丸如梧桐子。每服五十丸，酒、汤任下。忌热物。

《经验方》　治打跌折骨损断。服此药，自顶心寻病至下，两手同遍身，遇受病处则飒飒有声，觉药力习习往来，则愈矣。

自然铜火煅，醋淬七次，各一两　川乌去皮、尖　松明节　乳香　血竭三钱　龙骨半两，生用　地龙半两，去土，油炒　水蛭油炒，半两　没药　苏木　降真香　土狗十个，油浸，焙干为末，《本草》名蝼蛄

上为末，每服五钱，无灰酒调下。病在上，食后服。病在下，食前服。

《经验方》　治打扑伤损。

用胡孙姜研烂取汁，以酒煎服，滓敷伤处。

《经验方》走马散　治折伤，接骨。

柏叶生，少用　荷叶生　皂角生，多用　骨碎补去毛，各等分

上为末，于伤折处揣定位入元位，以姜汁调药如糊，摊在纸上，贴骨断处，用杉木片子夹定，以绳缚之，莫令摇动。三五日后开看，以温葱汤先之，后再贴药，复夹七日。如痛甚，加没药。

《经验续方》　凡被火伤，急向火炙，虽极痛，强忍，一时即不痛。慎勿以冷物塌之，热气不出，烂人筋肉。

《经验方》治汤火伤未成疮者。

用小麦炒黑为度，研为末，腻粉减半，油调涂之。

《经验方》赤石脂散　治汤火所伤，赤烂热痛。

赤石脂　寒水石　大黄各等分

上为末，以新汲水调，涂伤处。

一方以杉皮烧灰存性，为末，湿用干掺，干用鸡子清调涂。

秘方 治汤火所伤。

用大黄、当归各等分，为末，以清油调敷之，湿则干掺之。

《经验方》 治断跟皲。

用头发一大握，桐油一碗，于瓦器内熬，候油沸，头发溶烂，出火摊冷，以瓦器收贮，不令灰入。每用百沸汤泡洗皲裂令软，拭干，敷其上即安。一方加水粉。

又方用五倍子为末，同牛骨髓填缝内即好。

秘方 治打扑伤损，落马坠车，一切疼痛。

乳香 没药 川芎 白芷 芍药 甘草 牡丹皮 生地黄各半两

上为细末，每服二钱，温酒并童子小便调下，不拘时候服。

秘方 治抹伤损。

南星 白芷 半夏 白及 黄柏皮 赤小豆各半两

上为细末，姜汁敷患处，蜜糖亦好。

《张子和方》 治手足裂。

白及不拘多少，为末，水调涂裂处。

《拔粹方》没药散 治箭伤。止血定痛。

定粉一两 枯白矾三钱，另研 没药另研 乳香另研，一两 风化石灰一两

上各研为末，和匀掺上。

《张子和方》接骨散 并治恶疮。

金头蜈蚣一个 金色同然铜半两，烧红，醋碎，研为细末用 乳香二钱，研为细末 铜钱重半两者，取三文或五文，烧红，醋研，碎细 金丝水蛭一钱半，每个作三截，瓦上煿去气道为度

上为细末，如疮肿处津调半钱涂，立止痛。如见出脓，先

用粗药末少许，小油少半匙，同打匀，再入少半匙，再打匀，又入前药接骨散半钱，再都用银钗子打成膏子，用鸡翎扫在疮肿处，立止痛。天明一宿，自破便效。

如打破骨头并损伤，可用前项接骨散半钱，加马兜铃末半钱，同好酒一大盏热调，连滓温服。如骨折损，立接定，不疼。如不折了，吃了药，立便止住疼痛。此方累经效验，不可具述。

急救诸方

《三因方》救自缢法　凡自缢高悬者，徐徐抱住解绳，不得截断上下。安脚卧之，以一人用被踏其两肩，手挽其发，常令弦急，勿使缓纵。一人以手按据胸上，数摩动之。一人摩捋臂胫，屈伸之。若已强直，但渐屈之，并按其腹。如此一时顷，虽得气从口出，呼吸眼开，仍引按不住。须臾，以少桂汤及粥清灌，令喉润，渐渐能咽，乃止。更令两人以管吹其两耳，此法最好，无不活者。自旦至暮，虽冷亦可救。救暮至旦，阴气盛为难。

《三因方》半夏散　治魇寐卒死，诸暴绝证。

用半夏不拘多少，汤洗七次，为末，每用少许，吹入鼻中，心头温者可治。仓卒无药，急于人中穴及两脚大拇指内离甲一薤叶许，各灸三五壮，即活。

《经验方》救冻死法　四肢直，口噤只有微气者，用大釜炒灰令暖，以囊盛熨心上，冷即换之，目开气出，然后以粥清稍稍进之。若不先温其心，便将火炙，则冷气与火争，必死。孙真人救落水死，急解去死人衣带，艾灸脐中，即活。

《经验方》救溺水法　凡人溺水者，救上岸，即将牛一头，却令溺水之人将肚横覆在牛背上，两边用人扶策，徐徐牵牛而行，以出腹内之水。如醒，即以苏合香丸之类或老姜擦牙。若无牛，以活人于长板凳上仰卧，却令溺水人如前法，将肚相抵活人身上，水出即活。

《百一选方》 解砒毒。

汉椒四十九粒　黑豆十四粒　乌梅二个，打碎　甘草节三寸，碎之

上咬咀，用水一碗，煎至七分，温服。

《百一选方》 解砒毒。

白扁豆　青黛　甘草各等分　巴豆一边，去壳，不去油

上同为末，以沙塘一大块，水化开，调一大盏饮之，毒随利去，却服五苓散之类。

《百一选方》 治中诸药毒。

甘草生　黑豆　淡竹叶各等分

上咬咀，用水一碗，浓煎连服。

《百一选方》 解一切菌毒。

掘新地窟，以冷水于内，搅之令浊，澄少顷，取饮之。此方见《本草》陶隐居注，谓之地浆。

《百一选方》 治一切蛇虫所伤。

用贝母为末，酒调，令病者尽量饮之。顷久，酒自伤处为水流出，候水尽，却以药滓敷疮上即愈。

《百一选方》 治狗咬。

用杏仁去皮、尖，同马兰根研细，先以葱汤洗，然后以此涂伤处。

《百一选方》 治骨鲠入喉。

缩砂　甘草各等分

上为末，以绵裹少许嚼之，旋旋咽津，久之随痰出。

《百一选方》　解砒毒。

用早禾秆烧灰，新汲水淋汁，绢帛滤过，冷服一碗，毒从下利即安。又方用井花水调水粉或绿豆，擂水皆可。

《经验方》蓝饮子　解砒毒及巴豆毒。

用蓝根、沙糖二味相和，擂水服之，或更入薄荷汁尤妙。

《经验方》　治犬咬伤。

用草麻子五十粒，去壳，以井水研成膏。先以盐水洗咬处，次以此膏敷贴。一方用虎骨屑敷。

《经验方》　治毒蛇所伤。

细辛　白芷各五钱　雄黄二钱

上为末，入麝香少许。每服二钱，温酒调服。

《经验方》　治蜈蚣诸毒虫所伤。

用清油灯心点灯，以伤处于烟上熏之，其痛即愈。又方用鸡粪涂之。

秘方　解诸毒。

用黄连、甘草节，水一碗，煎服。

秘方　解砒毒、鼠莽毒。

用金线虫磨水，服之即愈。又有用乌桕根擂水好。

秘方　解鼠莽毒。

用枯过明矾，同极等好茶末少许，新汲冷水调涂之，用之累有效验。

秘方　解鼠莽草毒。

用大黑江豆煮汁服之。如欲试其验，先刈鼠莽苗叶，以豆汁浇其根，从此败烂，不复生矣。

秘方　治癞犬所伤，或经久复发，无药可疗者，用之极验。

雄黄色黄而明者，五钱重　麝香五分重

上各研匀，用酒调二钱服。如不肯服者，则捻其鼻而灌之。服药后必使得睡，切勿惊起，任其自醒。候利下恶物，再进前药，即见效矣。

秘方 治颠犬所伤。

用斑蝥大者二十一只，去头、翅并足，用糯米一勺，先将斑蝥七只入米内，于微火上炒，不令米赤，去此斑蝥，别入七只，再于前米内炒，令斑蝥色变，复去之。又别用七只，如前法炒，以米出青烟为度，去斑蝥不用，以米研为粉，用冷水入清油少许，空心调服，须又再进一服，以小便利下恶毒为度。如不利，再进一服。利后腹肚疼痛，急用冷水调青靛服之，以解其毒，否则有伤，或煎黄连水亦可。不宜便食热物。

秘方 治食河豚鱼中毒，一时困殆，仓卒无药。

急以清油多灌之，使毒物尽吐出为愈。

秘方 治绞肠痧证，手足厥冷，腹痛不可忍者。

以手蘸温水，于病人膝弯内拍打，有紫黑点处，以针刺去恶血即愈。

秘方 解诸毒。

用玉簪花根，擂水服。

秘方 解砒毒、鼠莽毒。

用旋刺下羊血及鸡、鸭血，热服。

秘方 治骨鲠。

以野苎根洗净，捣烂如泥。每用龙眼大，如被鸡骨所伤，以鸡羹化下。如被鱼骨所伤，以鱼汁化下。

秘方 治一切骨鲠。

用金凤花子，嚼烂噙下。无子，用根亦可。

秘方 应蛇虺、蜈蚣咬伤。

用艾炷于伤处灸三五壮，拔去毒即愈。

秘方 中乌头、天雄、附子毒。

用大豆汁、远志、防风、枣肉、饴糖，并能解之。

秘方 中砒毒。

以地浆调铅粉末，服之立解，豉汁又佳。

秘方 中巴豆毒。

以黄连、大豆、菖蒲汁并解之。

汤 药

《百一选方》煮香汤

木香　丁香　檀香　沉香　人参　甘草各一两　槟榔五钱
白茯苓去皮，二两

上日干为末，沸汤点服。

《百一选方》橙子汤

橙子十个　干山药一两　盐四两，炒　甘草　盐白梅四两，打
碎，去仁，不去核

上先用五味一处烂研，捏作饼子，焙干，再碾为末，百沸
汤调。

《百一选方》橄榄汤

百药煎三两，切片　甘草炙，分半　檀香　白芷各五钱

上为细末，沸汤点服。

《百一选方》桂香汤

桂花旋摘三升，拣去蒂，细研，磁罐盛，覆罐口，略蒸　干姜　甘
草各二两，炒

上为末，同桂花拌匀，入炒盐少许，磁器盛贮，沸汤点服。

《百一选方》洞庭汤

用薄皮黄柑子二斤于盆内，薄切，去核留汁，生姜去皮半斤，甘草四两，盐三两，炒神曲、麦芽各四两，拌和，腌一宿，以橘汁尽为度。取出焙干，碾为细末，沸汤点服。

秘方　杨梅煎

取熟杨梅于瓦器内，腌一宿即烂，用绢袋挤出汁，慢火熬成膏，瓦罐盛贮。每用，入蜜少许，沸汤点服。

秘方　金樱煎

法霜时取金樱子，先擦洗去刺，然后去瓤杵烂，用酒醋取汁，绢帛滤过，慢火熬成膏，后入檀香诸香在内，瓦罐收贮，沸汤点服。酒调能活血驻颜。

秘方　木瓜煎

用木瓜去瓤、子，蒸过，烂研如泥，入盐少许，用瓦罐盛贮。每用，入蜜少许，沸汤点服。

秘方　梅花汤

旋摘梅花半开者，溶蜡封花口，投蜜罐子，过时用之，以匙挑花一两朵，连蜜一匙，沸汤斟服。

卷之九

妇人调经<small>附妇人调经众疾论</small>

夫女子十四则月水行，男子十六则阳精溢，此皆合乎阴阳之数，各及其时，故男子之精气宜盛，女子之月水宜调。调经之道，贵乎耗其气以行其血，血盛气衰，是谓之从，从则百病不生，孕育无损矣。且妇人之病，四时所感，六淫七情所伤，悉与男子治法一同。惟胎前产后、七癥八瘕、崩漏带下之证为异，故别贮方。究其所因，多由月水不调，变生诸证。大概妇人之疾，以经候如期为安，或有愆期，当审其冷热虚实而调之。先期而行者，血热故也，法当清之；过期而行者，血寒故也，法当温之。然又不可不察其有无外邪为之寒热，而后投药。且经行之际，与产后一般，将理失宜，为病不浅。若被惊，则血气错乱，经脉斩然不行，逆于上，则从鼻口中出，逆于身，则为血分劳瘵之疾；若其时劳力太过，则生虚热，变为疼痛之根；若恚怒则气逆，气逆则血逆，逆于腰腿、心腹、背胁之间，遇经行时，则痛而重着，过期又安；若怒极而伤于肝，则又有眼晕、呕吐之证，加之经脉渗漏于其间，遂成窍穴，淋沥不已。凡此之时，中风则病风，感冷则病冷，久而不治，崩漏带下，七癥八瘕，可立而待。若能治病于未然，当以调经为先，故首论之，各备诸方，依次于后。

《和剂方》**大温经汤** 治冲任虚损，月候不调，或来多不已，或过期不行，或崩中去血过多，或经损娠，瘀血停留，小腹急痛，五心烦热。

阿胶<small>碎炒</small> 芎䓖 当归<small>去芦</small> 人参<small>去芦</small> 肉桂<small>去皮</small> 甘草<small>炒</small>

芍药 牡丹皮各一两 半夏二两半 吴茱萸三两, 各汤洗七次 麦门冬去心, 五两半

上㕮咀, 每服三钱, 水一盏, 姜五片, 煎八分, 空心热服。

《和剂方》四物汤 治冲任虚损, 月水不调。常服调益荣卫, 滋养血气。

当归去芦 川芎 白芍药 熟干地黄酒蒸, 焙, 各等分

上㕮咀, 每服四钱, 水一盏, 煎八分, 空心服。崩中去血过多者, 加胶、艾煎服。

《和剂方》暖宫丸 治冲任虚损, 下焦久冷, 月事不调, 不成孕育, 崩漏下血, 赤白带下, 并皆治之。

生硫黄六两 禹余粮九两, 醋淬 赤石脂煅红 附子炮, 去皮、脐 海螵蛸去壳, 各三两

上为末, 醋糊丸如梧桐子。每服三十丸, 空心温酒、醋汤任下。

《和剂方》内补当归丸 治①血气虚损, 月水不调, 或崩中漏下去血过多, 肌体羸困, 及月水将行, 腰腿重痛并皆治之。

真蒲黄炒, 三分半 熟干地黄十两 阿胶炒 当归去芦, 炒 白芷 续断 干姜炮 甘草炙 芎劳各四两 肉桂 附子炮, 去皮、脐 白芍药各二两 白术 吴茱萸汤洗七次, 盐炒, 各三两

上为末, 炼蜜丸如梧桐子。每服五十丸, 食前温酒下。

《和剂方》熟干地黄丸 治妇人风虚劳冷, 胃弱谷水不化, 或肠虚受冷, 大便时泄, 或月水不调, 淋沥不止, 或闭断不通, 结聚癥瘕, 久不成胎。一切诸虚之证, 并治之。

---

① 治：原作"始", 元本及大永本均作"始", 据《普济方·妇人诸疾门·血风劳气》"内补当归丸"条改。

芎䓖　柏子仁炒，别研，各两半　牛膝去苗，酒浸一宿，焙干　肉桂去皮　泽兰去梗，二两一分　石斛去根，一两二钱半　禹余粮火煅，醋淬，研，一两　当归去芦，炒　藁本去芦，两三分　川椒去目及闭口者　肉苁蓉酒浸宿，焙　白茯苓各一两　蛇床子拣净　艾叶炒，各三分　紫石英煅，淬，研飞，三两　卷柏去根　山药　续断各七钱半　厚朴去皮，姜制　赤石脂火煅，淬，各二两　干姜炮　白芷　熟干地黄　人参去芦　芜荑炒　石膏火煅，研飞　细辛　白术各一两二钱半　杜仲去皮，炙黄　防风去芦　五味子两半　甘草炙，一两七钱半

上为末，炼蜜丸如梧桐子。每服五十丸，空心温酒、米饮任下。

《和剂方》南岳魏夫人济阴丹　治妇人血海虚冷，久无孕育，及数堕胎。一切经候不调，崩中漏下，积聚诸证，并皆治之。

秦艽二两　京墨煅，醋淬，研，一两　香附子炒，去毛，四两　糯米炒，一升　川芎一两半　木香炮，一两　熟地黄酒蒸，四两　茯苓去皮，三两　人参去芦　石斛去根，酒浸，各二两　藁本去芦，二两　当归去芦，酒浸　肉桂去粗皮　干姜炮，各一两半　山药三分　泽兰叶四两　细辛去苗、叶，一两半　桔梗炒，二两　川椒去目，炒，三分　桃仁去皮、尖，一两，炒　大豆黄卷炒，半升　蚕布烧灰　甘草炙，各二两　牡丹皮两半　苍术米泔浸，八两

上为末，炼蜜为剂，每两作六丸。每服一丸，细嚼，空心温酒、醋汤任下。以醋糊为丸如梧桐子，亦可。

《和剂方》胶艾汤　治劳伤血气，冲任虚损，月水过多，淋沥不断，及妊娠调摄少宜，胎气不安，或因损动，漏血伤胎，并宜服之。

阿胶炒　芎䓖　甘草炙，各二两　当归　艾叶炒，各二两　熟

干地黄　白芍药各四两

上㕮咀，每服三钱，水一盏，酒半盏，煎至八分，空心热服。

《和剂方》逍遥散　治血虚烦热，月水不调，脐腹胀痛，痰嗽潮热。

甘草炙，半两　当归去芦，炒　茯苓去皮　芍药　白术　柴胡去苗，各一两

上㕮咀，每服三钱，水一盏，煨姜一块，薄荷少许，煎服，不拘时。

《和剂方》禹余粮丸　治气血虚损，月水不调，赤白带下，渐成崩漏。

桑寄生一两　狗脊去毛，三分　柏叶炒，一两　白石脂二两　白芍药三分　当归去芦　干姜炮　厚朴去皮，姜制　白术一两　附子炮，去皮、脐，一两　禹余粮煅，醋淬七次，飞过，研，二两　鳖甲醋浸，去裙，炙黄，一两　吴茱萸汤洗，久炒

上为末，炼蜜丸如梧桐子。每服三十丸，温酒、米饮空心任下。

《和剂方》吴茱萸丸　治女人素虚，又为风冷乘，气停滞，腹胁刺痛。

桔梗去苗　防风　干姜炮　甘草炙　当归去苗，炒　细辛去苗，各五钱　熟干地黄三分　吴茱萸汤洗七次，炒，二两

上㕮咀，每服三钱，水一盏，煎至八分，空心热服。

《和剂方》椒红丸　治血气不调，脏腑积冷，脐腹疼痛，肌体日瘦。

沉香　蓬莪术　诃黎勒煨，去核，各一两　麝香一分，另研　肉豆蔻　丁香　高良姜去芦，各半两　椒红　当归去芦，炒　白术

附子炮，去皮、脐，各一两

上为末，入麝香和匀，酒糊丸如梧桐子。每服三十丸，温酒下。

《和剂方》人参荆芥散　治妇人血风发热，身体疼痛，头昏目涩，烦渴盗汗，或月水不调，脐腹疼痛，痃癖块硬，并皆治之。

赤芍药五两　柴胡去苗，七两半　牡丹皮五两　鳖甲醋浸，去裙，炙黄　荆芥穗　羚羊角　酸枣仁　枳壳去瓤，麸炒　生干地黄　人参去芦　白术　肉桂去皮，各七两半　当归　防风去叉　甘草芎䓖各五两

上咬咀，每服三钱，水一盏，姜三片，煎八分，温服，不拘时。

《和剂方》伏龙肝散　治血气劳伤，冲任脉虚，经血非时注下，或如豆汁，或成血片，或五色相杂，脐腹冷痛，经久不止。

川芎三两　肉桂去皮，五钱　当归去芦，炒　干姜炮，各三分　赤石脂　艾叶炒，二两　熟干地黄二两　甘草炙，半两　麦门冬各两　伏龙肝即灶心土，各一两

上咬咀，每服四钱，水一盏，枣三枚，煎七分，食前温服。

《和剂方》当归建中汤　治妇人一切血气不足，虚损羸乏。

当归去芦，四两　肉桂去皮，二两　甘草炙，二两　白芍药六两

上咬咀，每服三钱，水一盏，姜七片，枣一枚，同煎，空心热服。

《和剂方》油煎散　治妇人血风发热，喘满多汗，口干舌涩。

五加皮　牡丹皮　赤芍药　当归去芦，各一两

上为末，每服一钱，水一盏，将青铜钱一文，蘸油入药内，慢火同煎七分，煎不得搅，口噢不得吹。常服此药，能肥妇人。

《和剂方》神仙聚宝丹　治妇人血海虚寒，外乘风冷，搏结不散，积聚成块，血气攻注，腹胁疼痛，及经候不调，崩中带下，并宜服之。

没药　琥珀各别研，一两　辰砂别研，一钱　木香煨，取末，一两　乳香别研，一分　当归洗，焙，取末，一两　麝香别研，一钱

上研细合匀，滴水为丸，每一两作十五丸。每服一丸，温酒磨下。如一切难产，及产后败血冲心，恶露未尽，并入童子小便。

《和剂方》诜诜丸　治妇人冲任虚寒，胎孕不成或多损坠。

泽兰叶两半　肉桂去皮五钱　当归洗，焙　熟地黄洗，焙　白术两半　川芎　石斛酒浸炒各一两　干姜炮，半两　白芍药　牡丹皮　延胡索各一两

上为末，醋糊丸如梧桐子，每服五十丸，空心温酒下。

《和剂方》皱血丸　治妇人血海虚冷，百病变生，或月候不调，崩中带下，癥瘕痞块等疾，并皆治之。

菊花　茴香　当归　香附子炒，去毛，汤浸，焙　熟干地黄　肉桂　牛膝　芍药　蒲黄　蓬莪术　延胡索炒，各三两

上为末，用乌豆一升，醋煮，焙干为末，再入醋二碗，煮至一碗，留为糊，丸如梧桐子。每服三十丸，温酒、醋汤任下。血气攻刺，炒姜酒下。癥块绞痛，当归酒下。忌鸭肉、羊血。

《和剂方》内灸散　治妇人血气虚损，崩下漏下，淋沥不已，或凝积血块，腰腹刺痛。凡月水不调，血晕头眩，七癥八瘕，并宜服之。

藿香叶　丁香皮　熟干地黄洗，焙　肉桂去皮，各一两半　甘

草炙　山药　当归去芦，洗　白术　白芷各八两　川芎　藁本去芦

干姜炮　黄芪去苗，各一两　茴香一两半　木香一两　陈皮去白，四

两　白芍药十两

上为末，每服三钱，水一盏，姜五片，艾十叶，同煎，空心热服，温酒调下亦可。如产后下血过多，加蒲黄煎；恶露不快，加当归、红花煎；呕吐，加藿香、生姜，煎；上热下冷，加荆芥，煎。

《和剂方》滋血汤　治妇人血热气虚，经候不调，血聚四肢，或为浮肿，肌体发热，疑为劳瘵，宜以此药滋养通利。

马鞭草　荆芥穗各四两　牡丹皮一两　枳壳去白，麸炒　赤芍

药　肉桂去皮　当归去芦，炒　川芎各二两

上㕮咀，每服四钱，水一盏，乌梅一个，煎服，以经行为愈。

《和剂方》人参养血丸　治女人禀受素弱，血气虚损。常服补冲任，调月候，暖下元，生血气。

乌梅肉三两　熟干地黄五两　当归去芦，　人参去芦　川芎

赤芍药　蒲黄炒，各一两

上为末，炼蜜搜丸如梧桐子。每服八十丸，温酒、米饮任下。

《和剂方》牡丹散　治血气虚损，内则月水不行，外发潮热，肢体羸困，渐成骨蒸并宜服之。

桂心　牡丹皮　芍药　延胡索炒　没药别研　陈皮去白，各一

两　蓬莪术　鬼剑各一分　红花　当归去芦，各一两　干漆炒，二两

二两　苏木一分　甘草　乌药各一两

上㕮咀，每服三钱，水一盏，煎七分，不拘时服。

《和剂方》红花当归散　治妇人血脏虚竭，经候不调，或

断续不来，或积瘀块，腰腹刺痛，肢体瘦弱。

刘寄奴草五两　当归去芦　牛膝酒浸，各二两　肉桂去皮　红花　白芷各两半　甘草炙，二两　赤芍药九两　紫葳　苏木各二两

上为末，每服二钱，空心热酒调下。如经秘，浓煎红花酒调下。

《和剂方》加减吴茱萸汤　治证与前茱萸汤同，药味但有加减。

防风去芦　干姜　细辛　当归去芦，酒浸，炒　桂心不见火　茯苓去皮　甘草炙　半夏汤洗七次　麦门冬去心　牡丹皮　桔梗炒，各一两　吴茱萸汤洗七次，炒，三两

上㕮咀，每服四钱，水一盏，煎至七分，食前热服。

《和剂方》紫石英丸　治妇人子宫久冷，不成孕育及数经堕胎，月候不匀，崩中漏下，七癥八瘕，白淫白带，并宜服之。

川乌炮，去皮、尖　紫葳　辛夷仁　川芎　石斛去根　肉桂去皮　卷柏去根　当归去芦，微炒，各二两　牡蒙　甘草　乌贼鱼骨烧灰　柏子仁炒　山蓣各一两半　紫石英　天门冬去心，各三两　食茱萸　桑寄生　熟干地黄　牡丹皮　人参去芦　细辛去苗　厚朴去皮，姜制　干姜炮　牛膝去苗　续断各一两一分　禹余粮煨，醋淬

上为末，蜜丸如梧桐子。每服五十丸，温酒米饮，空心任下。

《御药院方》活血散　治冲任经虚，经事不调，不以多少，前后并治。

当归　川芎　白芍药　玄胡索　肉桂去皮，各二两

上㕮咀，每服四钱，水一盏，煎至七分，食后热服。

《御药院方》灵宝散　治血气攻刺，痛引两胁，并治痃癖冷气。

丁香　木香　乳香各一钱半　当归　延胡索　白芍药各半两

上为末，每服三钱，食前温酒调下。

《御药院方》六神汤　治血气不足，肌体烦热，四肢倦怠，不进饮食。

当归　熟地黄　白芍药　川芎　地骨皮　黄芩各一两

上㕮咀，每服四钱，水一盏，煎七分，空心温服。

《御药院方》加减四物汤　冲任虚损，脉不行，肌肤发热如瘵状。

当归　地黄　芍药　川芎各一两　柴胡半两　黄芩两钱半

上㕮咀，每服四钱，水一盏，煎七分，空心温服。

《御药院方》虎骨散　治妇人血风走注，疼痛不常。

虎骨酥炙　败龟醋炙　肉桂去皮　当归　延胡索　地龙去土炒　威灵仙　牛膝去苗，酒浸　漏芦　自然铜煅，醋淬七遍，各等分

上为末，每服一钱，热酒调下。

《三因方》大调经散　治荣卫不调，阴阳相乘，憎寒发热，自汗肿满。

大豆炒去皮，一两半　茯神一两　真琥珀一钱

上为末，每用一钱，浓煎乌豆紫苏汤调下。

《三因方》乌鸡煎　治妇人百病。

吴茱萸醋炒　良姜　白姜炮　当归　赤芍药　生干地黄　延胡索炒　破故纸　川椒并炒　刘寄奴　蓬莪术　橘皮　青皮　川芎各一两　荷叶灰四两　白熟艾用糯米饮调作饼，焙，二两

上为末，醋糊丸如梧桐子，每服五十丸。月经不调，红花苏木酒下；白带，牡蛎粉调酒下；子宫久冷，白茯苓煎汤下；血崩，豆淋酒调绵灰下；胎不安，蜜和酒下；肠风，陈米饮调百草霜下；心疼，菖蒲煎酒下；漏阻下血，乌梅酒下；胎死不

动，斑蝥三十个煎酒下；腰脚痛，当归酒下；胎衣不下，芸薹研水下；头风，薄荷汤下；血风眼，黑豆甘草汤下；生疮，地黄汤下；身体疼痛，黄芪末调酒下；四肢浮肿，麝香汤下；咳嗽喘痛，杏仁桑白皮汤下；腹痛，芍药调酒下；产前后痢，白者姜汤下，赤者甘草汤下，常服温酒、醋汤任下，并空心服。

《三因方》艾煎丸　治崩伤淋沥不已，小腹满痛。常服益荣调经。

食茱萸汤洗　当归各七钱半　熟地黄　白芍药各一两半　石菖蒲炒　川芎　人参各一两　熟艾四两，用熟米饮调作饼，焙

上为末，酒糊丸如梧桐子。每服五十丸，酒、饮任下。

《三因方》三棱煎　治妇人血癥血瘕，食积痰滞。

三棱　莪术各四两　青皮　半夏汤洗七次　麦芽各三两

上用好醋六升煮干，焙为末，醋糊丸如梧桐子。每服五十丸，醋汤下。痰积，姜汤下。

《三因方》小三棱煎　治食癥酒癖，血瘕气块，时发刺痛，及积滞不消，心腹坚胀，痰逆呕哕。

荆三棱　蓬莪术各四两　芫花一两

上同入瓷瓶内，用米醋五升浸，封瓶口，以灰火①煨令干，却取出棱、术，将芫花以余醋炒令焦，焙干，同为末，醋糊丸如绿豆大。每服十五丸，姜汤、桑白皮汤任下。

《三因方》大腹皮饮　治妇人血瘿，单单腹痛。

大腹皮　防己　木通　厚朴姜制　栝楼　黄芪　枳壳麸炒桑白皮　大黄蒸　陈皮　青皮　五味子各等分

---

① 火：原作"水"，元本及大永本均作"水"，据《三因极一病证方论·癥瘕证治》"小三棱煎"条改。

上㕮咀，每服五钱，水盏半，煎六分，去滓，入酒一分，温服。

《杨氏家藏方》黑金散　治妇人血气虚损，经候不调，崩中漏下。

鲤鱼皮　干姜炮　破故纸　黄牛角腮　棕榈皮　乱发各一两　乌贼鱼　熟干地黄　当归洗，焙　木贼各半两　干姜炮

上剉碎拌匀，入在瓷瓶内，盐泥固济，候干以炭火五斤煅令通赤，烟尽取，于土内埋，令冷取出，研细。每服三钱，入麝香少许，米饮空心调下。

《杨氏家藏方》补宫丸　治妇人诸虚不足，久不妊娠，骨热形羸，崩中带下，并宜服之。

鹿角霜　白茯苓　香白芷　白术　乌贼鱼骨　白薇　白芍药　牡蛎煅　山药各等分

上为末，面糊丸如梧桐子。每服三十丸，米饮空心送下。

《杨氏家藏方》磨积丸　妇人积气内攻，经候不调，腹胁膨胀刺痛。

荆三棱　莪术各煨，一两　茴香炒　附子　白芍药　干姜炮，各两半　川楝子肉炒，一两　巴戟去心，炒，一两　当归洗　艾叶醋炒，各一两三分

上为末，酒糊丸如梧桐子。每服五十丸，空心温酒下。

《杨氏家藏方》内金鹿茸丸　治妇人劳伤血脉，胞络受寒，小便白浊，昼夜无度，脐腹疼痛，腰膝无力。

黄芪　鸡内金　牡蛎　鹿茸　远志　肉苁蓉　五味子　龙骨　附子　桑螵蛸各等分

上为末，炼蜜丸如梧桐子。每服五十丸，温酒、米饮任下。

《简易方》金华散　治妇人经血得热，崩漏不止。

延胡索　当归　瞿麦　牡丹皮　威灵仙各七钱半　干葛　蒲黄五钱　石膏二两　桂心

上为末，每服二钱，水一盏，姜三片，煎六分，食前温服。

《简易方》**紫石英丸**　治妇人诸病，补暖下元。然当知诸病皆由经候不调、阴阳相盛所致。若阴气乘阳，则胞寒气冷，血不运行，经所谓天寒地冻，水凝成冰，故令乍少，而在月后。若阳乘阴，则血流散溢，经所谓天暑地湿，经水沸溢，故令乍多，而在月前。须和其阴阳，调其血气，则百病不生矣。

紫石英细研，水飞　禹余粮煅，醋淬　杜仲炒，去丝　远志去心　桂心　川乌头炮　泽泻　人参　龙骨　干姜炮　当归　桑寄生　苁蓉酒浸　甘草炙　五味子　石斛各一两　牡蛎煅　川椒去子并合口者，炒出汗，各半两

上为末，炼蜜丸如梧桐子。每服五十丸，空心米饮下。

《简易方》**小温经汤**　治经候不调，血脏冷痛。

当归　附子炮，各等分

上㕮咀，每服三钱，水一盏，煎至八分，空心温服。

《简易方》**黄芩汤**　治崩中下血，今人多用止血补血之药少能见效，此是阳乘阴则经水沸溢，宜清之为愈。

用黄芩碾为细末，烧秤锤，淬酒调下。

《简易方》**通经丸**　治妇人、室女经候不通，脐腹疼痛，或成血瘕。

川椒炒出汗　蓬术炮　干漆炒出烟　当归去芦　青皮去白　干姜炮　大黄　桃仁炒　川乌炮　桂心

上为末，将一半用米醋熬成膏，和余药一半成剂，臼中杵之，丸如梧桐子，阴干。每服五十丸，醋汤、温酒空心任下。《济生方》不用川乌，有红花等分。

《简易方》当归散　治妇人经脉不匀，或三四月不行，或一月再至。

白术　黄芩　山茱萸汤洗　当归　川芎　白芍药一同

剉炒，各一两，病证若冷，去黄芩，加肉桂上为末，每服二钱，空心酒调下，日三服。

《简易方》千金桃仁煎　治妇人血积癥瘕，月水不行，并宜服之。

桃仁去皮、尖，麸炒　朴硝　大黄各二两　虻虫半两，炒令黑色

上和匀，以酸醋二升半，于银石器中慢火煎取一半，却以桃仁、大黄、虻虫末入内，不住手搅，度可丸时，却下朴硝，更不住搅，良久出之，丸如梧桐子。五更初，温酒下五丸，至日午取下如赤豆汁、鸡肝、虾蟆衣样，以尽为愈。

《本事方》异功散　治妇人血气虚冷，时发刺痛，头目昏闷，四肢乏力，寒热往来，状似劳倦，并宜服之。

牡丹皮　芍药　白芷　干姜各一钱　当归　玄胡索　陈皮　官桂　乌药　川芎　苦梗各半两

上生为末，每服二钱，生姜三片，酒水各半盏，煎七分，温服。

《济生方》阳起石丸　治丈夫精气不浓，不能施化，是以无子。

阳起石火煅红，研令极细　菟丝子水淘洗，酒浸蒸，别研　鹿茸酒蒸，焙　天雄　苁蓉酒浸，各一两　韭子　原蚕娥酒浸　覆盆子酒浸　石斛　沉香别研　桑寄生　五味子各五钱

上为末，醋煮糯米糊丸如梧桐子。每服七十丸，盐酒、盐汤下。

《济生方》抑气散　治妇人气盛于血，变生诸证，头晕膈

满，皆可服之。

香附子炒，净，四两　茯神去木，一两　橘红二两　甘草炙，一两

上为末，每服二钱，食前用沸汤调服。

《济生方》玄胡索汤　治妇人、室女七情所感，血与气并，心腹作痛，或引腰胁，甚作搐搦。但是一切血气经候不调，并可服之。

当归去芦　蒲黄　玄胡索　赤芍药　片子　姜黄　官桂不见火，各半两　乳香　木香不见火　没药各三钱　甘草二钱半

上㕮咀，每服四钱，水一盏，姜七片，煎至七分，食前温服。吐逆，加半夏、橘红各半两，

《济生方》琥珀散　治妇人、室女月水凝滞，腹胁胀痛，及血逆攻心，眩晕不省，并皆治之。

刘寄奴去梗　牡丹皮　熟地黄酒浸　玄胡索炒，去皮　乌药　赤芍药　蓬莪术　荆三棱　当归去芦，酒浸　官桂不见火，各一两

上前五味，用乌药一升、生姜半斤切片、米醋四升同煮，豆烂为度，焙干，入后五味，同为末，每服二钱，空心温酒调下。

《济生方》三神丸　治室女血气相搏，腹中刺痛，经候不调。

橘红二两　玄胡索去皮，醋煮　当归去芦，酒浸，剉，炒，各一两

上为末，酒煮米糊，丸如梧桐子。每服一百丸，空心艾醋汤下。

《济生方》白垩丸　治妇人白带久而不止，腰膝冷痛，日渐羸困。

白垩煅　禹余粮　鳖甲　乌贼鱼骨各用醋炙　鹊巢灰　当归

去芦，酒浸　金毛狗脊　附子炮，去皮、脐　干姜　紫石英煅，醋七淬　川芎各一两　艾叶灰半两　香附子醋煮　鹿茸燎去毛，切片，醋炙，各一两

上为末，醋煮糯米糊，丸如梧桐子。每服七十丸，温酒下。

《济生方》白蔹丸　治室女冲任虚寒，带下纯白。

白蔹　金毛狗脊燎去毛，各一两　鹿茸酒蒸，焙，二两

上为末，用艾煎醋汁打糯米糊，丸如梧桐子。每服五十丸，空心温酒送下。

《济生方》当归煎　治妇人赤白带下，腹内疼痛不饮食，日渐羸瘦。

当归去芦，酒浸　赤芍药　牡蛎火煅，取粉　熟地黄酒浸，蒸，焙　阿胶炒　白芍药　续断酒浸，各一两　地榆五钱

上为末，醋糊丸如梧桐子。每服五十丸，空心米饮下。

《济生方》卷柏丸　治妇人、室女腹脏冷热相攻，心腹疼痛，赤白带下，面色萎黄，四肢羸乏。

黄芪　熟地黄洗，各两半　卷柏醋炙　赤石脂煅，醋淬七次　鹿茸　白石脂　川芎　代赭石煅，醋七淬　艾叶　桑寄生　鳖甲醋炙　当归去芦，酒浸，炒　地榆各一两　木香不见火　龙骨各半两　干姜三分

上为末，醋煮糯米糊，丸如梧桐子。每服七十丸，空心米饮下。

《济生方》琥珀丸　治妇人血瘕，腹中有块，攻刺小腹，痛引腰背。

琥珀别研　白芍药　川乌炮，去皮　川牛膝酒浸，去芦　鳖甲　蓬术　当归　厚朴姜汁制，各一两　木香　泽兰叶　官桂不见火，各半两　麝香别研，半钱

上为末，酒糊丸如梧桐子。每服七十丸，空心温酒、米饮任下。

《济生方》六合汤　治妇人经事不行，腹中结块，腰腿重痛。

当归　白芍药　官桂去皮　熟地黄洗　川芎　蓬术各等分

上㕮咀，每服四钱，水一盏，煎七分，空心服。

《济生方》锁宫丸　治妇人崩漏不止，或下五色，或如豆汁，或状若豚肝，或下瘀血，脐腹胀痛，头晕眼眩。

代赭石　紫石英　禹余粮各煅，醋淬七次　香附子醋煮，各二两　川芎　阳起石煅红，研　鹿茸火去毛，醋蒸，焙　茯神去木　阿胶蛤粉炒成珠　蒲黄炒　当归去芦，酒浸，各一两　血竭别研，半两

上为末，用艾煎醋汁打糯米糊，丸如梧桐子。每服七十丸，空心用米饮送下。

《济生方》十灰丸　治崩中下血不止。

黄绢灰　马尾灰　藕节灰　艾叶灰　蒲黄灰等分　莲蓬灰　油发灰　棕榈灰　赤松皮灰　绵灰

上为末，用醋煮糯米，糊丸如梧桐子。每服一百丸，米饮下。

《济生方》柏子仁汤　治妇人忧思过度，劳伤心经，不能藏血，遂致崩中下血不止。

鹿茸火去毛，酒蒸，焙　柏子仁炒　芎䓖　当归各一两　香附子炒，去毛，二两　甘草炙，半两　川续断一两半　阿胶　小草　茯神去木，各一两

上㕮咀，每服四钱，水一盏，姜五片，煎七分，空心温服。

《大全方》白薇丸　治妇人月水不利，四肢羸瘦，渐觉虚乏。

当归　白薇　柏子仁　白芍药　白茯苓　白术　桂心　附子　萆薢　人参　石斛　川芎　吴茱萸　木香　细辛　川牛膝各三分　泽兰叶三分　槟榔半两　熟地黄二两　牡丹皮　紫石英各一两

上为末，炼蜜丸如梧桐子。每服五十丸，空心温酒下。

《大全方》温经汤　治妇人血海虚寒，月水不利。

当归　川芎　芍药　桂心　牡丹　莪术各半两　人参　甘草　牛膝各一两

上㕮咀，每服五钱，水一盏半，煎至八分，温服，不拘时。

《大全方》荆芥散　治妇人崩下不止。

用荆芥穗以灯盏，多着灯心，好清油点灯，就上烧荆芥焦色，为末，每服三钱，童子小便调下。

《大全方》独圣散　治妇人血崩不止。

用防风去芦叉，随多少为末，酒煮面清调下二钱，空心，日二服。更以面作糊，酒投之极验。

《大全方》鹿茸丸　治冲任虚损，又为风冷所乘，以致经候过多，其色黑瘀，尺脉微小。甚者，可灸关元百壮。

鹿茸火去毛，醋炙　赤石脂　禹余粮各一两　续断二两　柏叶　附子炮，去皮、脐，各半钱　熟地黄洗焙　当归酒浸，各二钱　艾叶半钱

上为末，酒糊丸如梧桐子。每服五十丸，空心温酒下。

《大全方》秦桂丸　治妇人血海久冷，不能孕育者。

秦艽　桂心　杜仲　防风　厚朴各三分　人参一两　附子生　白茯苓各一两半　细辛二两一分　白薇　干姜　沙参　牛膝　半夏各半两

上并生碾为末，炼蜜丸如赤豆大，每服五十丸。空心，醋

汤米饮任下，无效更加丸数。已觉有孕，便不可服，极有神效。

《大全方》续嗣降生丹　治妇人禀受气弱，胎脏虚损，子宫冷惫难成子息者。

当归　桂心　龙骨　乌药真天台者　益智　茯神　秦艽　川牛膝　石菖蒲　白芍药各三分　苦梗　半夏　防风　杜仲　吴茱萸各一两半　干姜生一半，炒一两一半　川椒二两，汤浸半日，焙　细辛　附子一只，八钱，刺脐心作窍如皂子大，入　朱砂一钱，中以湿面裹煨，去面　牡蛎一大片，要取漳、泉二州者，却用学堂童子小便浸四十九日，五日一换，取出用硫黄末一两，米醋涂遍，却用皮纸裹，又用米泔浸，令纸湿，盐泥厚固济干，用炭五斤煅，每用二两，余者留后次合药用。

上为末，取附子内朱砂，别研为末，醋煮糯米糊丸，如梧桐子。每服一百丸，空心温酒、盐汤、淡醋汤任下。

《百一选方》桂香散　治妇人脾血久冷，时作腹痛泄泻。

草豆蔻去壳，炒　甘草　白术　高良姜剉，炒香　缩砂仁各一两　青皮去白，炒　诃子肉各半两　肉桂一分　生姜　厚朴去皮　枣肉各一两，以水一碗，烂煮令干，同研为饼，焙

上为末，每服二钱，入盐少许，空心沸汤点服。

《澹寮方》茯苓补心汤　治妇人去血过多，虚劳发热。

用四物汤一两半，参苏汤三两和匀，生姜五片，煎八分，温服。

《澹寮方》凌花散　治妇人月水不行，发热腹胀。

当归酒浸　凌霄花　刘寄奴　红花酒浸，候煎药三沸，即入　官桂去皮　牡丹皮洗　川白芷　赤芍药　延胡索各等分

上㕮咀，每服四钱，水一盏，酒半盏，煎八分，再入红花煎，热服。

《澹寮方》　治妇人诸淋方用苦杖根，俗呼名杜牛膝，净

洗捶碎，一握，水五盏煎至一盏，去滓，入麝香、乳香末各少许调服，小便内当下砂石，剥剥有声，是其效也。

《澹寮方》醋煮香附丸　治妇人经候不调，血气刺痛，腹胁膨胀，头晕恶心，崩漏带下，便血癥瘕，并宜服之。

大香附子砂盆中擦去皮，以米醋浸半日，用瓦铫慢火煮，令醋尽，漉出，切薄片，焙，研为末

上用米醋煮糊，丸如梧桐子，日干。每服五十丸，淡醋汤下。一方，香附子一斤，艾叶四两，当归二两，制如前法，治证一同，名艾附丸。

《澹寮方》十灰散　治下血不止。

锦片　木贼　棕榈　柏叶　艾叶　干漆　鲫鳞　鲤鳞　血余　当归

上逐味火化存性，各等分为末，和合，入麝香少许，温酒调服。

《宣明方》麝香杏仁散　治妇人阴疮。

麝香少许　杏仁不以多少，烧存性

上为细末，如疮口深，用小绢袋子二个，盛药满，系口，临上药，炙热安在阴内立愈。

《宣明方》人参白术散　治遍身燥湿相搏，玄府致密，烦心怔悸，发渴，饮食减少，不为肌肤。

人参三钱　白术焙，七钱　薄荷半两　缩砂仁两三钱　生地黄茯苓去皮　甘草各半两　黄芩二钱　滑石三两　藿香三钱半　石膏一两

上为末，每服三钱，水一盏，煎至六分，去滓温服，食前，日二三服。

胎前产后

人之夫妇，犹天地也。天地之道，阴阳和而万物生焉。夫妇之道，阴阳和而男女生焉。故妇人先须调其经而百病不生，百病不生而成孕育。然犹当知气盛血衰则无孕，血盛气衰乃有孕，须以抑气生血为先。若有胚膲，则服安胎顺气之剂，及善将理，以候分娩。如胎前产后，变生诸证，皆由不善调摄所致，兹已详具各方于后。临病之际，又当对证求药，若外感四气，内伤七情，以成诸疾，治法则与男子无异，当于各类求之。但胎前治病，损动胎气之药，尤当避忌，临证审之。

胎 前

《和剂方》半夏茯苓汤 治妊娠恶阻，恶闻食气，胸膈痰逆，呕吐恶心。

白芍药 陈皮去白，麸炒 旋覆花 桔梗 熟干地黄 人参去芦 甘草炙 川芎各半两 赤茯苓去皮，各三分 半夏汤洗七次，焙，一两一分

上㕮咀，每服三钱，水一盏，姜四片，煎八分，空心热服。

《和剂方》茯苓丸 治妊娠恶阻停饮，恶闻食气，当与茯苓汤兼进。

赤茯苓去皮 白术 人参去芦 枳实去白，麸炒黄 干姜炮 葛根 肉桂去皮 陈皮 甘草炙 半夏汤洗七次，焙，各二两

上为末，炼蜜丸如梧桐子。每服五十丸，空心米饮下。

《和剂方》安胎饮 治妊娠恶阻，呕吐不食，胎动不安，或时下血。

地榆 甘草炙 茯苓去皮 熟干地黄酒蒸，焙 当归去芦，洗川

芎　白术　半夏汤洗七次　阿胶炒成珠　黄芪去苗　白芍药各等分

上咬咀，每服三钱，水一盏，煎八分，温服不拘时。

《和剂方》竹茹汤　治妊娠呕吐，头痛眩晕。

橘红去白　人参去芦　白术　麦门冬去心，各一两　甘草一分
白茯苓　厚朴姜制，各半两

上咬咀，每服三钱，水一盏，姜五片，入竹茹一块，如弹子大，同煎至七分，温服不拘时。

《和剂方》小地黄丸　治妊娠恶心呕吐清水，腹痛不食。

人参去芦　干姜炮，各等分

上为末，用生地黄汁，丸如梧桐子，每服五十丸，米汤下。

《和剂方》参橘散　治妊娠三月恶阻，吐逆不食，或心虚烦闷。

赤茯苓　橘皮去白，各一两　麦门冬去心　白术　厚朴姜制
甘草炙，各半两

上咬咀，每服四钱，水一盏，姜七片，竹茹少许，煎七分，温服。

《和剂方》白术散　治妇人妊娠，宿有风冷，胎痿不长，或失于将理，动伤胎气，多至损堕，常服壮气益血，保护胎脏。

牡蛎煅，五钱　白术　川芎各一两　蜀椒去目，炒，七钱半

上为末，每服一钱，空心温酒调下。

《和剂方》八味丸方见痰气门　治妊孕小便不通，名曰转胞。

《简易方》榆白皮散　治妊娠漏胎去血，恐其难产，常宜服之。

榆白皮　葵根　瞿麦各一两　大麻仁去壳　木通半两　牛膝三分，去苗，酒浸焙

上哎咀，每服三钱，水一盏，煎八分，温服。

《简易方》川芎散　治妊妇从高坠下，胎气不和，转动不能，脐腹疼痛。

用川芎为末，每服二钱，温酒调下。

《简易方》白术散　治妊娠胎气不和，饮食不进。

白术炒　紫苏各一两　白芷炒　人参各二两　诃子　青皮去白　川芎各三分　甘草炙，一分

上哎咀，每服三钱，水一盏，姜三片，煎七分，不拘时服。

《简易方》竹沥汤　治妊娠心惊胆怯，终日烦闷，证曰子烦。

白茯苓四两　防风　麦门冬去心　黄芩各三两

上哎咀，每服四钱，水一盏，竹叶五片，煎服不拘时。

《简易方》知母饮　治妊娠心脾壅热，咽膈渴苦，烦闷多惊。

赤茯苓　黄芩　黄芪各三两　知母　麦门冬去心　甘草各二两

上哎咀，每服四钱，水一盏，入桑白皮煎熟，再入竹沥同服。

《简易方》全生茯苓散　治妊娠小便不通。

赤茯苓　葵子各等分

水煎，每服三钱，

《简易方》瘦胎枳壳散　治妊孕七八月，常宜服之，滑胎易产。

粉草一两半，炙　商州枳壳五两，去白，麸炒赤

上为末，每服一钱，空心白汤点服。一方加香附子尤佳。或哎咀，每服五钱，水二盏，煎一盏，温服亦可。

《简易方》全生白术散　治妊娠面目虚浮，如水肿状。

白术二两　生姜皮　大腹皮　陈皮　茯苓皮各半两

上为末，每服二钱，米饮调下。

《简易方》催生丹　治妇人生理不顺，临蓐艰难。

十二月兔脑髓去皮膜，研　乳香研如粉，一分　母丁香末一钱　麝香细研，一字

上研匀，用兔脑髓和丸如鸡头大，阴干，用油纸密封贴。每一丸破水后，温水下，即时产下。随男左女上，手握药出是验。

《简易方》集效催生神应黑散子　兼治横生逆产。

百草霜研　香白芷末各等分

上和匀，每用二钱，童便并好醋调稀，更以沸汤浸，服之甚效。

《济生方》麦门冬汤　治妊娠心惊胆怯烦闷，名曰子烦。

麦门冬去心　防风　白茯苓各两　人参半两

上㕮咀，每服四钱，水一盏，姜五片，淡竹叶十片，煎八分，温服。

《济生方》救生散　治胎气本怯，不宜瘦胎，合服此药，安胎益气，易产。

人参　诃子煅，去核　麦芽　白术　神曲　陈皮各炒，等分

上为末，每服二钱，水一盏，煎七分，空心温服。

《济生方》杜仲丸　治妊娠三两月，胎动不安，防其欲堕，预宜服之。

杜仲去皮，剉，姜汁炒去丝　川续断酒浸，各二两

上为末，枣肉煮烂，杵和为丸如梧桐子，每服七十丸，米饮下。

《济生方》如圣汤　治胎动腹痛，或为漏胎。

鲤鱼皮　当归去芦，酒浸　熟地黄酒蒸　阿胶蛤粉炒成珠　白芍药　川芎　川续断酒浸　甘草炙，各等分

上咬咀，每服四钱，水一盏，芋根少许，姜五片，同煎，温服。

《济生方》桑寄生散　治胎满经血妄行，淋沥不已。

当归去芦，酒浸　桑寄生　川续断酒浸　香附子炒，去毛　阿胶蛤粉炒如珠子　茯神去木　川芎　白术各一两　人参　甘草炙，各半两

上咬咀，每服四钱，水一盏，姜五片，煎七分，不拘时温服。

《济生方》佛手散　治妊娠胎动不安，血气冲心欲绝者。

当归去芦，酒浸　芎劳各一两

上咬咀，每服四钱，酒一盏，煎干再入水一盏，煎三二沸，温服。

《济生方》胶艾汤　治妊娠或因顿仆，胎动不安，腰膝疼痛。

熟地黄洗　艾叶炒　白芍药　川芎　黄芪去芦　阿胶蛤粉炒成珠　当归去芦，酒浸　甘草炙，各一两

上咬咀，每服四钱，水一盏，姜五片，枣一枚同煎，空心温服。

《济生方》安胎散　治妊娠自高坠下，或为重物所压，触动胎气，腹痛下血。

用缩砂仁不拘多少，于熨斗内炒令熟，去皮，研为细末，每服二钱，热酒调服，艾盐汤亦可。胃虚呕吐者，更易服之。

《济生方》归凉接命散　治妊娠面赤口苦，心烦腹胀。

川芎　芋根　白芍药　麦门冬去心　当归去芦，酒浸　白术各

一两　糯米半合　甘草炙，半两

上㕮咀，每服四钱，水一盏半，煎至一半，温服不拘时。

《济生方》大腹皮散　治妊娠大小便赤涩。

枳壳去白，麸炒　大腹皮　甘草炙，各一钱　赤茯苓去皮，三钱

上为末，每服二钱，浓煎葱白汤调下，不拘时。

《剂生方》冬葵子散　治妊娠小便不利，身重恶寒，起则眩晕欲倒。

冬葵子三分　赤茯苓去皮，二分

上为末，每服二钱，米饮调服，不拘时，如小便利则住服，如不通，恐是转胞，加发灰少许极妙。

《济生方》旋覆半夏汤　治妊娠恶阻，吐逆酸水，恶闻食气，多卧少起。

旋覆花去枝、萼　川芎　半夏汤洗七次　甘草炙，各半两　赤茯苓去皮　当归去芦，酒浸　干生姜　细辛洗去土　人参　陈皮去白，各一两

上㕮咀，每服四钱，水一盏，姜五片，煎七分，温服不拘时。

《济生方》人参半夏丸　治妊娠恶阻，醋心，胸腹冷痛，吐逆不食。

半夏汤泡七次　人参　干生姜各半两

上为末，以生地黄汁浸蒸饼，丸如梧桐子。每服四十丸，米饮下。

《济生方》鲤鱼汤　治妊娠胎水不利，胸满腹胀，小便不通，遍身浮肿，或胎动腹中，并能治之。

当归　白芍药　白茯苓　白术各等分

上㕮咀，每服四钱，用鲤鱼一尾，不拘大小，破洗鳞肠，

白水煮熟，去鱼。每服用鱼汁盏半，生姜七片，橘皮少许，同煎一盏．空心服，以胎水去尽为度。

《济生方》安胎和气饮　治胎冷腹胀，痛饮两胁，小便频数，大便虚滑。

诃子面裹，煨去核　白术各一两　陈皮去白　高良姜炒　木香不见火　白芍药　陈皮炒　甘草各半两

上㕮咀，每服四钱，水一盏，姜五片，煎服，忌生冷之物。

《济生方》大圣散　治妊娠忪悸，睡里多惊，腹胀膨胀，坐卧不宁。

白茯苓去皮　川芎　麦门冬去心　黄芪去芦，蜜炙　当归去芦，酒浸，各一两　木香不见火　人参　甘草炙，半两

上㕮咀，每服四钱，水一盏，姜五片，煎七分，温服不拘时。

《济生方》紫苏饮　治胎气不和撞上，心腹胀满疼痛，谓之子悬。

大腹皮　川芎　白芍药　陈皮去白　紫苏叶　当归去芦，酒浸，各一两　人参　甘草各半两

上㕮咀，每服四钱，水一盏，姜五片，葱白七寸煎，空心服。

《济生方》芎劳补中汤　治怀孕血气虚弱，不能卫养，以致数月而坠，名曰半产。

干姜炮　阿胶蛤粉炒　川芎　五味子各一两　黄芪去芦，蜜炙　当归去芦，酒浸　白术　赤芍药各两半　木香不见火　人参　杜仲去皮，炒　甘草各半两

上㕮咀，每服四钱，水一盏，煎服不拘时。

《济生方》安荣散　治妊娠小便涩少，遂成淋沥。

麦门冬去心　通草　滑石各一钱　当归去芦,酒浸　灯心　甘草各半两　人参　细辛各一两

上为细末，每服二钱，煎麦门冬汤调服，不拘时。

《济生方》桑螵蛸散　治妊娠小便不禁。

用桑螵蛸二十个，炙为细末，每服二钱，空心米饮调下。

《济生方》白薇散　治妊娠遗尿不禁。

白薇　白芍药各等分

上为末，每服二钱，食前，温酒调服。

《济生方》干姜黄连丸　治妊娠下利赤白，谷道肿痛，冷热皆可服之，良效。

干姜炮　黄连去须　缩砂仁炒　川芎　阿胶蛤粉炒　白术各一两　乳香三钱,别研　枳壳去白,麸炒,半两

上为末，用盐梅三个，取肉，入少醋糊同杵，丸如梧桐子。每服四十丸。白痢，干姜汤下；赤痢，甘草汤下；赤白痢，干姜甘草汤。

《济生方》当归芍药汤　治妊娠腹中虚痛下利。

白芍药　白茯苓去皮　当归　泽泻　川芎各一两　白术一两半

上为末，每服二钱，空心温酒米饮任下。

《济生方》芎苏散　治妊娠外感风寒，浑身壮热，眼晕头眩，心胸烦闷。

紫苏叶　川芎　白芍药　白术　麦门冬去心　陈皮去白　干葛各一两　甘草各半两

上㕮咀，每服四钱，水一盏，姜五片，葱白三寸，煎服。

《济生方》百合散　治妊娠风壅咳嗽，痰多喘满。

百合蒸　紫菀茸洗　贝母去心　白芍药　赤茯苓去皮　前胡去芦　桔梗去芦,炒,各一两　甘草炙,半两

上㕮咀，每服四钱，水一盏，姜五片，煎八分，温服不拘时。

《济生方》羚羊角散　治妊娠中风，头项强直，筋脉挛急，言语謇涩，痰涎不消或时发搐，不省人事，名曰子痫。

羚羊角镑　川独活去芦　酸枣仁炒，去壳　五加皮去木，各半钱　薏苡仁炒　防风去芦　当归去芦，酒浸　川芎　茯神去木　杏仁去皮、尖，各四两　木香不见火　甘草各二钱半

上㕮咀，每服四钱，水一盏，姜五片，煎七分，不拘时服。

《济生方》驱邪散　治妊娠停食，感冷，发为疟疾。

高良姜炒　白术　草果仁　橘红　藿香叶　缩砂仁　白茯苓去皮，各一两　甘草炙，半两

上㕮咀，每服四钱，水一盏，姜五片，枣一枚，煎服不拘时。

《济生方》平安散　治妊娠上气喘急，大便不通，呕吐不食，腹胁胀痛。

厚朴去皮，姜汁炒　生姜各二钱　干姜炮　陈皮去白，各一钱　川芎半钱　木香二钱半　干地黄洗，半钱　甘草炙，四钱

上㕮咀，每服四钱，水一盏，入烧盐一捻，煎服不拘时。

《济生方》消风散　治妊娠肝脏热毒上攻太阳，胸膈痰涎壅盛，头眩目晕，或腮项肿核。

石膏煅　甘菊花去枝　防风去芦　荆芥穗　川羌活去芦　羚羊角镑　川芎　当归去芦，酒浸　大豆黄卷炒　白芷各一两　甘草炙，半两

上㕮咀，每服四钱，水一盏，入好茶半钱，煎至八分，温服。

《济生方》天门冬饮子　治妊娠风热上攻，眼目带吊失明。

天门冬　茺蔚子　知母各一两　防风去芦，半两　五味子　茯苓去皮　川羌活去芦　人参各七钱半

上㕮咀，每服四钱，水一盏，姜三片，煎八分，食后温服。

《济生方》胜金散　治妊娠脾胃气冷，小腹虚胀。

吴茱萸　陈皮　生姜　干姜　川乌　厚朴　缩砂仁　甘草等各等分

上为末，每服二钱，盐汤调服，不拘时。

《济生方》金液丸　治胎气大肥，横逆难产。

飞升毛半钱，火烧，如腋下毛尤佳　父母羊粪烧灰　血余无病女人发烧成灰，各半钱　灶心土一钱　朱砂半钱，别研　黑铅二钱，用铫子火上熔，投水银半钱，急搅结成砂子，候出，研令极细

上为末，用粽子角为丸，如绿豆大。遇难产，以倒流水吞五丸。

《济生方》催生铅丹　治横逆难产。

用黑铅一钱，用小铫子火上熔，投水银以前。急搅结成砂子，倾出，用热绢衫角纽作丸子如绿豆大，临产时香水吞下二丸，立便生下。

《济生方》催生如圣散

用黄蜀葵子，不拘多少为末，每服二钱，用热酒调服，热汤亦可。

《济生方》香桂散　下死胎。

麝香半钱，别研　官桂三钱，为末

上和匀，只作一服，温酒调下，须臾即下。

《济生方》来苏散　治临产用力太过，气血晕闷，不省人事。

木香不见火　神曲炒　陈皮去白　麦芽炒　黄芪去芦　生姜炒

黑　阿胶蛤粉炒　白芍药各一钱　糯米一合半　苎根洗净　甘草炙，各三钱

上咬咀，每服四钱，水一盏煎，斡开口灌，连进为愈。

《济生方》无忧散　治胎肥气逆，临蓐产难。

当归去芦　川芎　白芍药各三钱　木香不见火　甘草炙，各一钱半　枳壳去白，麸炒　乳香别研，各三钱　血余发灰一钱半，獭猪血和之

上咬咀，每服三钱，水一盏，煎八分，温服不拘时。

《济生方》霹雳夺命丹　治临产惊然气瘘，目翻口噤，面黑唇青，沫出口中，子母俱损，两脸微红，子死母活。修合时，勿令娇姜鸡犬见。

蛇蜕一条，入瓦罐内煅　金银箔各七片　千里马路上左脚，草鞋一只，洗净烧灰，一钱　马鸣蜕蚕蜕，烧灰，一钱　乳香半钱，别研　发灰一钱　黑铅二钱半　水银七钱，一依前法

上为末，以獭猪心血，丸如梧桐子，倒流水灌二丸，化开亦得。

秘方　益母丸　专治产难横逆，并安胎顺气。

用益母草，其叶类火麻，叶茎方，花紫色。白者不是。五月五日采其茎叶，阴干不见日，忌铁器，以石磨为末，炼蜜丸如弹子大，每服一丸。临产以童子小便温酒送下。若气不顺，用木香参汤并艾醋汤送下。此草今人唤作猪麻。

《宣明方》枳实槟榔丸　治安养胎气，调和经候，癥瘕癖块，有似妊孕。可以久服，血气通和，兼宽膈美食。

枳实生　槟榔　黄连　黄柏　黄芩　当归　阿胶灰炒，另研　木香各半两

上为末，水和丸如小豆大，温米饮下三十丸，不计时。

《宣明方》黄芩汤　治妇人孕胎不安。

白术　黄芩各等分

上为末，每服三二钱，水二盏，入当归一根，同煎至一盏，温服。

《拔粹方》枳壳汤　治妇人胎漏下血及因事下血。

枳壳去瓤，炒　黄芩各半两　白术一两

上为末，水煎，食前温服。

《拔粹方》立效散　治妇人胎动不安，如重物所坠，冷如水。

川芎　当归各等分

上为粗末，秤三钱，水煎，食前温服。

《拔粹方》地黄当归汤　治妇人有孕胎痛。

当归一两　熟地黄二两

上为末，作一服，水三升，煎一升，去滓顿服。

《拔粹方》火龙散　治妊娠心气痛。

艾叶末盐炒，一两半　茴香炒　川楝子各半两炒

上为末，水煎。

《拔粹方》独圣散　治难产。

黄葵子炒七十粒，研烂，酒服，济君急若也，临危难产时免得全家俱哭泣。

伤寒门

《拔粹方》白术散　治妊娠伤寒，烦热头痛，胎气未安，或时吐逆，不下食。

白术　橘红　人参　前胡　川芎　麦门冬　赤茯苓以上各一两　甘草　半夏洗，炒，各半两

上咬咀，每服四钱，姜四片，竹茹二钱半，水煎。

《拔粹方》升麻散　治妊娠伤寒，头痛，身体热。

升麻　苍术　麦门冬　麻黄去节，各一两　黄芩　大青各半两　石膏二两

上为粗末，每服四钱，生姜四片，淡竹叶二七片，水煎。

《拔粹方》芍药散　治妇人妊娠伤寒，自利，腹中痛，饮食不下。脉沉者，太阴也，宜此药。

芍药　白术各一两　甘草　茯苓各五钱　黄芪一两

上剉细。每服一两，水煎。

《拔粹方》　若妊娠伤寒中风，表虚自汗，头痛项强，身热恶寒，脉浮而弱，太阳经病，宜表虚六合汤。

四物汤四两　麻黄　细辛各半两

《拔粹方》　若妊娠伤寒头痛，身热无汗，脉浮紧，太阳经病，宜表实六合汤。

四物汤四两　防风　苍术制各七钱

《拔粹方》　若妊娠伤寒，下后过经不愈，温毒发斑如锦纹，宜升麻六合汤。

四物汤四两　升麻　连翘各七钱

《拔粹方》　若妊娠伤寒汗下后，咳嗽不止者，宜人参六合汤。

四物汤四两　人参　五味子各五钱

《拔粹方》　若妊娠伤寒汗下，虚痞胀满者，阳明本虚也，宜厚朴六合汤。

四物汤四两　厚朴　枳实麸炒，各五钱

产　后

《和剂方》芎归汤　治产后去血过多，晕烦不醒，一切去

血，并宜服之。

当归去芦，洗，焙　芎䓖各二分

上㕮咀，每服三钱，水一盏，煎七分，热服，不拘时。腹中刺痛，加白芍药；口干烦渴，加乌梅、麦门冬；发寒热，加干姜、白芍药；水停心下，微有呕逆，加茯苓、生姜；虚烦不得眠，加人参、竹叶；大便闭涩，加熟地黄、橘红、杏仁；小便不利，加车前子；腹胁膨胀，加厚朴；血崩不止，加香附子；咳嗽痰多，加紫菀、半夏、生姜；腰痛脚痛，加牛膝；心下疼痛，加玄胡索；恶血不下，腰腹重痛，加牡丹皮煎。

《和剂方》**四顺理中丸**　治新产血气俱伤，脾胃不调，百日内宜常服。

甘草炙二两　人参去芦　干姜炮　白术各一两

上为末，炼蜜丸如梧桐子，每服三十丸，空心米饮下。

《和剂方》**花蕊石散** 方载伤折门　治产后胎衣不下，极有神效。

《和剂方》**黑神散**　治妇人产后恶露不尽，胎衣不下，血气攻心。

黑豆炒，半升　熟干地黄　当归去芦，酒浸　肉桂去皮　干姜炮　甘草炙　芍药　蒲黄各四两

上为末，每服二钱，熟酒调下，入童子小便尤为佳。《济生方》除蒲黄加附子。

《和剂方》**旋覆汤**　治产后感冒风寒，咳嗽喘满，痰涎壅塞。

麻黄去节　前胡　五味子拣　旋覆花　杏仁去皮、尖，麸炒　甘草炙　茯苓　赤芍药　荆芥去梗　半夏曲各等分

上㕮咀，每服四钱，水一盏，姜五片，枣一枚，同煎七分，

温服。

《和剂方》**人参当归散** 治产后去血过多，血虚则阴虚，阴虚生内热。其证心胸烦闷，吸吸短气，头痛闷乱，晡时辄甚①，与大病后虚烦相类，急宜服之。

干地黄 人参去芦 当归去芦 肉桂去皮 麦门冬去心，各一两 白芍药二两

上咬咀，每服四钱，水二盏，洗以粳米一合，淡竹叶十片，煎至一盏，去米、叶入药并枣三枚，煎温服。血热甚者，加生地黄。

《和剂方》**当归养血丸** 治产后恶血不尽，发热身痛、经闭者并治之。

肉桂一两 当归去芦 赤芍药 牡丹皮 延胡索炒，各二两

上为末，炼蜜丸如梧桐子，每服五十丸，空心温酒米饮任下。

《和剂方》**四神散** 治产后瘀血不消，积聚作块，心腹切痛。

当归 干姜炮 川芎 赤芍药各等分

上为末，每服二钱，温酒调下。

《和剂方》**当归黄芪汤** 治产后失血过多，腰脚疼痛，壮热自汗。

当归去芦，三两 黄芪 芍药各二两

上咬咀，每服四钱，水一盏，姜五片，煎服不拘时。

《和剂方》**失笑散** 治产后心腹绞痛欲绝者。

---

① 甚：原作"其"，元本及大永本均作"其"，据《妇人大全良方·产后门》"人参当归散"条改。

蒲黄炒　五灵脂酒研，去沙土，各等分

上为末，先用酽醋调二钱，熬成膏，入水一盏，煎七分热服。

《简易方》交加散　治产后中风，腰胁不得转动。

生地黄五两，研取汁　生姜五两，研取汁

上交互以浸，浸渍一夕，次日渍尽汁，各炒黄，焙为末，酒调服。

《济生方》夺命丹　治产后血入衣中，胀满冲心，久而不下，或去血过多，肺气喘促，谓之孤阳绝阴，亦难治之证。急宜取鞋底灸热，小腹上下熨之，次进此药。

附子炮，去皮、脐，半两　牡丹皮去心　干漆炒，令烟尽，各一两

上为末，用酸醋一升，大黄末一两，同熬成膏，和药丸如梧桐子，每服五七丸，温酒送下。

《济生方》胜金散　治血气不旺，临蓐难产。

麝香一钱　盐豉一两，旧青布袋裹，烧令红，急研令细

上为末，取秤锤烧红，以酒淬之，调药二钱服。

《济生方》清魂散　治产后血晕，昏不知人，更宜取干漆烧烟，鼻中熏之，置醋炭房中，次进此药。

泽兰叶　人参去芦，各一两　荆芥穗四两　甘草炙，八钱　川芎二两

上为末，每服二钱，热汤温酒各半盏，调匀灌下。

《济生方》见现丸　治产后血气耗散，口干烦闷，心下痞痛。

高良姜炒　姜黄洗　荜澄茄　陈皮去白　蓬木炮　人参　荆三棱炮，各一两

上为末，用萝卜慢火煮，令极熟，研烂，将余汁煮面糊丸

如梧桐子，每服五十丸，就用萝卜汤调下。

《济生方》增损四物汤　治产后阴阳不和，乍寒乍热，如有恶露不尽，停滞胞络，亦能令人寒热，但小腹急痛为异。

当归去芦，酒浸　白芍药　川芎　人参各一两　甘草各半两
干姜一两

上㕮咀，每服四钱，水一盏，姜三片，煎服不拘时。

《济生方》调经散　治产后败血停积五脏，流入四肢，令人浮肿，不可作水气治之。但调经，水肿自消。又有去血过多，心虚易惊，加生龙脑一握煎服。

没药别研　肉桂不见火，各一钱　细辛洗，半钱　琥珀别研，一钱
赤芍药　当归去芦，酒浸，各一两　麝香半钱，别研　甘草炙，二钱

上为末，每服二钱，生姜汁、温酒任意调下。

《济生方》八珍散方载癫痫门　治产后败血停蓄于心，迷塞心窍，舌强不语。

《济生方》调中汤　治产后肠胃虚怯，冷气乘之，腹胁刺痛，洞泄不止。

良姜炒　当归去芦，酒浸　肉桂不见火　白芍药　附子炮，去皮
川芎各一两　甘草炙　人参各半两

上㕮咀，每服三钱，水一盏，煎服。

《济生方》趁痛散　治产后血滞，筋脉拘挛，腰背强直，遍身疼痛。

当归去芦，酒浸　官桂不见火　白术　川牛膝　甘草炙，二钱
黄芪去芦　独活去芦　生姜各半两　薤白二钱半

上㕮咀，每服四钱，水一盏，煎服。加桑寄生半两尤佳。

《济生方》麻仁丸　治产后去血过多，津液枯竭，不能传送，大便闭涩，虚弱则以橘杏丸以润滑之。

麻子仁别研　枳壳去白，麸炒　人参　大黄各半两

上为末，炼蜜丸如梧桐子，每服五十丸，温酒米饮下。

《济生方》**橘杏丸**方载秘结门　治产后体弱，大便虚秘。

《济生方》**固经丸**　治产后崩中暴下，淋沥不已，如有腹胀，则是瘀血使然，此药又非其治。

赤石脂煅　艾叶　补骨脂　木贼各半两　附子一个，炮去皮、脐

上为末，陈米饮和丸，如梧桐子，每服五十丸，温酒送下。

《济生方》**抵圣汤**　治产后血气伤于脾胃，腹胁满闷，呕逆恶心。

赤芍药　半夏汤泡　泽兰叶　陈皮去白　人参各二钱　甘草炙，二钱　生姜半两

上㕮咀，每服四钱，水一盏，煎服不拘时。

《济生方》**大岩蜜汤**　治产后血气冲心，时发疼痛，甚者宜进玄胡索汤。

熟地黄酒蒸，焙　当归去芦，酒浸　川独活去芦　白芍药　细辛洗，各半两　吴茱萸炒　桂心不见火　小草各二两　干姜炮　甘草炙，各三钱

上㕮咀，每服四钱，水一盏，煎服不拘时。

《济生方》**济危上丹**　治产后下血过多，虚极生风，唇青肉冷，汗不止。

太阴玄精石别研　乳香别研　五灵脂　卷柏生　硫黄别研　桑寄生　陈皮去白　阿胶蛤粉炒，各等分

上将前四味同研匀，石器内微火炒，勿令焦，再研极细，却入后四味药末，用生地黄汁丸如梧桐子，每服五十丸，当归酒下。

《济生方》**黑龙丹**方载癫痫门 治妊娠临产临生或胎衣不下，产后血晕不省人事及恶露不尽，腹中刺痛，血入心经，语言恍惚并宜服之。

《济生方》**当归羊肉汤** 治产后发热自汗，肢体疼痛，名曰蓐劳。

当归去芦，酒浸 人参各七钱 黄芪去芦，一两 生姜半两

上咬咀，用羊肉一斤，煮清汁五大盏，去肉入前药，煎四盏，去滓作六服，早晚频进。

《济生方》**猪腰子粥** 治产后蓐劳发热。

用猪腰子一只，去白膜，切作柳叶片，用盐酒拌之，先用粳米一合，入葱椒煮粥，盐醋调和，将腰子铺锅底，用热粥盖之，如作盒生粥状。空心服之。

《济生方》**漏芦散** 治乳妇气脉壅塞，乳汁不行。

漏芦二两半 蛇蜕炙，一十条 瓜蒌十个，急火烧存性

上为细末，每服二钱，温酒调下，不拘时候，仍吃热羹助之。

《济生方》**熟地黄汤** 治产后虚渴不止，少气脚弱，眼眩，饮食无味。

熟地黄一两，净洗，酒浸，蒸焙 人参去芦 麦门冬去心，各二两 甘草炙，半两 栝楼根四两

上咬咀，每服四钱，水盏半，糯米一撮，姜三片，枣三个，煎服。

《济生方》**猪蹄汤** 治奶妇气少力衰，脉涩不行，绝无乳汁。

猪蹄一只 通草五两

上将猪蹄净洗，依食法事治，次用水一斗，同通草浸煮，

得四五升，取汁饮之。

《徐同知方》经验加减四物汤　治妇人诸虚不足，胎前产后诸病，加减于后。

当归酒浸一宿　熟干地黄　白芍药　川芎各一两

上咬咀，为剉散，随病证加减，后药煎服。

血气不调，加吴茱萸一两、甘草半两；胎动下血，加熟艾一块，阿胶七片，末一钱；补下元，加干姜半两，甘草七分；血崩淋沥不断，加炮附子一个，赤石脂一两；便血及带下，加荆芥、地椒；血气滞，腹内刺痛，加桂；产后伤风头痛，加石膏一两，甘草半两；血风劳，加荆芥、柴胡；潮热，加前胡子、干葛、人参、黄芩；虚热，口干，加门冬半两、黄芩一两；呕吐不止，加藿香、白术半两，人参一钱；产后虚惫，血热烦闷，加生地黄；产后腹胀，加枳壳、肉桂各三钱；产恶露，腹痛不止，加桃仁、苏木、牛膝；产后寒热往来，加柴胡、门冬各半两；经血淋沥不断，加干瑞莲房，炒入药；血滞不通，加红花、桃仁各一分；大便闭，加大黄、桃仁各一分；产后闷乱，加茯神、远志各半两；虚而多汗，加煅牡蛎、麻黄根各半两；妊娠心烦，加竹茹一块；如有败血，则用当归近上节，白芍药以赤者，熟地黄以生者。

《拔粹方》地黄散　治产后恶物不尽，腹中疼痛。

生干地黄　当归并炒，各一两　生姜半两，细切，如蝇头大，新瓦上炒，令焦黑

上为细末，姜酒调下二钱服。

《拔粹方》卷荷散　治产后血上冲心，血刺血晕，腹痛，恶露不快。

初出卷荷一两　红花一两　当归一两　蒲黄纸炒　牡丹皮各

一两

上为细末，每服三钱．空心盐酒调下，一腊内用童子小便调下。

《瑞竹堂方》 治产后血块腹痛。

荆芥炒 川当归炒 干地黄洗 芍药各半两 蒲黄一分，铫内隔纸炒赤

上为末，每服二钱，食后热酒下①。

《瑞竹堂方》 治产后败血不止。

干地黄生者

上器内捣为末，每服二钱，食前热酒调服，连进三服。

《徐同知方》神仙索金散 治妇人产后血晕、血虚、积血不散。寒热往来，膈不快，气喘，不进饮食，骨节疼痛，生血肌疮。此药逐恶血，生新血，止肚痛。

金滕 川牛膝 当归 川芎 麻黄 玄胡索炒 官桂 神曲 荆芥 粉草 赤芍药 熟地黄 雄墨豆各二两

为末，温酒调，或当归童子小便任下。

---

① 上为末……热酒下：此12字原脱，元本及大永本均脱，据《瑞竹堂方》补。

卷之十

小儿_{附小儿论}

小儿初生，受胎气之厚者，疾病日少；禀赋怯懦者，又藉药力以扶植元气。何况养护不谨，或受惊触，或饮食过度，冲冒寒暑，以致变生诸证。调治之法，又须察脉观证，审之而后投以药饵。略备数方于后，以备仓促。

重舌木舌

《杨氏刺血方》　治小儿舌下生舌名也曰重舌，用针刺去恶血即愈。

《千金方》　治小儿重舌。用竹沥渍黄柏，无时点舌上，真蒲亦有用，掺涂亦可。

《和剂方》　治小儿舌肿塞口欲满者。

用紫雪一分　竹沥半合

细研和匀，频置口中，以尽为度。

《和剂方》洗心散_{方载积热门}　治小儿心经蕴热，满口生疮。

鹅口口疮

《葛氏方》　治小儿白屑满舌，状如鹅口，用发缠指头，蘸井花水拭舌上。如不脱，浓煮栗壳汁，以绵缠筋头拭之，却用煅过黄丹掺之。小儿初生舌下有膜，如石榴子，连于舌根，令儿言语不发，可摘断之。微有血无害，如不止，烧发灰掺之。

《汤氏方》　治小儿心有客热，满口生疮，用天南星末、米醋调贴脚心。又有用吴茱萸末，米醋调涂亦可。

《钱氏方》泻心汤　治口疮。用黄连去芦，为末，蜜水调服。

《和剂方》珠矾散　治口疮、鹅口不能乳者。朱砂细研，白矾等分为末，使乱发缠指，揩舌上令净，以药敷之。

秘方　治鹅口不能乳者，用地鸡擂水，涂疮即愈。地鸡，扁虫也。人家砖下多有之。

脐风撮口

《张氏方》　治小儿断脐为风湿所伤，或尿在抱裙之内，遂成脐风，面赤喘息，啼声不出，名曰撮口，并皆治之。

赤脚金头蜈蚣一枚　蝎梢四尾　僵蚕七个　瞿麦半钱

上为末，先用鹅毛管吹药入鼻内，使喷喷啼叫为可医，后用薄荷汤调服之。

《陈氏方》定命散　治因剪脐伤于风湿，致令唇青撮口。

赤脚蜈蚣半条，酒炙　川乌头尖三个生　麝香少许，别研

上为末，和匀，每服半字，金银薄荷汤调下。

《陈氏方》　治小儿脐疮不干。

白矾煅，研　白龙骨煅，研，各等分

上为末，每用少许敷之。又有用棉子烧灰亦可。

《汤氏方》　治撮口。用白僵蚕末蜜调，涂口唇内即瘥。

《圣惠方》　治撮口。用牛黄一钱，研，竹沥一合，调匀滴入口中。

胎热胎寒附盘肠内吊

《汤氏方》酿乳方　解胎中受热，生下面赤，眼闭不开，大

小便不通，不能进乳食。

泽泻_{二两半}　猪苓　赤茯苓　天花粉_{各两半}　生地黄_{二两}　茵
陈　甘草_{各一两}

上㕮咀，每服三钱，水一盏，煎。食后令乳母捏去宿乳
却服。

《汤氏方》生地黄汤　治小儿生下遍体皆黄，状如金色，
身上壮热，大小便不通，乳食不进，啼叫不止，此胎黄之候，
皆因母受热而传与胎也。凡有此证，乳母宜服此药，并略与
儿服。

生干地黄　当归　赤芍药　川芎　天花粉_{各等分}

上㕮咀，每服五钱，水一盏，煎服。

《汤氏方》当归散　治小儿胎中受寒，生下再感外风，面
色青白，四肢厥冷，大便青黑，心腹疼，盘肠内吊并皆治之。

当归_{剉，微炒}　黄芪_{蜜炙}　细辛　黄芩　龙骨_{细研}　桂心　赤
芍药_{各半两}

上为末，每服以乳汁调下一字，日三服，看儿大小加减
服之。

《汤氏方》钩藤膏　治内吊腹痛。

没药　乳香_{各三分}　木鳖_{二十个}　木香　姜黄_{各四钱}①

上先将后三味为细末，同前二味拌和，炼蜜成剂，收沙罐
内。量儿大小加减，煎钩藤汤化下，次服魏香散。

《钱氏方》魏香散

蓬莪术_{半两}　真阿魏_{一钱}

---

① 乳香……姜黄各四钱：原脱，元本及大永本均脱，据《大永本·卷
二十三·胎热胎寒》补。

上先用温水化阿魏，浸蓬莪术一昼夜，焙干为末，每服一字，煎紫苏米饮空心调下。

《汤氏方》 治盘肠气痛。

用没药、乳香各少许，研细，用木香一块，于乳钵内磨，水半盏，调乳香、没药末，煎数沸，服之立效。

《幼幼方》茴香散 治小儿盘肠气痛。

茴香炒　木香　黑附子炮　金铃子去核，用皮　萝卜子炒　槟榔　破故纸炒　白豆蔻煨，各等分

上咬咀，每服二钱，水半盏，入盐煎服。

《仁斋方》木香散 治小儿盘肠气痛不已，面青手冷，日夜啼叫，尿如米泔。

川楝子七个，去皮核，用巴豆三十五粒，去皮同炒，令巴豆黄，去豆不用　木香　黄使君子肉　延胡索　茴香各一分

上为末，清米饮空心调下，量儿大小服之。

胎惊夜啼

《汤氏方》 治儿在胎中受惊，故生未满月而发惊。用朱砂末研细，同牛黄少许，取猪乳汁调稀，抹入口中，入麝香当门子尤妙。

秘方 治小儿夜啼，用蝉蜕二七枚全者，去大脚，为末，入朱砂一字，蜜调为丸，使吮之。

《三因方》灯花散 治邪热在心，内燥夜啼，用灯花三两颗，研为末，灯心煎汤调抹口中，以乳汁送下，日三服。

《澹寮方》龙齿散 治小儿夜哭不住。

蝉壳去翅足，洗泥土　钩藤有钩子者　龙齿　茯苓去皮　人参各等分

上为末，每服一钱，水半盏，煎服。

《汤氏方》乳头散　治夜啼不止，腹中疼痛。

黄芪　当归　甘草炙　赤芍药　木香各等分

上为末，每挑少许着乳头上，使吮乳服之。

《汤氏方》　治胎痫惊风。

用全蝎头尾全者，以生薄荷叶裹之，以线扎定，火上炙燥，碾为末，入麝香，朱砂少许，麦门冬汤下。

《汤氏方》珍珠散　治小儿客忤，惊风痰热，心烦恍惚，睡卧惊跳，时或咬牙，啼叫不已，小便赤涩，或吐黄沫。

珍珠末　海螵蛸　滑石各一钱　茯苓　白附子　人参各二钱
甘草　全蝎各半钱　朱砂一钱　脑子　麝香各一钱　金银箔五片

上为末，每服半钱，灯心麦门冬汤，入蜜少许下。

变蒸发热

《汤氏方》惺惺散　治小儿变蒸发热，或咳嗽痰涎，鼻塞声重。

人参去芦，半两　白术　白茯苓　甘草　白芍药　天花粉
桔梗去芦，各半两　细辛一分，去叶，只用根

上为末，每服一钱，水半盏，姜一片，薄荷一叶煎服。

《陈氏方》神仙黑散子　治小儿变蒸与伤寒相似者，当详其证。若上唇中心有白点子者为变蒸，宜服此药。

麻黄去节　大黄　杏仁和皮，各一分

上烧炭存性为末，每服一字，煎服，抱儿与温暖处，连进之，有微汗身凉即瘥。

急慢惊风

《和剂方》金箔镇心丸　治风痰壅热，心神恍惚，急惊

抽搐。

紫河车黑豆水煮软，二钱半　山药两半　甘草五钱　牙硝一两　麝香研，五钱　人参五钱　金箔用十片为衣　龙脑一钱　茯苓五钱　朱砂研，飞，一两

上为末，炼蜜成剂，每两作五十丸，以金箔为衣。每服一丸，薄荷参汤化下，常服安心止惊，散邪凉膈。

《和剂方》**睡惊丸**　治心蕴邪热，怔忡不安，睡中惊啼，风痰壅盛。

茯苓去皮　铁粉　蛇黄煅，醋淬　南星炮　使君子去壳，各一两半脑子半两，别研　麝香一两，别研　银箔　金箔各一百片，研

上为末，糯米糊丸，如皂荚子大，朱砂为衣，薄荷汤化下。

《和剂方》**天麻防风丸**　治一切惊风壮热，痰盛惊怖。

僵蚕去嘴，炒，半两　天麻煨　防风　人参各一两　牛黄一钱，研　全蝎去毒，炒半两　朱砂　雄黄　麝香各二钱半，研细　甘草炙，二两

上为末，炼蜜丸如梧桐子。每服三丸，薄荷汤化下。

《和剂方》**大天南星丸**　治小儿急慢惊风，涎潮发搐，目睛上视。

天南星牛胆制　朱砂三钱，别研　脑子　人参　乳香各半钱全蝎十四个去毒炒　麝香一钱半　牛黄　天麻　防风各二钱半

上为末，炼蜜丸如鸡子大，每服一丸，荆芥薄荷汤下。

《御药院方》**安神丹**　治小儿心神不宁，困卧多惊，痰涎壅盛。

朱砂二钱半　人参二钱半　半乳香半两，别研　酸枣仁炒，去皮，一两　远志去心，一钱半

上为末，蜜丸如榛子大，金箔为衣，每服一丸，人参汤

化下。

《御药院方》宁眠散　治小儿风痰搐弱，夜卧多惊。

天南星炮制　人参去芦　白附子炮，各半两　干蝎二十一个，生用　干赤头蜈蚣一条，酒浸，醋炙，微黄　乳香　血竭各一分

上为末，每服一字，用好酒少许，浸薄荷酒调下。

《汤氏方》金星丸　治急惊壮热，上壅痰涎，大便不通。

郁金末　雄黄各一分　腻粉半钱　巴豆七个，去油膜

上为末，醋糊丸如黍米大。一岁二丸，薄荷汤腊茶清下。

《汤氏方》天麻丸　治急惊风，四肢拘急，壮热口噤。

天麻　雄黄细研　乌蛇肉　蝉蜕　干蝎　麝香细研　天竺黄细研　桂心　天南星　白附子　腻粉　白芷　半夏汤洗七次，各一分

上为末，煮枣肉丸如绿豆大，每服三五丸，薄荷酒下。

《汤氏方》夺命散　治急慢惊风，痰潮壅滞，塞于咽间，命在须臾。服此药者，无有不愈。

青礞石一两，入旧锅内，同焰消一两用白炭火煅令通红，须消尽为灰，候药冷如金色，取出研为细末

上为末，急惊风痰发热者，薄荷自然汁入蜜调服；慢惊脾虚者，有以青州白丸子再碾，煎稀糊，入熟蜜调下，神效。

《汤氏方》红绵散　治夹惊伤寒。

麻黄去节　全蝎炒　甘草炙　天麻　大黄湿布裹，煨　白附子炮　苏木炒，各等分

上为末，每服一钱，水半盏，煎服。

《汤氏方》抱龙丸　治痰咳惊风，时作潮热。

牛胆　南星二两　天竺黄半两　雄黄　辰砂各一分，别研　麝香一钱，别研

上为末，炼蜜丸如芡实大，甘草薄荷汤化下。

《汤氏方》**八仙散** 治慢惊虚风。

天麻 白附子 花蛇肉 防风去芦 南星炮 半夏曲 冬瓜子 全蝎各等分

上㕮咀，每服一钱，水半盏，姜枣薄荷煎服，加川乌尤妙。

《汤氏方》**酿乳法** 治慢惊，睡多惊啼，凡面黄脉细者难治。

人参 木香 藿香 沉香 陈皮 神曲 麦芽 丁香减半，余各等分

上㕮咀，每服四钱，水一碗，姜十片，紫苏十叶，枣三枚。砂瓶内煮至半碗，乳母食后捏去奶汁，服之即仰卧，霎时令药入乳之络，次令儿吮，不可过饱，亦良法也。

《汤氏方》**吉州醒脾散**

人参去芦 橘红 甘草炙 白术 白茯苓 木香 全蝎各半两 半夏曲 白附子四个，炮 南星 陈仓米二百粒

上为末，每服一钱，水半盏，姜二片，枣一枚煎服。

《汤氏方》**蝎乌汤** 治惊风，手足搐搦，涎潮上壅。

川乌一两，去皮、脐，生用 全蝎十个，去梢后毒

上作三服，水一盏，姜七片，煎温服。

《幼幼方》**术附汤** 治慢脾风，身弓发直，吐乳贪睡，汗流不已。

大附子一个，炮 白术一两，煨 木香半两 肉豆蔻一个，面煨甘草

上㕮咀，每服二钱，水半盏，姜三片，枣一枚，煎服。

《幼幼方》**生珠膏** 治急慢惊风。

天麻一分 朱砂一钱 僵蚕 白附子煨，各二钱 全蝎二十一个

黑附子一钱，炮　麝香半字　蜈蚣一条，酒浸　南星一钱半，煨　花蛇酒浸，炙干，二钱

上为末，和匀，炼蜜丸如鸡头大，每服一丸，金银薄荷汤化下。

《钱氏方》泻青丸

当归去芦　龙胆焙，秤　川芎　山栀子仁　川大黄湿纸裹煨，本无大黄　羌活　防风去芦，焙，各等分

上为末，炼蜜丸如鸡头大。每服半丸至一丸，煎竹叶汤同沙糖水化下。

《钱氏方》浴体法

天麻二钱　蝎尾去毒　朱砂各半钱　乌蛇肉酒浸，焙　白矾各三钱　麝香一字　青黛三钱

上为末，每用三钱，水一碗，桃枝同煎。温热浴儿，勿浴背上。

《钱氏方》大青膏

蝎尾去毒，生，半钱　朱砂研一字匕　青黛一钱，研　天麻末一钱，分作一分　天竺黄一匕　白附子末生，二钱半　麝香一字匕　乌梢蛇肉酒浸，焙干，取末，半钱

上为末，蜜和成膏。每服一丸，如皂角子大，同牛黄膏，温薄荷汤化一处服之。五岁以上同甘露散服。

《钱氏方》封囟法

麝香一字匕　蝎尾去毒，为末，半钱匕，一方作半字匕　薄荷叶半字匕　蜈蚣末　牛黄末　青黛末各一字匕

上为末，熟枣肉和成膏，新绵上涂匀，贴于囟上，四方可出一指许，火上炙手，频熨百日，里外儿可用此涂并浴法。

《仁斋直指方》全蝎散　治小儿惊风。

人参　陈皮各一钱　全蝎炙，三个　甘草炙，半钱　天南星湿纸煨，三钱　木香二钱

上㕮咀，每服一钱，紫苏姜枣煎服。有热加防风。

《宣明方》朱砂丸　治小儿急慢惊风，风热生涎，喉咽不利，取惊积。

朱砂　天南星　巴豆霜各半钱

上为末，面糊和丸，如黍粒大，看病虚实大小，每服二丸。或天吊戴上眼，每服四五丸，薄荷水下，立愈。

《宣明方》泽泻散　治小儿齁鮚①，膈上壅热，涎潮咳嗽。

泽泻一分　蝉蜕全者二十一个　黄明胶手掌大一片，炙令焦

上为细末，每服一大钱，温米汤调下，日进二服，未愈再服。

《宣明方》珍珠丸　治小儿虚中积热、惊间等疾。

巴豆霜　腻粉二钱　滑石三钱　天南星　粉霜各一钱半　蝎稍续随子去皮，各十四个

上为末，研令极细，以糯粥为丸如黄米大小。小儿二岁以下，每服三丸至一丸；十五岁每服五丸至十丸，点茶汤下，荆芥汤亦得，量虚实加减。

中恶天吊附诸痫

《和剂方》苏合香丸方载诸气门　治小儿卒中恶毒，心腹刺痛。

《汤氏方》辟邪膏　治小儿卒中恶毒，心腹刺痛，闷乱欲死，凡腹大而满，诊其脉紧细而微者生，紧大而浮者死。急服

----

① 齁鮚：底本不清晰，据《宣明论》卷十四"泽泻散"条。补。

苏合香丸，再以皂角末触鼻，次服沉香降气汤加人参、茯苓，不愈，进以辟邪膏，无不效者。客忤亦可服。

降真香　白胶香　沉香　虎头骨炙　鬼臼　龙胆草　人参　茯苓各半两

上为末，入雄黄半两，麝香一钱，炼蜜为丸，乳香汤下，及令儿带烧卧内尤妙。

《汤氏方》九龙控涎散　治小儿蕴热，痰塞经络，头目仰视，名为天吊。

滴乳香二钱，别研　天竺黄二钱半　雄黄别研　蜡茶　白矾枯，各一分　甘草炙，二钱　荆芥穗炒，二钱　绿豆一百粒，半生，半炒　赤脚蜈蚣一条，酒浸炙

上为末，每服半钱至一钱，煎人参汤薄荷汤调下。

《汤氏方》钩藤饮　治天吊潮热。

钩藤　人参去芦　犀角屑各半两　甘草炙，半分　全蝎　天麻各一分

上为末，每服一钱，水半盏，煎至一半，温服。

《汤氏方》断痫丹　治痫疾愈而复作者。

黄芪蜜水涂炙　钩藤钩子　细辛去苗叶　甘草炙，各半两　蛇蜕皮三寸　蝉壳四个，洗去土　牛黄一字，别研

上为末，枣肉为丸，如麻子大，煎人参汤下，一岁十丸，大小加减。

《汤氏方》细辛大黄汤　治风痫、热痫。

细辛去土，苗　大黄炮　防风去芦，各十两　甘草炙，一分

上㕮咀，每服一钱，水半盏，加犀角屑少许，煎服。

《和剂方》大圣一粒金丹　治大儿小儿急患中风，左瘫右痪，口眼㖞斜，涎潮语塞，遍身疼痛。一切风痫之证，并宜

治之。

大黑附子炮，去皮尖　大川乌头炮，去皮尖，各二两　新罗白附子炮　白僵蚕洗，去丝微炒　五灵脂去石，研，各一两　白矾枯　没药　白蒺藜炒，去尖刺　朱砂　麝香各半两，各别研　金箔二百片为衣　细香墨半两

上前六味同为细末，后四味研停合和，用井花水一盏，研墨尽为度，将墨汁搜和杵臼内捣五百下，丸如弹子大，金箔为衣，阴干。每服一粒，食后、临卧生姜自然汁磨化，入热酒服。再以热酒随多少饮之，就无风暖处卧，用衣被盖，得汗为愈。病少者，每粒分作二服。忌发风等物，孕妇不可服。

《陈氏方》竹沥膏　治小儿诸痫。

白术一分，蜜炒　大附子去皮脐，一钱　犀角镑，末一钱　厚朴甘草水煮，焙，一分　全蝎七个，每一个用大叶子薄荷裹，汤炮麻黄令软，缠定慢火炙黄色

上为末，取竹沥为膏，丸如黑豆大，每服用金银薄荷汤化下一丸，随儿大小加减。

《钱氏方》至宝丹　治诸痫、急惊、卒中、客忤并宜服之。

安息香两半，为末，无灰酒飞过，滤去砂石，约取一两，慢火熬成膏，入药内用　琥珀研　朱砂　雄黄各一两，研，水飞　金箔五十片半，为衣　银箔五十片，研　龙脑　麝香各一分　牛黄半两，各研　生乌犀角镑　生玳瑁屑各一两

上生犀、玳瑁捣罗为细末，研入余药令匀，将安息香膏以重汤煮，凝成搜和为剂。如干，即入少熟蜜，丸如梧桐子。二岁服二丸，人参汤化下，大小以意加减。

《张侍郎得效方》　治小儿癫痫及妇人心风诸疾。

用甘遂末一钱，猪心一个，取三管头血三条，和甘遂末，

将猪心批作两片，以药入在内，用线缚定，外以皮纸包裹，水湿，入文武火内煨热，不可过度。除纸，以药细研，辰砂末一钱和匀，分作四丸。每服一丸，猪心煎汤化下，再服别取猪心煎汤。此方神效。

《宣明方》**分肢散**　治小儿卒风，大人口眼㖞斜，风涎裹心，惊痫天吊，走马喉闭，急惊，一切风热等疾。

巴豆不去油　朴硝各半两　川大黄一两

上大黄为末，后入巴豆霜、朴消，一处细研，用油单贴起。如有前患，每服半钱，热茶下。吐下顽涎，立愈。如小儿胸喉惊吊等，先服龙脑地黄膏一服，次服此药一字，茶下，时间上吐下泻、微泻或吐利，得快为效。大人半钱，小儿一字，看虚实加减。只是一两服见效，不宜频服。如吐泻不定，以葱白汤立止。

感冒四气附咳嗽、喘急

《和剂方》**人参羌活散**　治伤寒发热。

羌活　川芎　白独活　桔梗去芦　柴胡去芦　人参去芦　甘草炙　地骨皮　天麻酒浸，焙，半两　枳壳一两，去瓤，麦麸炒赤

上㕮咀，每服一钱，水半盏，姜一片，薄荷一叶，枣半枚，煎服。疮疹未发亦可服。

《和剂方》**华盖散**方载咳嗽门　治肺感寒邪，咳嗽声重。

《和剂方》**小柴胡汤**方载伤寒门　治感寒发热，或作疟疾。汤氏方加生地黄。

《和剂方》**五苓散**方载中暑门　治中暑身热，烦渴呕吐。

《和剂方》**不换金正气散**方载伤寒门　治感冒风湿，头目昏重，时发壮热。

《和剂方》黄连香薷散方载中暑门　治伏暑发疟，烦渴者。

《和剂方》润肺散　治肺感风寒，咳嗽喘急，鼻流清涕。

贝母麸炒黄　杏仁去皮，麸炒，各二两半　麻黄去根节　人参各二两　阿胶炒，半两　陈皮二钱半　甘草一两　桔梗半两

上㕮咀，每服二钱，水一盏，食后煎服。

《和剂方》三拗汤方载咳嗽门　治感寒咳嗽。

《和剂方》金沸草散方载伤寒门　治肺感寒，咳嗽声重。

《汤氏方》解肌汤　治伤寒发热，心烦燥咳。

麻黄去节，半两，冬用三分　人参　芍药各半两　川芎　前胡各一分　独活半两

上㕮咀，每服一钱，水半盏，姜一片，薄荷一叶煎服。

《汤氏方》薄荷散　治热极生风，痰涎壅盛。

薄荷叶半两　羌活　全蝎　麻黄去节　甘草半分　僵蚕　天竺黄　附子炮，各二分

上为末，每服一钱，水半盏煎服，加竹沥少许尤妙。

《汤氏方》七宝散　治感寒头昏体热，小儿乳母同服。

紫苏叶　香附子炒，去毛，各三钱　橘皮　甘草　桔梗去芦　白芷　川芎各一两　加麻黄少许

上㕮咀，每服二钱，水半盏，姜一片，枣半枚煎服。

《汤氏方》加减建中汤　治伤寒发热，自汗虚烦。

熟地黄半两　白芍药三两　甘草炙　黄芪一两　人参半两

上㕮咀，每服二钱，水半盏，煎服。

《汤氏方》柴苓散　治腹中浮热，候如温壮。

柴胡三分，去苗　麦门冬去心　人参　赤茯苓　甘草各半两　黄芩一两

上㕮咀，每服二钱，水半盏，入小麦二十粒，青竹叶一片，

煎服。

《汤氏方》人参前胡汤　治感冒发热。

前胡一两　柴胡　黄芩去心　半夏汤洗，七次　人参　桔梗各去芦　甘草炙，各半钱

上㕮咀，每服二钱，水半盏，姜枣煎服。一方治疟加地骨皮。

《汤氏方》二黄犀角散　治大腹秘热。

犀角屑　大黄酒蒸　钩藤　栀子仁　甘草　黄芩各半两

上为末，看儿大小加减，热汤调服。

《汤氏方》百部丸　治小儿感寒咳嗽。

百部焙干，秤　麻黄去节，各一分　杏仁四十个，去皮、尖，微炒，别研

上为末，炼蜜丸如芡实大，热水化下。一方加松子肉五十粒，同杏仁入沙糖为丸，含化尤妙。

《经济方》人参散　治咳嗽发热，气喘面红。

人参　天花粉各等分

上为末，每服半钱，蜜水调下。

《钱氏方》麻黄汤　治伤风发热，咳嗽喘急。

麻黄去节根，剉，三钱，水煮　肉桂去粗皮　甘草各一钱　杏仁四钱，去皮、尖，炒令黄色

上㕮咀，每服二钱，水一盏，煎服。有汗者，不宜服。

《钱氏方》地骨皮散　治虚热潮作，亦治伤寒壮热。

知母　柴胡　甘草　人参　地骨皮　赤茯苓　半夏汤泡，各等分

上为末，每服二钱，姜五片，水一盏，煎八分，温服。

《钱氏方》泻肺散　治肺气壅盛，咳嗽不已。

桑白皮炒　地骨皮各一两　甘草炒，五钱

上为末，每服二钱，水一盏，粳米同煎，食后服。

《钱氏方》补肺散　治肺气不足，咳嗽喘急。

阿胶炒，两半　牛蒡子　甘草各二钱半　马兜铃五钱　杏仁七个，去皮尖　糯米一两

上为末，每服二钱，水一盏，煎至六分，食后服。

《和剂方》红绵散方载急慢惊风门　治夹惊伤寒。

《拔粹方》田方导赤散　治小儿伤寒热烦，小便赤色，大便褐色，面赤气。

生地黄　木通　甘草各等分

上为细末，每服二钱，竹叶三五片同煎。

《拔粹方》益黄散　治小儿客热在内，不思乳食，宜服导赤散，次服此药。

陈皮一两　青皮　诃子肉　甘草各半两　丁香二钱

上为细末，每服二钱，水煎。

吐泻疟痢

《和剂方》观音散　治小儿外感风冷，内伤脾胃，呕逆吐泻，不进乳食。

石莲肉炒，去心，一分　茯苓一钱半　人参　白芷　木香炮绵芪各一钱　神曲炒，二钱　白扁豆　甘草炙，各三钱

上为末，每服一钱，水半盏，枣一枚，藿香三叶煎服，或发为疟，亦可服之①。

①　亦可服之：原脱，元本及大永本均脱，据《大永本·卷二十四·小儿方》补。

《和剂方》养胃汤方载伤寒门　治内伤生冷，外感风寒，憎寒壮热，脏腑寒者宜。

《和剂方》四柱散方载泄泻门　治小儿元脏气虚，泄泻不止。

《和剂方》水煮木香丸方载下痢门　治下痢赤白，里急后重。

《和剂方》胃风汤方见下痢门　治风冷乘虚，客于肠胃，水谷不化，泄泻下痢，肠鸣疠痛，或下如豆汁，或纯下瘀血，并皆治之。

《和剂方》真人养脏汤方载痢门　治冷热不调，下痢赤白，或脓血如鱼脑，里急后重，脐腹绞痛，并皆治之。

《和剂方》紫霜丸　治宿滞不化，胸腹痞满，泄泻如痢，当以此药推利。

杏仁五十个，去皮、尖，别研　赤石脂末，各一两　巴豆去皮、心，出油，细研，三十粒　代赭石火煨，醋淬，研，一两

上研匀，汤浸蒸饼，丸如黍米大。三岁以下服三两丸，或以乳汁，或以米饮下皆可。

《和剂方》香连丸方载下痢门　治冷热不调，下痢赤白，里急后重。

《汤氏方》鬼哭饮　治疟疾久不愈者。

常山　大腹皮　茯苓　鳖甲醋炙　甘草炙，各等分

上为末，用桃、柳枝各七寸同煎，临发时服之，略吐痰涎不妨。

《汤氏方》助胃膏　治小儿冷气入胃，呕吐不已。

白豆蔻十四个　木香煨，三钱　缩砂仁四十个　人参去芦　白茯苓　白术各半两　丁香五钱　肉豆蔻四个，炮　干山药一两　甘

草炙，半两

上为末，每服一钱，陈紫苏木瓜汤调下。

《汤氏方》**木香散** 治冷痢，肚痛不食。

木香炮一分　厚朴姜制，半两　白术各一分　龙骨　当归洗净，炒，各半两　干姜炮　诃子肉各

上为末，姜枣煎服，随大小如减。

《汤氏方》**诃子汤** 治脏寒泄泻。

诃子炮，取肉　人参去芦　白茯苓　白术各一两　木香炮　陈皮去白　甘草炙　豆蔻各半两

上为末，水半盏，姜二片，煎服。寒甚者，加附子。

《汤氏方》**六神丸** 治府瘦吐泻并聚泻。

肉豆蔻去皮　木香各炮，一两　丁香　诃子肉炮，各半两　使君子二钱半　芦荟分半，别研

上为末，米饮为丸如黍米大，一岁二十丸。凡聚泻不已者，必须用金星丸等推去积滞，而后调理脾胃。

《汤氏方》　治休息痢及疳泻日久不能安者，用鸡子一枚打破，用黄蜡一块如指大，铫内镕，以鸡子拌和，炒熟，空心食之。

《汤氏方》**露星饮** 治久疟成劳。

秦艽　白术　柴胡　茯苓　半夏曲　槟榔　黄芩　常山甘草　官桂各等分

上㕮咀，每服三钱，酒醋合一盏，姜三片煎，露一宿，此早服。

《三因方》**清脾汤**方见疟疾门 治因食伤脾，停滞痰饮，发为寒疟。

《一钱氏方》**益黄散** 治脾胃虚寒，呕吐不止或泄泻腹痛，

并治之。

丁香四钱，不见火　陈皮去白，二两　甘草炙　诃子炮，去核
青皮去白，各一两

上为末，每服一钱，水半盏，食前煎服。

《钱氏方》赤石脂散　治因泄痢后肛门不收。

真赤石脂　伏龙肝各等分

上为末，每服半钱，敷肠头上，频用。

《经济方》　治泄痢后脱肛。

用陈槐花为末，不拘多少为末，陈米饮调下。

《经济方》藿香散　治小儿吐呃呕逆，身热面青，不进
乳食。

藿香一钱半　丁香　人参　白术　茯苓　神曲　扁豆各半钱

上为末，每服半钱，罂粟米饮温酒调下，陈皮煎米饮下，
亦可。

《经济方》木香散　治诸般泻痢，日久不安，并皆治之。

白术用面炒　麦芽　木香　人参　陈红曲同白术炒　茯苓
神曲　甘草　青皮　当归各一钱

上为末，每服二钱，姜二片，米十粒，煎，温服。①

《张氏方》常山饮　治一切疟疾。

常山　人参去芦　知母　贝母　半夏曲　甘草　茯苓　草果
厚朴姜汁制一宿，炒令黄色，各等分

上㕮咀，每服二钱，水半盏，姜三片，枣一个，空心煎服。
忌鸡、羊、牛肉诸般毒食。

---

①　上为末……温服：此16字原脱，元本及大永本均脱，据《大永本·
卷二十四·呕吐泻痢》补。

《张氏方》草果饮　治发疟寒多热少，或遍身浮肿者。

厚朴姜汁制　青皮去白　草果　藿香　半夏曲　甘草炙　丁香皮　神曲炒　良姜各等分

上㕮咀，每服二钱，水半盏，姜三片，枣一个，空心煎服。

《幼幼方》木香丸　治下痢赤白。

黄连一两，用吴茱萸炒，去茱萸不用　肉豆蔻二个　木香一分二件，一处面煨

上为末，面糊丸如黍米大。赤痢，粟米饮下；白痢，厚朴汤下；赤白相杂，陈米饮下。①

《幼幼方》香朴饮子　治小儿伏热吐泻，虚闷烦乱，如发惊状。

人参　茯苓　甘草　紫苏叶　木瓜　泽泻　香薷　半夏曲　白扁豆炒　陈皮　乌梅肉　厚朴炒，各四两

上为末，每服一钱，姜枣煎服。

《幼幼方》豆附丸　治小儿抽搐吐泻。

肉豆蔻一个　附子一个，炮

上为末，面糊丸如粟米大，饭饮下。

《宣明方》厚朴散　治小儿虚滑，泄痢不止。

厚朴半两　诃子皮半两　使君子一个　拣丁香十个　吴白术　茯苓　青皮各二钱　甘草一寸，炒

上为末，每服一字，量岁数加减，用清米汤下。

《宣明方》人参散　治小儿虚热烦渴，因吐泻烦渴不止。

人参一钱半　茯苓二两半　生犀　桔梗各二钱半　甘草　干葛各半两

---

① 上为末……陈米饮下：此30字原脱，元本及大永本均脱，据《大永本·卷二十四·呕吐泻痢》补。

上为末，每服一大钱，水一中盏，入灯心五茎，同煎至六分，放温，不计时候。烦渴者，以新竹叶汤下，量年纪加减。

《拔粹方》朱沉煎　治儿呕吐不止。

朱砂二钱，水飞　沉香二钱　藿香三钱　滑石半两　丁香十四个

上为细末，每服半钱，用新汲水一盏，芝麻油点成花子，抄药在上，须臾坠滤去水，却用别水送下。

调理脾胃

《和剂方》参苓白术散方载脾胃门　治小儿脾胃不和，饮食不进。

《和剂方》四君子汤　调脾胃，进饮食。

人参　白术　茯苓　甘草各等分

上为末，每服一钱，盐汤点服。一方加陈皮、缩砂，名六君子汤。

《和剂方》温脾散　治脾胃不和，腹胁虚胀，不进乳食，困倦无力。

诃子炮，去核　人参各七钱半　白术　木香　桔梗各半两　茯苓　藿香　陈皮　黄芪各半两　甘草二钱半

上㕮咀，每服二钱，水半盏，姜枣煎服，不拘时。

《和剂方》丁香散　治胃虚气逆，呓乳不食。

人参五钱　丁香　藿香叶各二钱半

上㕮咀，每服二钱，水半盏，煎热，入乳汁少许，煎服。

《和剂方》和中散　治脾胃不和，呕逆恶心，乳食不进。

厚朴六两，姜制　干姜炮　甘草各三两　白术三两

上㕮咀，每服二钱，水小盏，姜二片煎，空心热服。

《汤氏方》调中散　治脾胃不和。

人参去芦　白茯苓　木香炮　白术　甘草炙　干姜炮　藿香叶　香附子炒，去毛　缩砂仁　丁香各等分

上为末，每服一钱，姜枣煎汤，如肚痛，以白汤点下。

《汤氏方》醒脾散　治小儿脾胃怯弱，为风冷所乘，体虚头痛，霍乱。

人参去芦　丁香四十粒　白茯苓　藿香叶　白术　甘草炙，各半两　天南星二个，重八钱者　缩砂仁四十枚，各炮

上为末，生姜、冬瓜子煎服。

《汤氏方》加减观音散　调理脾胃，宜常服之。

白术炒　人参去芦　白扁豆蒸　白茯苓　黄芪蜜水炙　麦芽炒　甘草　干山药　神曲炒　香附子炒，各等分

上为末，每服一钱，空心米汤下。

《经济方》白术散　治小儿脾胃虚弱。

白术　甘草　肉豆蔻　丁香　青皮　茯苓各等分

上为末，每服一钱，紫苏汤下。

《经济方》平胃散　治吐逆频并，手足心热，不进乳食。

红曲三钱半，年久者　甘草炙，一钱　白术一钱半，麸炒

上为末，每服半钱，煎枣子米饮下。

《幼幼方》瑞莲散　治脾胃一切虚寒，呕吐不食，并皆治之。

石莲肉一两　木香　丁香各二钱半　人参三钱　泽泻三钱　诃子肉三个　紫苏子炒，半两　肉豆蔻两个，煨　白芷半两　陈皮五钱

上为末，每服一钱，姜枣煎汤下。

《简易方》**银白散**　治小儿百病，调和脾胃①。

藿香去土，半两　白术剉，以绿豆同炒令香，去豆不用，一两　僵蚕炒去丝、嘴　川升麻各一分　白扁豆微炒　山药各一两　糯米炒，一方用糯粟，半两　白附子半钱　人参　白茯苓各一两半　甘草炒，二钱半　天麻炒，半两　黄芪炒，一两　木香一钱半

上为末，随证加减服之。慢惊搐搦，麝香饭饮下；急惊定后吐不止，陈米饮下；夹惊伤寒发搐，薄荷葱白汤下；壮热面赤，干葛金银薄荷汤下；疳气腹急多渴，百合汤下；饮食不知饥饱，不生肌肉，炒麦芽生姜煎汤下；吐泻，藿香汤下；暴泻，紫苏汤、木瓜汤下；赤白痢，不进饮食，米饮煎罂粟壳汤下；常服调理脾胃，姜枣汤下。《和剂》去木香、白附子、僵蚕、糯米、藿香，加知母，只八味各等分。

秘方　快膈消食丸

缩砂仁　橘皮　荆三棱　莪术　神曲　麦芽各半两　香附子一两，各炒

上为末，面糊丸如麻子大，食后白汤下，随大小加减丸数。

《拔粹方》**泻黄散**　泻脾热，目黄不能吮乳。

藿香七钱　山栀仁二两　甘草二两　石膏半两　防风四两

上剉，用蜜酒微炒香，为细末，每一钱二钱，水一盏，煎清汁服，不拘时。

积聚痞结附肿满、秘结

《和剂方》**挨积丸**　治宿食伤脾，停滞不化，腹肚胀痛。

三棱炮　丁香各三两　干姜炮，一钱半　丁皮　青皮各一两

---

① 调和脾胃：此4字原脱，元本及大永本均脱，据《大永本·卷二十四·呕吐泻痢》补。

巴豆二钱半

上为末，醋糊丸如粟米大，每服十丸，生姜汤下，大小加减。

《和剂方》磨积丸　治脏腑怯弱，内有积滞，腹肚胀痛，肠鸣泄泻，或因食甘肥，虫动作痛，叫哭不已，悉皆治之。

干漆炒，一两　莪术半斤　三棱炮　青皮去白，炒，各六两　丁香一两

上为末，水糊丸如粟米大，每服十丸，姜汤吞下。

《和剂方》进食丸　治乳食不化，心腹胀满，疳积肚痛，并宜服之。

木香炮　枳壳去白，炒　当归去芦　代赭石　朱砂各三钱，别研　巴豆一钱，去油膜　麝香半钱，别研

上为末，面糊丸如黍米大，一岁一丸，以意加减，米饮送下。一方以巴豆炒枳壳，去巴豆，可常服。

《和剂方》紫霜丸方载吐泻类　治小儿乳食失节，宿滞不化，胸腹胀痛，大便酸臭。

《和剂方》八正散方载五淋门　治心经积热，大小便秘结。

《汤氏方》十全丹　治乳哺不调，伤于脾胃，丁奚哺露①。

枳壳去白，麸炒　槟榔生用　青皮　陈皮各去白　木香炮，各一分　莪术炒　三棱炒　缩砂仁各半两　丁香　香附子炒，一两

上为末，以神曲末打糊丸如黍米大，空心，米汤下五十丸。

《汤氏方》七圣丸　消积滞，调脾胃。

芫花先用醋浸一宿，炒渐干，入三棱、莪术同炒令赤色，入陈皮、川楝同炒，令微焦，取出用　陈皮去白　蓬莪术　荆三棱　川楝取肉　青

---

①　丁奚哺露：小儿脾胃虚弱而出现黄瘦腹大的病证。

新编南北经验医方大成

四一〇

皮去白　杏仁去皮、尖，各等分

上各件为细末，入巴豆二十粒，去油膜，和匀，醋糊丸如黍米大，一岁常服二丸，临睡熟水送下，常服宜去巴豆。

《汤氏方》橘皮饮子　治日食不化，心腹胀满，呕逆恶心，不进乳食。

陈皮去白　人参　高良姜米泔煮　槟榔各一分　白茯苓　甘草各半分

上㕮咀，每服二钱，水小盏，姜枣煎服。

《汤氏方》三棱散　治气积腹痛。

缩砂仁　甘草炙　益智炒，去壳　三棱　莪术　青皮去白，炒，各等分

上为末，每服一钱，白汤点服。

《汤氏方》甘遂散　治胸膈伏热，内停饮食，以至脏腑不舒，气结胀满。

甘遂煨，令赤　青皮去白　黄芩　大黄炒，各等分

上㕮咀，每服二钱，水半盏，煎服，以利为度。

《汤氏方》取水方　积水、疳水，并宜服之。

甘遂　青皮　陈皮各去白　木香炮，各一两　槟榔一个生用

上为末，紫苏、木瓜汤点下，忌服甘草。

《汤氏方》内消丸　治头面手脚虚浮。

青皮五个，去白　木香一钱　巴豆七个，去壳　防己一钱半　丁香一十四个

上青皮同巴豆炒苍色，去巴豆不用，以余药为末，蒸饼丸如麻子大。每服四五丸，男用陈皮汤下，女艾叶汤下，日三服。

《陈氏方》塌气丸　治小儿乳食不化，腹急气逆。

青橘十个，汤浸一宿，不去皮瓤，每个巴豆半个，胡椒一粒，丁香一个

在内，却用麻线缚之　胡椒　丁香　巴豆去瓤，不去油，各十粒

上用米醋一碗，煮干为度，取出细切青橘，同诸药为末，粟米糊丸如粟米大，每服五七丸，饭饮下，日三服，以意加减。

《汤氏方》退肿塌气散　治积水惊水，或饮水过多，停积于脾，故四肢肿而身热，宜用药内消之，其肿自退。

萝卜子　赤小豆　陈皮　甘草炙，各半两　木香炮，一分

上㕮咀，每服二钱，水小盏，姜枣煎服。

《汤氏方》海蛤散　治小儿阴肿，由啼叫怒气闭击于下。

怀香子炒，三分　薏苡仁　海蛤　白术　槟榔面裹煨，各半两

上为末，每服一钱，食前温酒下。

《汤氏方》木香散　治心经伏热，小便不通。

木通一两　牵牛子半两，炒　滑石一两

上为末，灯心、葱白煎服。

《汤氏方》栀子仁散　治小便不通，心神烦热。

栀子仁五枚　茅根　冬葵根各半两　甘草炙，一分

上为末，每服一钱，水小盏，煎服。

《汤氏方》冬葵子散　治小腹急闷。

冬葵子一两　木通半两

上为末，每服一钱，煎服。

《御药院方》匀气散　治脾肺气逆，喘嗽面浮，胸膈痞闷，小便不利。

桑白皮一两　陈皮去白，一两半　桔梗炒，一两　甘草炙，一两
藿香叶半两　木通四两　赤茯苓去皮，一两

上㕮咀，每服二钱，水小盏，姜二片，煎服。

疹　痘

《拔粹方》东垣先生试效方论

夫小儿斑疹始出之证，必先见面燥腮赤，目胞赤，呵欠烦闷，乍凉乍热，咳嗽嚏喷，足稍冷，多睡惊，并疮疹之证，或生脓胞，或生瘾疹，此三等不同。盖诸证皆太阳寒水起右肾之下，煎熬左肾；足太阳膀胱寒水夹脊逆流，上头下额，逆手太阳丙火不得传导，逆于面，是壬寒水逆克丙丁热火故也。

小儿疮疹之由皆始生之时，啼声一发，口中所含恶血随吸而下，还于右肾包络之胞中。其疮之发，下焦相火炽也。三等之斑，皆出于足太阳寒水之经，外为大寒，内为二火交攻，化血肉为脓。寒为发，寒邪可令内泻二火，又令湿气上归本位。三服斑疹即愈，已后再无二番斑出之患损生命者矣。

《拔粹方》消毒救苦散　治斑疹悉具，消化便令不出。如已出稀者，再不生。

麻黄　羌活　防风各五钱　川芎　藁本　葛根　苍术　酒黄芩　生黄芩　柴胡各二分　细辛　红花　苏木　橘皮　白术各一分　升麻　生地黄　酒黄柏各五分　生甘草一分　当归身　黄连各三分　连翘半钱　吴茱萸半分

上剉，如麻豆大。每服五钱，水二盏，煎，去滓，热服。

《拔粹方》黍粘子汤　如斑子已出，稠密身表，急与此药，以防以后青干黑陷。

鼠粘子炒香　当归身酒洗　甘草炙，各一钱　柴胡　连翘　黄芩　黄芪各一钱半　地骨皮二钱

上为粗末，每服秤二钱，水煎，去滓，温服，空心，药毕，且休与乳食。

《和剂方》升麻葛根汤　治小儿身热，欲作疹痘，先宜服之。

白芍药　川升麻各一两　甘草五钱　干葛一两

上咬咀，每服二钱，水半盏，煎服不拘时。

《和剂方》惺惺散 方载变蒸类 治小儿发热头痛，欲作疹痘。

《和剂方》消毒饮 治毒气壅遏，壮热心烦，疮疹难出，未能匀透。

牛蒡子炒，六两 荆芥穗一两 甘草炙，二两 防风 升麻各一两半

上咬咀，每服二钱，水一盏，煎服。如大便利者，不宜服之。

《集验方》木香散 治发疮疹，身热作渴。

木香 大腹皮 人参去芦 桂心 赤茯苓去皮 青皮去白 前胡去芦 诃梨勒去核 半夏姜制 丁香 甘草炙，各三钱

上咬咀，每服二钱，水小盏，姜三片，煎，空心服。

《集验方》异功散 治豆出欲靥、未靥之间，头温足冷，腹胀泻，渴，急服此药，切不可与蜜水。

木香 当归各三钱半 官桂去皮 白术 茯苓去皮，各二钱 陈皮去白 厚朴姜制 人参去芦 肉豆蔻 丁香各二钱半 半夏姜制 附子炮，去皮，各一钱半

上咬咀，每服二钱，水一盏，姜五片，枣三枚，煎服。

《集验方》豆蔻丸 治疹痘泄泻。

木香各三钱 缩砂仁 白龙骨 诃子肉各半两 赤石脂 枯白矾各七钱半 肉豆蔻半两

上为末，面糊丸如黍米大，每服三十丸至五十丸，煎异功散下。或泻水谷白色、淡黄色，木香散下。

《集验方》人参麦门冬散 治发热烦渴。

麦冬一两，去心 人参去芦 甘草炙 陈皮 白术 厚朴姜制，

各半两

上哎咀，每服二钱，水一盏，煎六分，温服不拘时。

《集验方》雄黄散　治小儿因豆疮，牙龈生疳蚀疮。

雄黄一两　铜绿二钱

上同研极细，量疮大小，干掺其上。

《钱氏方》白术散　治痘已靥，身热不退。此药能清神生津，除烦止渴。

人参　白术　藿香叶　木香　甘草　白茯苓各一两　干葛二两

上哎咀，每服二钱，水一盏，煎六分，温服不拘时。

《三因方》三豆饮子　治天行豆疮，但觉有此证，即服之。

赤小豆　黑豆　绿豆各一斤　甘草节五钱

上淘净，水煮熟，任意食豆饮汁，七日自不发。

《陈氏方》绵茧散　治因豆疮，身体肢节上有疳蚀疮，脓水不绝，用出蛾绵茧不拘多少，以生白矾捶碎置其内，炭火烧令矾汁尽，取细研，干掺疮上。

《陈氏方》谷精草散　治豆已靥，眼目翳膜或瘾涩泪出。

谷精草一两　生蛤粉二两

上为末，獖猪肝一叶，以竹刀劈作片子，掺在药内，用荸绳缚定于瓦器，用贮水慢火煮熟，令儿食之。

《陈氏方》麦煎散　治水豆。

地骨皮炒　滑石　甘草炙，各半分　甜葶苈纸夹，炒用　麻黄去节　大黄纸裹，煨　知母　羌活　人参各一分

上为末，每服半钱，水一盏，小麦七粒，煎服。

《御药院方》无价散　治斑疹不出，黑陷欲死者。

人猫猪犬腊晨烧，少许微将蜜水调。

百者救生无一死，万锭黄金也不消。

上将前四粪，于腊日早晨日未出时贮于销银锅内，用炭火煅令烟尽白色为度。但是疮发不快、倒靥、黑陷及一切恶疮，每用一字，蜜汤调服，其效如神。

《简易方》**必用四圣散**　治小儿疹出不快，透及倒靥，一切恶候。

紫草茸　木通去节　甘草　枳壳去白，麸炒，各等分

上㕮咀，每服二钱，水一盏，煎服。

《汤氏方》**五福化毒丹**　治疹痘余毒未解，并上焦热壅口齿出血。

玄参一两　桔梗去芦，八钱　赤茯苓　牙硝别研　人参各半两青黛一分　甘草一钱　麝香半钱，别研

上为末，入青黛和匀，炼蜜为丸如芡实大，金银箔为衣，磨生犀水化下。齿血臭气，用生地黄汁化下。

《张子和方》　治斑疮入眼。

蒺藜麸炒　甘草炙　羌活　防风各等分

上捣，每服二钱，研水下，拨云见日有效。

又方

朱砂　脑子　水银　麝香各等分

上四味，研为细末，用水银调，滴耳中。

《瑞竹堂方》　治小儿出疮疹、眼内有云翳方。

轻粉　黄丹各等分

上为竹筒吹在耳内，左眼有翳吹右耳，右眼有吹左耳，即退。

五疳五软

《汤氏方》芦荟丸[①]　治脾胃积热，遂成疳疾，宜服此药。

龙胆草　黄连_{去须}　芜荑各一两，去皮，先炒黄色，入前药一处炒赤色

上各件为末，别入芦荟末一分，和匀，饭饮丸如黍米大。随大小加减，空心米汤下。

《汤氏方》鳖甲散　治疳劳骨蒸。

鳖甲九肋者，沸汤浸洗，用童子小便涂炙　黄芪蜜炙　白芍药各一两　生熟地黄　地骨皮　当归去芦，洗　人参去芦，各半两

上㕮咀，每服二钱，水半盏，煎服。

《汤氏方》猪肚丸　治骨蒸疳劳，肌体黄瘦。

木香半两　宣连　生地黄　青皮　银州柴胡去芦　鳖甲九肋者，沸汤浸，洗令净，却用童子小便涂炙，各一两

上为末，猪肚一枚，入药于内，麻绳缠定于沙钵内，悬肚煮熟，取出细研，猪肚为丸，如麻子大。米饮下，大小加减，不拘时。

《汤氏方》大胡黄连丸　治惊痫腹胀，虫动多睡，肌体黄瘦，五心烦热。

胡黄连　黄连　苦楝子各一两　白芜荑去扇，半两，炒　干蟾头一分，存性烧　麝香一钱　青黛一两半　芦荟一分，各别研

上将前四味为末，猪胆汁和为剂，每一胡桃大入巴豆仁一枚在内，却用油单一重裹之，蒸熟又入后四味，面糊丸如麻子大。每服十四五丸，清米饮下，食后、临卧日进三服。

---

① 芦荟丸……清肺饮子：此 6 方原书目录有，正文脱，元本亦脱，据"大永本"补。

《汤氏方》肥儿丸　消疳进食。

黄连　神曲　麦芽各一两，微炒　使君子肉　豆蔻各半两，煨　木香一钱，炮　槟榔一个，不见火

上为末，面糊丸如粟米大。空心，饭饮下，大小以意加减。

《汤氏方》清肺饮子　治匿鼻凉膈。

桑白皮　地骨皮　黄芩　生干地黄各等分

上咬咀，每服量大小加减，水煎，食后服。

《汤氏方》贴项方　治肝胆停热，致令筋弱项软，抬头不起。

附子生，去皮、脐　南星

上等分为末，生姜自然汁调，摊贴患处，次服防风丸及泻青丸。

《钱氏方》木香丸　治冷疳多渴，烦躁啼叫，乳食不进，好卧冷地。

木香　青黛　槟榔　豆蔻去皮，各三分　麝香一钱　续随子一两，去壳　小蛤蟆三个，先用绳缚，晒干，烧存性

上为末，炼蜜丸如麻子大，一岁十丸，薄荷汤下。

《钱氏方》使君子丸　治脏腑虚滑及疳瘦下痢，腹胁胀满，不思乳食。常服安虫补胃，消疳肥肌。

厚朴去皮，姜炒，半两　使君子肉一两，面裹煨热，去面焙干　陈皮去白，一分　甘草炙　诃子半生半煨，去核　青黛各半两，疳热兼壅滞热渴者，方即用此一味。只脏腑不调，不用

上为末，炼蜜丸如鸡头大，每服一丸，米饮化下。小儿生百日以上、三岁以下，服半丸，乳汁化下。

《钱氏方》大芦荟丸　治疳杀虫，和胃止泻。

黄连　胡黄连　白芜荑去扇　芦荟　鹤虱炒　雷丸窍间白者

佳，赤者杀人，勿用　青皮　木香各半两　麝香一钱，别研

上为末，粟米饭丸，绿豆大，米饮下一二十丸，不拘时。

《钱氏方》橘连丸　治疳瘦，久服消食和气，长肌肉。

陈橘皮一两　黄连一两半，去须，米泔浸一日。

上为末，别研，入麝香半钱，用猪胆七个，分药入胆内，浆水煮，候临熟，以针微刺破，以熟为度。取出用粟米粥和丸，如绿豆大，每服十丸至二十丸，米饮下，量大小与之，不拘时。

《钱氏方》龙粉丸　治疳渴。

草龙胆　定粉微炒　乌梅肉焙　黄连各等分

为末，炼蜜丸如麻子大，米饮下，一二十丸，不拘时。

《钱氏方》地黄丸　治小儿头囟不合，体瘦骨露，有如鹤膝，皆禀赋不足，肾虚不生骨髓之故，以至此疾。宜服此药补之，疾自愈。

熟地黄洗，焙，八钱　泽泻二钱　牡丹皮去心　牛膝　山茱萸　山药　白茯苓　鹿茸去毛，酥炙，各四钱

上为末，炼蜜丸，梧子大。三岁以下三二丸，温水化下，空心。

《幼幼方》小茸丸　治胎中受热，遍身筋软。

鹿茸　川牛膝　苁蓉　木瓜　杜仲　菟丝子　当归　熟地黄　天麻　青盐各等分

上为末，用蜜丸，盐汤、温酒化下皆可。

《幼幼方》羚羊角散　治面红唇白，肠热项软。

熟地黄酒浸　白茯苓　羚羊角　酸枣仁炒　虎胫骨酒炙　肉桂　防风　甘草各等分

上为末，温酒、盐汤化下皆可。

《幼幼方》　治小儿耳边、鼻下赤烂湿痒，名月蚀疳疮。

黄丹一钱，煅令赤色　绿豆粉一钱　白矾一钱，飞过

上研细，干敷疮上，唾调亦可。

《幼幼方》北枣散[①]　治小儿走马疳。

用北枣一枚去核，入鸭嘴胆矾一片在内，纸裹火煅通红，出火毒研细，傅牙左右。

《御药院方》使君子丸　治小儿五疳下痢。

使君子三两　丁香　木香　厚朴　麝香各一钱　没食子　胡黄连　肉豆蔻各一两　芦荟二钱

上为末，粟米饭丸如黍米。每服二十丸，米饮下。

《仁斋直指方》胡黄连丸　治小儿热疳。

胡黄连　川黄连各半两　朱砂一钱半，别研

上为末，入猪胆内系定，虚悬于铫中，煮一时久取出。入芦荟、青黛各二钱半，去足虾蟆灰二钱，麝香少许，粳米饭丸如麻子大。每服十丸，米饮下。

《陈氏方》芦荟丸　治小儿五疳。

芦荟　芜荑去皮　青黛　宣连　真麝香少许　槟榔各一分　胡黄连半两　獭猪胆二个　蝉壳二十个

上为末，猪胆丸如麻子大，每服五七丸，饭饮吞下。

喉痹丹毒

《和剂方》甘桔汤方见咽喉门　治风痰壅盛，咽喉肿闭。

《和剂方》四顺清凉饮子　治一切丹毒积热壅滞，咽喉肿痛。

当归去芦　甘草炙　赤芍药　大黄各等分

---

① 北枣散：原在"月蚀疳疮方"前，据目录改在其后。

上㕮咀，每服一钱，水半盏，煎七分，去滓，食后温服。

《和剂方》**牛黄散** 治五种丹毒。

郁金 桔梗去芦 天花粉 甘草炙 葛粉各等分，

上为末，每服一钱，薄荷汤入蜜调下。

《钱氏方》**白玉散** 治赤游丹毒。

白玉一两 寒水石二两，

上为末，米醋调敷患处，或肿至外肾，有破处，只用水调。

《汤氏方》**生料四物汤** 治血热生疮，遍身肿痒。

生干地黄 赤芍药 川芎 当归去芦，此本方 防风续加，各等分 黄芩减半

上㕮咀，每服二钱，水一盏，煎服。忌诸毒食。

《汤氏方》**防己散** 治小儿伏热毒之气，遍身赤肿，入腹入肾，防其杀人。

汉防己半两 朴硝 犀角 黄芩 黄芪 川升麻各一分

上㕮咀，加竹叶煎，大小以意加减。

《汤氏方》**漏芦散** 治五种丹毒并诸疮疖。

漏芦 麻黄去根、节 连翘 川升麻 川芒硝一分 黄芩各一分 白蔹三分 甘草一分 川大黄一两

上㕮咀，每服二钱，水一盏，煎服。

秘方 治丹毒发作，恐其入腹，一时无药，急以针于红点处刺出恶血，使毒气于此而散。

虫痛疝气

《和剂方》**化虫丸** 治一切疳虫攻刺心腹，疼痛不已，叫哭合眼。

胡粉炒 鹤虱各五两 白矾枯过，一两二钱半 槟榔 苦楝根各

五两

上为末，面糊丸如麻子大，量儿大小加减，米汤下。

《钱氏方》灵矾散 治小儿虫咬心痛欲绝者。

五灵脂末二钱匕　白矾火飞，半钱匕

上咬咀，每服二钱，水一盏，煎服不拘时，当吐出虫，愈。

《钱氏方》安虫散 凡虫不可尽去，宜安之。

槟榔　胡粉炒黄　川楝子去皮、核，秤　鹤虱炒黄色，二两　白矾一分，铁器内火上熬枯，秤

上为末，每服一字，温米饮调下。

《钱氏方》川楝丸 治上中二焦虚或胃寒虫动作痛。

干漆一分，杵碎，炒烟出尽　雄黄一分　巴豆霜一钱

上为末，曲糊丸如黍米大，看儿大小与服，取东向石榴根煎汤。下痛者，煎有子，苦楝根汤下或芜荑汤下亦可。

《钱氏方》芜荑散 治诸虫作痛。

白芜荑去扇　干漆炒，令烟尽，各等分

上为末，每服一字，米饮调下，临发时服。

《汤氏方》化虫丸 治因疳生虫，五心烦热。

芜荑　黄连　神曲炒　麦芽炒，各等分

上为末，面糊丸如黍米大，空心米饮下。

《汤氏方》治疝气方

芜花醋浸炒　木香　槟榔　三棱炒，各半两　附子炮　茯苓
青皮去白　全蝎　肉桂　硇砂各等分

上为末，将硇砂浸洗去土，顿在汤瓶上，候成膏子，和糠醋打面糊丸如绿豆大。每服三十丸，空心温酒下，未效再服。

《汤氏方》三棱散 治气积腹痛。

缩砂仁　甘草炙　益智炒，去壳　三棱　莪术　青皮去瓤，

炒，各等分

上为末，白汤点下。

《汤氏方》金露丸　专治小儿劳瘵，尸虫作痛，面目羸瘦，五心烦热。如其他食积冷气作痛，又非其治，临证审之，又有心痛欲绝，一时无药可疗，急用艾灸足大拇指中，男左女右。

厚朴去皮，姜制　柴胡去芦　桔梗去芦，各二分　附子一个，炮　大黄　紫菀茸炒，各三分　干姜炮　川椒去目、合口者　吴茱萸　白茯苓　人参去芦　川乌炮　官桂去皮，各半两　菖蒲三分　猪牙皂角去皮，二钱

上为末，别研甜葶苈子半两，巴豆三分，去油膜，续随子半两，同煎。药一处面糊丸如麻子大，以意加减，空心下。

杂　方

《汤氏方》　治外肾肿硬及阴疮。

用干地龙为末，先以葱椒汤于避风处洗，次用津唾调敷其上。

《和剂方》三白散　治小儿膀胱蕴热，风湿相乘，阴囊肿胀，大小便利。

白牵牛二两　桑白皮　木通去节　白术　陈皮去白，各半两

上为末，每服二钱，姜汤调下，空心服。

《钱氏方》金华散　治小儿湿疮、癣、疳疮等。

黄连　黄柏各半两，并为末　黄丹一两，火熔　轻粉一钱　麝香一字，别研

上同研，先以温水洗疮，后贴之。

《汤氏方》　治大肠虚弱，肛门脱下。

龙骨　诃子肉炒，去核，各一分　没食子大者，一枚　罂粟壳去

瓢，醋涂，炙，二钱

上为末，用白汤点服。仍用葱汤熏洗令软，款款以手拖上，又用新瓦一片，烧红，以醋浇之。气上即用脚布叠数重压定，使热气上透，不可过热。令病者以臀坐于布上，如觉布温，遂旋减之，以得常温为度，并常服前药。

《汤氏方》　治湿癣疮。

用蛇床子为末，先以韭菜根煎汤洗，次用腊月猪脂调药敷之。

《汤氏方》　治鼻衄。

用生萝卜籽去叶捣汁，仰头面滴入鼻中。或血妄行，取汁饮之立效。

《汤氏方》白蔹散　治小儿冻耳成疮，或痒或痛。

黄柏　白蔹各半两

上为末，先以汤洗疮，后用生油调涂。

《汤氏方》生附散　治冻烂脚成疮。

用生附子为末，面水调，贴之即愈。

《汤氏方》香薷煎　治小儿白秃，不生发，燥痛。

陈香薷二两　胡粉一两　猪脂半两

上用水一大盏，煎香薷取汁三分，去滓，入胡粉、猪脂相和令匀，涂于头上，日频用之。

《汤氏方》芎黄散　治小儿齿不生。

川芎　干地黄各半两　山薯蓣　当归　芍药　甘草炙，各一分

上为末，热汤调服。用搽齿脚。

《汤氏方》羚羊角丸　治小儿五六岁骨气虚、筋脉弱不能行者。

羚羊角屑　白茯苓　防风去芦　虎胫骨涂醋，炙黄　酸枣仁炒

生干地黄各半两　黄芪　桂心　当归炒，各一分

上为末，炼蜜丸如绿豆大，食前以温酒研破，三五丸服之，一月渐渐可行也。

《张子和方》黄连散　治头疮。

川黄连　黄柏去粗皮　真轻粉　草决明各等分

上为细末，用生小油调药于疮上，涂立愈。

总 书 目

I

本 草

方 书

IV